OPD-3 Fallbuch

OPD-3 Fallbuch

Henning Schauenburg, Inge Seiffge-Krenke (Hrsg.)

Programmbereich Psychiatrie und Psychotherapie

Henning Schauenburg
Inge Seiffge-Krenke
(Hrsg.)

OPD-3 Fallbuch

Falldarstellungen zur Diagnostik und Therapie

Unter Mitarbeit von

Cord Benecke †
Ulrike Dinger
Stephan Doering
Nanne Dominick
Johannes C. Ehrenthal
Eva Flemming
Miriam Henkel
Holger Himmighoffen
Susanne Hörz-Sagstetter
Thorsten Jakobsen
Ole Karkov Østergård
Martin Lüdemann
Alexander Niecke
Claudia Oberbracht
Silke Pless
Isa Sammet
Henning Schauenburg
Inge Seiffge-Krenke
Christian Sell
Carsten Spitzer
Claudia Subic-Wrana
Philipp Wülfing

hogrefe

Prof. Dr. med. Henning Schauenburg
Heidelberger Institut für Psychotherapie (HIP)
Voßstraße 9
D-69115 Heidelberg
E-Mail: henning.schauenburg@gmail.de

Prof. Dr. Inge Seiffge-Krenke
Kostheimer Landstraße 11
D-55246 Mainz-Kostheim
E-Mail: seiffge-krenke@uni-mainz.de

Bibliografische Information der Deutschen Nationalbibliothek
Die Deutsche Nationalbibliothek verzeichnet diese Publikation in der Deutschen Nationalbibliografie; detaillierte bibliografische Daten sind im Internet über https://www.dnb.de abrufbar.

Verantwortliche Person in der EU: Hogrefe Verlag GmbH & Co. KG, Merkelstraße 3, 37085 Göttingen, info@hogrefe.de

Anregungen und Zuschriften bitte an den Hersteller:
Hogrefe AG
Lektorat Psychiatrie
Länggass-Strasse 76
3012 Bern
Schweiz
Tel. +41 31 300 45 00
info@hogrefe.ch
www.hogrefe.ch

Lektorat: Susanne Ristea
Redaktion: Dr. Antje Merz-Schönpflug, Eitelborn
Herstellung: Daniel Berger
Umschlaggestaltung: Claude Borer, Riehen
Umschlag Layout: Hogrefe intern
Satz: Claudia Wild, Konstanz
Druck und buchbinderische Verarbeitung: Finidr s. r. o., Český Těšín
Printed in Czech Republic
Auf säurefreiem Papier gedruckt

1. Auflage 2026

(E-Book-ISBN_PDF 978-3-456-96462-1)
(E-Book-ISBN_EPUB 978-3-456-76462-7)
ISBN 978-3-456-86462-4
https://doi.org/10.1024/86462-000

Inhaltsverzeichnis

Vorwort

Die OPD, ein komplexes psychodynamisches diagnostisches System mit vier Achsen, ist aus der intensiven über 30-jährigen Arbeit einer Gruppe psychodynamisch orientierter Psychotherapeut:innen und Forscher:innen aus den Gebieten der Psychoanalyse, der Psychodynamischen Psychotherapie, der Psychosomatischen Medizin und der Psychiatrie entstanden. Die OPD hat mehrere Revisionen erfahren. Die im Jahre 2023 herausgekommene OPD-3 ist die neueste von der Arbeitsgruppe erarbeitete Version, die auch diesem Fallbuch zugrunde liegt.

Warum ein Fallbuch? Die OPD wird seit Jahren intensiv in der ambulanten und stationären Praxis genutzt, zahlreiche Kolleg:innen haben an den OPD-Trainingskursen teilgenommen und die OPD wird auch in der Lehre im Masterstudiengang Psychotherapie eingesetzt. Das Bedürfnis, die praktische Anwendung der OPD an Fällen für einen breiten Adressatenkreis zu illustrieren, wurde immer wieder deutlich. Wir haben uns daher entschlossen, ein Fallbuch zusammenzustellen, das die praktische Arbeit der OPD verdeutlicht, und bedanken uns sehr herzlich bei den Kollegen und Kolleginnen, die mit uns so konstruktiv zusammengearbeitet haben. In dem vorliegenden Fallbuch wird die Arbeit mit der OPD-3 in verschiedenen Kontexten, vor allem der ambulanten und stationären Psychotherapie, aber auch in anderen diagnostischen Anwendungsbereichen illustriert. Die von den Autor:innen vorgestellten Patienten und Patientinnen umgreifen ein breites psychopathologisches Diagnosespektrum mit unterschiedlichem Strukturniveau, unterschiedlichen intrapsychischen Konflikten und sehr verschiedenen Behandlungsvoraussetzungen. Auch ein Fall aus einem Forschungsprojekt mit dem Adult Attachment Interview und eine Patientin, die an einer Gruppentherapie teilgenommen hat, ergänzen das Spektrum und zeigen die breiten Anwendungsmöglichkeiten.

Bei den OPD-Beurteilungen der vorgestellten Fälle geht es nicht um einen Goldstandard. Wir haben unseren Autor:innen daher nur wenige Vorgaben gemacht, wie die Darstellung der Arbeit mit der OPD-3 genau aussehen soll. In den Fallschilderungen und im diagnostischen Vorgehen ist also die jeweils persönliche „Handschrift" der Autor:innen spürbar, und dieses unterschiedliche Vorgehen spiegelt auch die breite klinische Praxis wider, in der die OPD angewendet wird. Die einheitliche Verwendung der vier Achsen zeichnet zwar alle Fallberichte aus, es bilden sich aber ganz unterschiedliche Stile der Verwendung der OPD ab. Zur Illustration wurden in einigen Kapiteln die ausgefüllten Ratingbögen abgebildet. Die Patienten und Patientinnen haben der verfremdeten Wiedergabe zugestimmt; einzelne Berichte stellen auch Verdichtungen mehrerer Patient:innen dar.

Inge Seiffge-Krenke und Henning Schauenburg
Mainz und Heidelberg, im April 2026

Dieses Buch ist unserem Freund und Kollegen Cord Benecke (1965–2025) gewidmet.

Cord Benecke, der Sprecher der OPD und Sprecher der Konfliktachse, leitet das Fallbuch mit einer Übersicht über die Geschichte der OPD und die Neuerungen der OPD-3 ein. Cords konzeptionelle, empirische und klinische Arbeit an der OPD-3 ist von unschätzbarem Wert.

Wir verweisen auch auf die Lindauer OPD-3-Vorlesung von ihm, sie ist auf YouTube unter https://www.youtube.com/@CordBenecke-1965/playlists zu sehen.

1 OPD-3: Entwicklungsgeschichte und Darstellung der vier psychodynamischen Achsen

Cord Benecke

Die OPD ist ein komplexes psychodynamisches Diagnostiksystem, das über 30 Jahre entwickelt und verändert wurde. Diesem Fallbuch liegt die OPD-3 zugrunde (Arbeitskreis OPD, 2023). Im Folgenden wird die Entwicklungsgeschichte der OPD geschildert. Außerdem werden die vier Achsen dargestellt, die auch die Grundlage für die Einstufungen in den jeweiligen Fallgeschichten sind.[1]

1.1 Die Entwicklung der OPD

Psychoanalytische Diagnostik galt lange als auch aus empirischer Perspektive nicht besonders reliabel. Zwar ermöglicht die differenzierte Erfassung von Übertragung/Gegenübertragung, Konflikt- und Strukturmerkmalen eine Beschreibung individueller Muster, die für die differenzielle Indikation und vor allem das therapeutische Vorgehen bedeutsam sind. Aber das hohe Abstraktionsniveau und der Komplexitätsgrad psychoanalytischer Konzepte erschweren eine präzise Erfassung in der klinischen Situation, wodurch auch die wissenschaftliche Auseinandersetzung erschwert wurde.

Daher wurden in den letzten Jahren mehrere Instrumente entwickelt, um psychodynamische Konzepte in operationalisierter Weise zu erfassen, z. B. das Strukturierte Interview zur Persönlichkeitsorganisation (STIPO) (Hörz-Sagstetter & Doering, 2020), die Skalen Psychischer Kompetenzen (SPK) (Huber et al., 2006; Wallerstein et al., 1989), die Reflective Function Scale (RF) als Operationalisierung der Mentalisierungsfähigkeit (Fonagy et al., 1998; Taubner et al., 2013). Seit 1996 liegt das erste Manual zur Operationalisierten Psychodynamischen Diagnostik (OPD) vom Arbeitskreis OPD vor (in zweiter Version – dann als OPD-2 – 2006), mittels dessen die zentralen psychodynamischen Dimensionen reliabel erfasst werden können.

Das OPD-System ermöglicht eine umfassende, klinisch relevante und zugleich präzise Diagnostik mit insgesamt befriedigenden Gütekriterien (ausführlich s. Arbeitskreis OPD, 2023). Die OPD versteht sich als Ergänzung zur klassifikatorischen Diagnostik, die das Diagnostic and Statistical Manual of Mental Disorders (DSM) und die International Classification of Diseases (ICD) bereitstellen. Die deskriptive, symptomzentrierte Diagnose ist wichtig (und ist daher jetzt in der Achse I der OPD integriert), gibt den Kliniker:innen aber wenig Handlungsanweisungen für die Indikationsstellung und Behandlungsplanung. Psychodynamisch orientierte Psychotherapeut:innen verbinden die Symptomatik jedoch mit Hypothesen über intrapsychische Konflikte, über das Strukturniveau, über die daraus entstehenden dysfunktionalen Bezie-

1 Die vorliegende Einführung ist eine leicht überarbeitete, gekürzte und an die Erfordernisse des Fallbuchs angepasste Version eines Beitrags, den Cord Benecke unter „30 Jahre Operationalisierte Psychodynamische Diagnostik – Neuerungen in der OPD-3" im Psychotherapeutenjournal 1/2024 veröffentlicht hat (Benecke, 2024). Wir bedanken uns bei dem Herausgeber (Psychotherapeutenkammer Bayern) und dem Verlag (medhochzwei) für die Abdruckgenehmigung.

hungsmuster und einer vor diesem Hintergrund verstandenen individuellen Bedeutung von auslösenden und aufrechterhaltenden Bedingungen. Der Arbeitskreis OPD entwickelte daher ein diagnostisches Inventar und stellte ein Handbuch zum Training und zur klinischen Anwendung zur Verfügung.

Vier Achsen: Die multiaxiale psychodynamische Diagnostik in der neuesten Version der OPD-3 basiert auf vier Achsen:

- Achse I: Psychische Störungen, Krankheitserleben und Behandlungsvoraussetzungen
- Achse II: Beziehung
- Achse III: Konflikt
- Achse IV: Struktur

In der Achse Psychische Störungen, Krankheitserleben und Behandlungsvoraussetzungen werden Kriterien für die Indikationsstellung (wie Leidensdruck, Ressourcen und Behandlungsmotivation) erhoben. Die Achse Beziehung erfasst anhand beobachtungsnaher dimensionaler Kategorien Muster der Beziehungsgestaltung aus der Sicht von Patient:in und Untersucher:in. Die Achse Konflikt erfasst sieben zeitlich überdauernde und verinnerlichte Konflikte, die das Erleben und Verhalten von Patient:innen prägen und ihre Interaktionen färben. Die Achse Struktur erfasst die Verfügbarkeit basaler psychischer Fähigkeiten.

Die OPD-Achsen versuchen, vorhandene zentrale psychodynamische Konzepte so zu operationalisieren, dass sie mit einem handhabbaren Instrument nach einer strukturierten Schulung reliabel erfassbar sind. Dazu wurden die zu diagnostizierenden Aspekte auf einem mittleren Abstraktionsniveaus beschrieben, zwischen reiner Verhaltensdeskription und reiner metapsychologischer Begriffsbildung. Zudem wurde von Beginn an, aber nochmals verstärkt in der OPD-3, eine verfahrensübergreifende und möglichst präzise Sprach- und Begriffskultur angestrebt, die so weit wie möglich auf eine „schulenspezifische" metapsychologische Terminologie verzichtet.

Interviewleitfaden: Ein weiteres Anliegen war und ist, das klinische Material, welches die Basis der OPD-Diagnostik darstellt, möglichst gut in die therapeutische Praxis integrierbar zu machen: Nach einem ca. 90-minütigen Erstgespräch kann die Psychodynamik der Patient:in auf der Grundlage der OPD-Kategorien eingeschätzt werden. Ein Interviewleitfaden hilft, die für die OPD-Diagnostik relevanten Informationen zu gewinnen. Im Unterschied zu anderen Diagnostiksystemen, wie den oben bereits erwähnten STIPO, SPK und RF, die ein hochgradig strukturiertes und standardisiertes Interview voraussetzen, ist der OPD-Interviewleitfaden so flexibel gestaltet, dass das Interview weitgehend als normales, d. h. offenes psychodynamisches Interview geführt werden kann, um die OPD-Achsen reliabel einschätzen zu können.

Ergänzende Schriften: Die OPD-2 wurde in etliche Sprachen übersetzt: Englisch, Spanisch, Italienisch, Französisch, Portugiesisch, Türkisch, Tschechisch, Ungarisch, Rumänisch, Russisch und Chinesisch. Neben dem zentralen OPD-Manual und zahlreichen Forschungsarbeiten (u. a. zur empirischen Validierung) wurden weitere ergänzende Schriften publiziert, wie OPD bei Abhängigkeitserkrankungen (Arbeitskreis OPD – Abhängigkeitserkrankungen, 2013) und OPD-3 im Psychotherapie-Antrag (Stasch et al., 2026), OPD-3 Manual zur Ereignis- und Traumaverarbeitung (Burgmer et al., 2024), ein Fallbuch mit Video-Beispielen (Schauenburg et al., 2020) sowie eine OPD-basierte Diagnostik im Coaching (Möller & Benecke, 2023).

Mittlerweile stellt die OPD einen im deutschen Sprachraum weithin akzeptierten Standard in der psychodynamischen Diagnostik für Klinik und Forschung dar. Auch in psychodynamischen/psychoanalytischen Ausbildungsinstituten hat die OPD einen festen Platz gefunden. Die OPD wird auch in den neuen Psychotherapie-Studiengängen gemäß der Reform des PsychThG vermittelt, da sie sich aufgrund der klaren Operationalisierungen bestens auch für universitäre Lehre eignet.

1.2 Die aktuelle OPD-3

Für das 2023 erschienene Manual zur OPD-3 wurden die OPD-Achsen erneut gründlich überarbeitet. Dabei wurden sowohl die Erfahrungen aus unzähligen Trainingskursen und der klinischen Anwendung als auch die Ergebnisse von Forschungsprojekten berücksichtigt (eine umfassende Übersicht zur empirischen Forschung mit der OPD findet sich im Manual der OPD-3; Arbeitskreis OPD, 2023).

Wie bei den vorherigen Versionen hat auch an der hier vorliegenden OPD-3 eine große Gruppe psychodynamisch orientierter Psychotherapeut:innen und Forscher:innen aus den Gebieten der Psychoanalyse und Psychodynamischen Psychotherapie, der Psychosomatischen Medizin und Psychiatrie zusammengearbeitet und in einem jahrelangen Prozess um die Neuerungen und das zumindest vorläufig „beste" Ergebnis gerungen. Wir sind überzeugt, dass mit der OPD-3 ein weiterer großer Schritt nach vorne gelungen ist: Durch eine stärkere Dimensionalisierung (alle Items werden nun auf Skalen mit verschiedenen Ausprägungen eingeschätzt) ist das Instrument noch forschungstauglicher geworden und die stärkere Verknüpfung der Achsen ermöglicht eine verbesserte Abbildung der klinisch so bedeutsamen Komplexität psychischer Prozesse.

Die vier Achsen der OPD-3 entstammen einem aus der Psychoanalyse abgeleiteten psychodynamischen Verständnis. Warum diese Achsen?

1.2.1 Achse I – Psychische Störungen, Krankheitserleben und Behandlungsvoraussetzungen

Für Achse I zur Abbildung des Krankheitserlebens und der Behandlungsvoraussetzungen sprach die offensichtliche praktische Relevanz dieser (eher aus der kognitiven Psychologie entlehnten) Kategorien: Die Patient:innen müssen „dort abgeholt werden, wo sie stehen und wo sie etwas erwarten" – d. h. bei Beschwerdesymptomatik und Therapieerwartung.

Deskriptiv-phänomenologische Diagnostik: In der Achse I wird nun die etablierte deskriptiv-phänomenologische Diagnostik gemäß ICD oder DSM in die OPD hineingenommen, womit die Notwendigkeit einer genauen Erfassung von psychopathologischen Phänomenen, die auch in einer psychodynamischen Diagnostik ihren Platz haben muss, betont wird. Es werden die globale Schwere und der Verlauf der behandlungsbedürftigen Störung mit international üblichen Kriterien bewertet. Die Global Assessment of Functioning (GAF) wurde in die Bereiche Symptomatik, berufliche Funktion und soziale Funktion untergliedert. Es werden die subjektiven Krankheitskonzepte (z. B. somatisches, soziales, alternatives, intrapsychisches Krankheitskonzept) der Patient:innen erfasst, woraus sich meist auch die von den Patient:innen präferierten Veränderungs- bzw. Behandlungskonzepte ergeben. Zudem werden Veränderungshemmnisse und -ressourcen sowie übergeordnete Ziele (z. B. Symptomreduktion, Klärung) beschrieben.

1.2.2 Achse II – Beziehung

Achse II – Beziehung stellt ein Kategoriensystem beobachtungsnaher interpersoneller Verhaltensweisen mit freier Kombinationsmöglichkeit zur Verfügung. Es wurde in Anlehnung an interpersonelle Kreismodelle (insbesondere die SASB [Structural Analysis of Social Behavior], Benjamin, 1979) konzipiert, geht aber klar darüber hinaus, indem explizit Gegenübertragungsaspekte erfasst und mit dem Objekterleben der Patient:innen in Verbindung gebracht werden.

In der Achse II wird das zentrale, repetitive und dysfunktionale Beziehungsmuster einer Patient:in aus zwei Blickwinkeln beschrieben, nämlich aus der Erlebensperspektive der Patient:in und aus derjenigen der Interaktionspartner:innen.

Beziehungsitems: Um die vier Kästchen in Tabelle 1-1 zu „befüllen“, wird eine Liste von Beziehungsitems vorgegeben, aus der die für den jeweiligen Fall zutreffenden Beschreibungen ausgewählt werden. Die Item-Liste folgt stringent der Logik der Kreismodelle interpersonellen Verhaltens. Die Verhaltensweisen werden auf einem Kreismodell angeordnet, welches sich durch die Achsen Affiliation und Kontrolle aufspannt – der Ort einer Verhaltensweise auf dem Kreis wird durch die Mischung aus Affiliation und Kontrolle bestimmt.

Beziehungsmuster: Die anhand der Items beschriebenen interpersonellen Positionen werden zu einer beziehungsdynamischen Formulierung integriert, indem die Positionen syste-

Tabelle 1-1: Beispiele für dreistufige Ausformulierungen von Beziehungsitems.

0 = unauffällig	1 = akzentuiert	2 = dysfunktional ausgeprägt
sich einbringen	sich einmischen	ständig bevormunden
Zuneigung zeigen	mit Zuneigung bedrängen	mit Liebe verfolgen, „stalken“

Tabelle 1-2: Die vier interpersonellen Perspektiven der OPD-Beziehungsachse.

Perspektiven	
Perspektive A: Das Erleben der Patient:in	
Patient:in *erlebt sich* immer wieder so ... (P: P)	Patient:in *erlebt andere* immer wieder so ... (P: A)
Hier liegt der Fokus auf dem interpersonellen Verhalten der Patient:innen selbst, also auf denjenigen Verhaltensweisen, die im Selbsterleben der Patient:innen als dominant erscheinen. Hier werden Verhaltensweisen benannt, die den Patient:innen bewusst sind und die meist defensive, reaktive Aspekte (in konflikthaften Situationen) beinhalten.	Hier wird auf die Verhaltensweisen der anderen gegenüber den Patient:innen fokussiert, so wie sie von den Patient:innen mehr oder weniger durchgängig erlebt und beschrieben werden. Oftmals dominieren hier negative Verhaltensweisen (z.B. Entwerten) oder unfaire Kombinationen (z.B. Forderungen gestellt zu bekommen und zugleich Vernachlässigung zu erleben).
Perspektive B: Das Erleben der anderen (auch der Untersucher:in)	
Andere/Interviewer:in *erleben die Patient:in* immer wieder so ... (A: P)	Andere/Interviewer:in *erleben sich* gegenüber der Patient:in ... (A: A)
Hier liegt der Fokus auf den Beziehungsangeboten der Patient:in gegenüber anderen Personen – auch der Untersucher:in. Beschrieben werden die Verhaltensweisen der Patient:in, wie sie von anderen wahrgenommen werden. Diese Verhaltensweisen sind der Patient:in selbst oft nicht bewusst. Hier spielen ggf. (schwierige) Übertragungsangebote der Patient:in eine Rolle.	Hier wird auf Handlungsimpulse fokussiert, die die Patient:in bei anderen, d.h. auch bei der Untersucher:in, auslöst. Es geht hier nicht darum, wie sich die Untersucher:in tatsächlich verhält oder verhalten würde, sondern darum, welche Handlungsimpulse in ihr ausgelöst werden. Hier finden sich also Aspekte der psychoanalytischen Gegenübertragungsdiagnostik wieder.

matisch verknüpft werden, wodurch sich das individuelle (und meist dysfunktionale, sich selbst aufrechterhaltende) Beziehungsmuster gut herausarbeiten lässt (Tabelle 1-2).

1.2.3 Achse III – Konflikt

Achse III – Konflikt überträgt ein Stück klassischer psychoanalytischer Diagnostik – die zentrale Rolle innerer Konflikte – in ein reliables System. Auf der Basis universeller Motivsysteme (vgl. Benecke & Brauner, 2017) werden sieben zentrale Konfliktthemen beschrieben:

- Abhängigkeit vs. Individuation (K1)
- Unterwerfung vs. Kontrolle (K2)
- Versorgung vs. Autarkie (K3)
- Selbstwertkonflikt (K4)
- Schuldkonflikt (K5)
- ödipaler Konflikt (K6)
- Identitätskonflikt (K7)

Bewältigungsformen: Für jeden dieser Konflikte werden jeweils die motivationale Basis, das innere Erleben bei gelungener Entwicklung, die (meist schmerzlichen und daher abgewehrten) Kernaffekte bei problematischen Erfahrungen mit diesem Motivsystem sowie jeweils ein aktiver (a) und ein passiver (p) Verarbeitungs- bzw. Lösungsmodus als typische Bewältigungsformen beschrieben (Tabelle 1-3). Darüber hinaus kann auch eine abgewehrte Konflikt- und Gefühlswahrnehmung (K0) diagnostiziert werden, wenn eine übersteigerte Abwehr von Konflikthaftem vorliegt, was sich meist durch eine Überbetonung von Sachlichkeit und dem Über-

Tabelle 1-3: Skizzierung der Bewältigungsmodi der sieben Konfliktthemen.

Passiver Modus	Konflikt	Aktiver Modus
existenziell angewiesen auf enge Bindung; Trennung undenkbar	K1	Autonomie und Eigenständigkeit um jeden Preis; Nähe aversiv
Vermeidung des Erlebens von Hilflosigkeit durch passiv-aggressive Unterwerfung	K2	Kontrolle/Dominanz ist oberstes Gebot zur Vermeidung von Hilflosigkeit
starke Bedürftigkeit; Depending and Demanding zur Kompensation des inneren Mangelgefühls	K3	„Autarkie“ im Sinne von „ich brauche nichts für mich“, „altruistische Abtretung“
Minderwertigkeit wird manchmal regelrecht vor sich hergetragen; Aufgeben von Zielen schützt vor realem Scheitern	K4	forcierte Selbstsicherheit zur Bewältigung des inneren/abgewehrten Minderwertigkeitserlebens
überzogene Verantwortungsübernahme mit starken Schuldgefühlen	K5	habituelle Zurückweisung eigener Verantwortung
scheinbares Nichtwissen um die rivalisierend-anerkennende und sexuelle Thematik; emotional dominieren Schüchternheit, (Scham) Angst	K6	getrieben, sich (theatralisch) in Szene zu setzen, zu glänzen und sexuell zu verführen/rivalisieren, um inneres Unreife-Erleben zu kompensieren
Identitätsunsicherheit wird bewältigt, indem der gesamten Identitätsfrage ausgewichen wird, alles im Vagen gehalten wird bzw. Teilidentitäten konflikthaft aufeinandertreffen	K7	Unsicherheit der eigenen Identität wird forciert überkompensiert; Identität wird stimmig gemacht; Widersprüche der Teilidentitäten werden aktiv verleugnet

sehen von Gefühlen und Bedürfnissen bei sich und anderen zeigt. Es besteht eine Nähe zur Alexithymie. Eine neu eingeführte Unterscheidung zwischen „lebenslang" und „aktuell" ermöglicht, Veränderungen (z. B. im Bewältigungsmodus) besser abzubilden.

Konflikt-Rating: Das Konflikt-Rating ist in der OPD-3 nicht mehr beschränkt auf bessere Strukturniveaus („gut integriert", „mäßig integriert"), sondern Konflikte können bei allen Strukturniveaus geratet werden (auch bei gering integriertem oder desintegriertem Strukturniveau). Die Manifestationen der Konflikte auf den Strukturniveaus „gut integriert", „mäßig integriert" und „gering integriert" werden ausformuliert.

1.2.4 Achse IV – Struktur

Achse IV – Struktur beschreibt die Verfügbarkeit struktureller Funktionen, die als basale psychische Fähigkeiten verstanden werden. Hierzu zählen z. B. die Fähigkeit zur Selbstwahrnehmung und Selbstkontrolle. Die Verfügbarkeit dieser strukturellen Funktionen beeinflusst ganz wesentlich die Manifestationen und die Möglichkeiten des Umgangs mit inneren und äußeren Konflikten. Die Einschätzung auf der Strukturachse hat entscheidenden Einfluss auf die Indikationsstellung.

Dimensionen: Die Strukturachse umfasst fünf Dimensionen, von denen vier in je eine auf das Selbst und eine auf die Objekte/Beziehungen abzielende Dimension unterteilt sind. Lediglich die mittlere Dimension, die Abwehr, erstreckt sich über beide Bereiche, da sie (fast) immer intrapsychische und interpersonelle Aspekte vereint. Für jede der insgesamt neun Dimensionen der Strukturachse wurden jeweils drei Facetten definiert, die im Manual ausformuliert sind. Die OPD unterscheidet vier Integrationsniveaus der Struktur („gut integriert", „mäßig integriert", „gering integriert", „desintegriert"), die das Ausmaß der Verfügbarkeit der Funktionen bzw. die Beeinträchtigung dieser sicher beschreiben. Tabelle 1-4 enthält eine Liste der aus Sicht der OPD zentralen psychischen (Ich-)Fähigkeiten.

Integrationsniveaus: Das Niveau der *guten Integration* bedeutet, dass ein autonomes Selbst über einen psychischen Binnenraum verfügt, in dem intrapsychische Konflikte ausgetragen werden können, und ein breites Spektrum an Erlebensmöglichkeiten bei gleichzeitig etablierten Regulierungsfähigkeiten besteht.

Das Niveau der *mäßigen Integration* lässt eine geringere Verfügbarkeit regulierender Funktionen und eine schwächere Ausdifferenzierung psychischer Substrukturen erkennen. Konflikthafte Impulse oder Affekte werden oft „übersteuernd" reguliert, was häufig eine psychische Rigidität (auch der Abwehr) mit sich bringt.

Das Niveau der *geringen Integration* ist dadurch gekennzeichnet, dass der seelische Binnenraum und die psychischen Substrukturen nicht sicher verfügbar sind, sodass Konflikte kaum intrapsychisch, sondern vorwiegend interpersonell ausgetragen werden. Es besteht eine Neigung zu Untersteuerung von Affekten und Impulsen, sodass es häufig zu interpersonellen Verwerfungen kommt. Alternativ kann es zum Abschalten von Affekten und Impulsen kommen, was sich in Zuständen von Leere äußert.

Das Niveau der *Desintegration* ist dadurch charakterisiert, dass die strukturellen Fähigkeiten nicht mehr verfügbar und Kompensationen meist nur noch unter Realitätsverleugnung möglich sind. Affekte können völlig überfluten. Das psychische Erleben ist oft durch Fragmentierungen gekennzeichnet.

Anhand der im Manual gegebenen ausführlichen Operationalisierungen und klinischen Beispiele wird es möglich, für jede strukturelle Kategorie ein Integrationsniveau festzulegen. Daraus lässt sich zum einen ein strukturelles Profil über die Dimensionen, zum anderen ein strukturelles Gesamtniveau bestimmen. Au-

Tabelle 1-4: Dimensionen und Facetten der strukturellen Funktionen in der OPD-3 (Arbeitskreis OPD, 2023; S. 193).

Selbst	Objekt/Beziehungen
Selbstwahrnehmung	**Objektwahrnehmung**
ST1.1 Selbstreflexion	ST1.4 Selbst-Objekt-Differenzierung
ST1.2 Affektdifferenzierung	ST1.5 Objektbezogene Affektdifferenzierung
ST1.3 Identität	ST1.6 Integrierte Objektwahrnehmung
Selbstregulation	**Beziehungsregulation**
ST2.1 Impulssteuerung	ST2.4 Beziehungen schützen
ST2.2 Affekttoleranz	ST2.5 Antizipation
ST2.3 Selbstwertregulierung	ST2.6 Interessenausgleich
Abwehr	
ST3.1 Lebens- und Erlebensmöglichkeiten	
ST3.2 Interpersonalität	
ST3.3 Mechanismen	
Kommunikation nach innen	**Kommunikation nach außen**
ST4.1 Affekte und Fantasien erleben	ST4.4 Emotionale Kontaktaufnahme
ST4.2 Lustvolles Erleben	ST4.5 Intimität
ST4.3 Körperselbst	ST4.6 Empathie
Bindung an innere Objekte	**Bindung an äußere Objekte**
ST5.1 Internalisierung	ST5.4 Bindungsfähigkeit
ST5.2 Introjekte nutzen	ST5.5 Vertrauen
ST5.3 Variabilität	ST5.6 Bindung lösen

ßerdem steht eine Checkliste zur Verfügung, mit deren Hilfe die Items reliabel geratet werden können. Die bisher schon benannten „Zwischenstufen" (zwischen „gut" und „mäßig integriert", zwischen „mäßig" und „gering integriert" sowie zwischen „gering" und „desintegriert") werden in der OPD-3 nun auch ausformuliert. Dadurch ist die Struktur-Checkliste zwar umfangreicher, aber auch um einiges klarer und differenzierter geworden.

Die geringer integrierten Strukturniveaus wurden inhaltlich komplett überarbeitet, insbesondere, um sie „psychiatrietauglicher" zu machen, wobei versucht wurde, spezifische Psychopathologien nicht zur Beschreibung heranzuziehen, um beispielsweise sowohl eine psychotische als auch eine psychopathische Desintegration gleichermaßen abzubilden. Hierzu konnten ausgewiesene Expert:innen in psychodynamischer Psychosentherapie für die Mitarbeit an der Strukturachse gewonnen werden.

Variabilitätsratings: Zudem ermöglicht die OPD-3 zwei optionale Variabilitätsratings der Struktur: Es können nun Veränderungen des Strukturniveaus über die Zeit (z. B. ein Einbruch struktureller Fähigkeiten nach einem traumatisierenden Lebensereignis) sowie Unterschiede der Verfügbarkeit der strukturellen Funktionen in verschiedenen Lebensbereichen abgebildet werden (z. B. besseres Niveau im Bereich Arbeit, schlechteres im Bereich Intimität). Diese Optionen ermöglichen eine differenziertere Abbildung des psychischen Geschehens und damit auch der Therapieplanung bei vielen Patient:innen.

1.2.5 Wechselwirkungen zwischen den Achsen

Bei der Betrachtung der Achsen wird deutlich, dass sie in einigen Bereichen inhaltliche Überschneidungen aufweisen bzw. in enger Interaktion miteinander zu sehen sind. Die psychische Struktur stellt gewissermaßen die Basis dar, auf welcher sich Konflikte mit ihren gut oder schlecht angepassten Lösungsmustern abspielen. Ein und dasselbe konflikthafte motivationale Thema manifestiert sich unterschiedlich, je nach Verfügbarkeit der strukturellen Funktionen.

Als „Epiphänomene“ sind die Beziehungsmuster beobachtungsnäher als psychische Struktur und innerer Konflikt. Habituelle dysfunktionale Beziehungsmuster können als Ausdruck und Manifestationen von inneren Konflikten und Strukturmerkmalen und zugleich als deren (kompromisshafte) Bewältigung verstanden werden: Sie spiegeln die problematischen Aspekte beider Bereiche wider. Beispielsweise dient stark kontrollierendes Verhalten oftmals der Abwehr von Hilflosigkeit (siehe Konflikt K2); mit schlechterer Verfügbarkeit der strukturellen Funktionen äußert sich dies in zunehmend aggressiverem Dominanzverhalten bis hin zum aggressiven Ausleben von Macht und Willkür. Beziehungserleben und Beziehungsgestaltung erfahren daher eine besondere Beachtung sowohl bei der Diagnostik als auch im psychodynamischen Behandlungsprozess.

1.3 Schlussbemerkung

Die OPD ermöglicht eine klar strukturierte und klinisch praktikable Erfassung zentraler psychodynamischer Konzepte über die Lebensspanne. Der Erfolg der OPD ist ganz wesentlich darauf zurückzuführen, dass sie

- erstens sehr gut lehrbar ist,
- zweitens die empirische Beforschung psychodynamischer Konzepte ermöglicht und
- drittens sich organisch in den klinischen Alltag integrieren lässt und praktisch nützliche Informationen für die differenzielle Psychotherapieplanung und -durchführung (z.B. struktur- vs. konfliktbezogene Behandlungsfokusse) bereitstellt.

In mehreren Arbeiten wurde anhand von Einzelfällen gezeigt, dass sehr ähnlichen Störungskombinationen auf der syndromalen Ebene recht unterschiedliche Psychodynamiken zugrunde liegen können (Benecke & Henkel, 2022; Ehrenthal et al., 2015; Henkel et al., 2018; Sell et al., 2021). Insgesamt ist die OPD-3 gegenüber den Vorgängerversionen um einiges differenzierter. Das hat den Vorteil, dass die individuellen Eigenheiten der Patient:innen deutlich besser abgebildet werden können und damit ihrer psychischen Komplexität besser Rechnung getragen wird. Trotz dieser erhöhten Komplexität der OPD-3 sind die Achsen für den klinischen Gebrauch praktikabel und können nach entsprechendem Training reliabel eingeschätzt werden (Lackmann et al., 2023). Das vorliegende Fallbuch schließt eine lange bestehende Lücke und illustriert die Anwendungsmöglichkeiten für die OPD im klinischen Kontext.

2 „Handwerk hat goldenen Boden“

Henning Schauenburg

Hauptdiagnose:

ICD-10: F32.1 Mittelschwere depressive Episode

ICD-11: 6A70.1 Depressive Störung mit Einzelepisode, mittelgradig, ohne psychotische Symptome

2.1 Erstkontakt

Zum ersten Gespräch erscheint ein großgewachsener, schlanker und gepflegt gekleideter 70-jähriger Mann, der anfangs leicht unsicher und fragend wirkt, jedoch rasch auf eine freundliche, offene und unkomplizierte Weise Kontakt aufnimmt. Es entsteht eine fast freundschaftlich-harmonische Atmosphäre, die anhält, als er von seinen zahlreichen Versuchen berichtet, seine seit einigen Monaten zunehmende Schwindelsymptomatik – begleitet von leichter Übelkeit – medizinisch abklären zu lassen.

Der Schwindel tritt vor allem beim Gehen über offenes Gelände auf und führte schließlich zu ausgeprägter Angst und der Vermeidung beruflicher Situationen. Die Symptomatik hatte sich nach einer Hüftprothesen-Operation deutlich verstärkt, war jedoch – auf Nachfrage – auch schon zuvor in milder Form vorhanden. Im Beruf als Ingenieur mit eigenem Büro zog er sich aufgrund der Beschwerden zunehmend zurück.

Er berichtet über eine deutliche depressive Verstimmung, ein ausgeprägtes Morgentief und gelegentliche Derealisationsgefühle. Immer wieder erlebe er, „eigentlich komplett überflüssig zu sein“, gefolgt von suizidalen Gedanken. Schließlich sprach er mit einem Freund, mit dem ihn ein sportliches Hobby verbindet und der als Internist arbeitet. Dieser riet ihm zu einer psychotherapeutischen Kontaktaufnahme.

Bedeutsam in der ersten Begegnung ist, dass der Patient ein großes Notizbuch mit sich führt, in das er gelegentlich Einträge macht, wann immer ihm eine Bemerkung des Gegenübers wichtig erscheint. So entsteht das Bild eines wissbegierigen Mannes, der den Worten anderer großes Gewicht beimisst.

Die Lebenssituation des Patienten erscheint einerseits stabil: Er ist seit vielen Jahren verheiratet; das Paar hat zwei erwachsene, beruflich erfolgreiche Kinder und erwartet das erste Enkelkind. Die finanzielle Situation ist gut, das Ehepaar lebt in einem gemeinsamen Haus; die Kinder wohnen jedoch in weiter entfernten Städten.

Andererseits hat der Patient im Zuge der geplanten Übergabe seines Büros an seinen Sohn neue Projekte übernommen, bei denen es zu Schwierigkeiten und zivilrechtlichen Auseinandersetzungen mit Handwerkern kam. Dabei wurden ihm teils heftige Vorwürfe gemacht, Fehler begangen zu haben, was ihn emotional stark belastete.

2.2 Biografische Aspekte

Herr M. wuchs mit vier Geschwistern in einem größeren Dorf im Schwarzwald auf und beschreibt seine Kindheit als glücklich und von zugewandten Eltern geprägt. Vordergründig schildert er eine unkomplizierte Entwicklung. Er legte das Abitur in der nächstgelegenen Kleinstadt ab und war sowohl sportlich als auch durch musikalische Aktivitäten gut in seine Umgebung integriert. Schon früh verband ihn eine enge Beziehung zu den Handwerkern im Dorf, bei denen er mitarbeitete und das Gefühl einer fraglosen „Dazugehörigkeit“ genoss.

Der Wechsel zum Studium in eine weiter entfernte Großstadt gelang ihm problemlos. Ein Versuch, aus „Heimweh“ in die ländliche Heimat zurückzukehren, scheiterte jedoch („Es hatte sich viel verändert, die alte Vertrautheit war verloren“). Mit Anfang 20 lernte er seine Ehefrau kennen; die Beziehung blieb von Anfang an stabil, wurde jedoch in den letzten Jahren emotional weniger intensiv. Das liegt auch daran, dass er tendenziell sozial zurückgezogen lebt und die geselligen Wünsche seiner Frau nur noch begrenzt teilt.

Seine berufliche Laufbahn hatte er zielstrebig und erfolgreich entwickelt („Mein Leben war immer mehr Tempo als Kraft“). Die jetzige Rückzugsneigung steht nur scheinbar im Widerspruch dazu. Eine gewisse soziale Scheu bestand immer, wurde jedoch meist überwunden oder trat in beruflichen Kontexten zurück – insbesondere dort, wo er seine alte Wertschätzung für Handwerker und ihre Art des Umgangs miteinander wiedererlebte. Sein Interesse an Radsport und Chorsingen bot ihm ebenfalls eine passende soziale Anbindung.

In der 5. Sitzung berichtet er schließlich von einem einschneidenden Verlassenheitserlebnis: Im 2. Lebensjahr wurde er aufgrund einer Tuberkulose fast ein Jahr lang in einem Kur-Heim, etwa 100 km von seinem Zuhause entfernt, untergebracht. Seine Eltern konnten ihn kaum besuchen, und es heißt, dass er seine Mutter nach der Rückkehr zunächst nicht wiedererkannte.

Nach dieser Erfahrung seien seine Eltern ihm gegenüber besonders fürsorglich und fast übervorsichtig gewesen. Er selbst interpretiert, dass diese frühe Verlassenheit ihn dazu gebracht habe, im Leben und Beruf alles allein bewältigen zu wollen. Gleichzeitig sei er stark auf soziale Harmonie angewiesen, weshalb er insbesondere Frauen gegenüber (auch seiner Ehefrau) in seinem Erleben übermäßig nachgiebig sei. Auch Kritik im beruflichen Kontext könne er nur schwer ertragen.

Aktuell plant er, das Büro vollständig an seinen Sohn zu übergeben und sich zurückzuziehen, um ihm „nicht im Weg zu stehen“. Vordergründig scheint er mit dieser Entscheidung im Reinen, doch im Verlauf wird deutlich, dass er eine damit verbundene soziale Isolation zutiefst fürchtet.

2.3 Beurteilung von Achse I (Krankheitserleben und Behandlungsvoraussetzungen)

2.3.1 Hauptdiagnosen

Die Hauptdiagnose gemäß ICD-10 ist eine leichte bis mittelschwere depressive Episode (F32.1; ICD-11: 6A70.1) mit angstgeprägter Gangunsicherheit, die teilweise die Merkmale eines phobischen Schwankschwindels aufweist. Trotz einer zurückliegenden Hüftoperation bestehen keine körperlichen Einschränkungen. Anamnestisch ist zudem eine Colitis ulcerosa vor 10 Jahren erwähnenswert sowie lebenslange leichte allergische Reaktionen (z. B. auf Nüsse). Der Patient raucht nicht und trinkt gelegentlich mäßige Mengen Alkohol in sozialen Situationen.

2.3.2 Schweregrad, Dauer und Verlauf

Die Beeinträchtigung des Patienten ist sozial und beruflich mäßig ausgeprägt, mit einer Einschätzung nach der Global Assessment of Functioning Scale (GAF) im Bereich von 55 bis 60. Die Symptomatik trat trotz früherer geringfügiger Neigung zu depressiven Verstimmungen und Unsicherheitsgefühlen in dieser Schwere zum ersten Mal im Leben auf und verstärkte sich über 2 Jahre hinweg stetig. Medikamentöse Therapieversuche gab es bislang nicht.

2.3.3 Krankheitskonzept

Das Krankheitskonzept des Patienten ist trotz der Verunsicherung durch das Schwindelgefühl und gelegentliche Übelkeit eher psychosozial orientiert. Ihm ist bewusst, dass die ängstliche Unsicherheit und die morgendlichen depressiven Verstimmungen bereits vor der Hüftoperation begonnen haben. Subjektiv fällt es ihm jedoch schwer, konkrete Auslöser für seine Niedergeschlagenheit zu benennen. Soziale Ursachenzuschreibungen oder alternative (z. B. esoterische) Interpretationen für seine Beschwerden bestehen nicht.

2.3.4 Behandlungskonzepte

Herr M. hat bereits umfangreiche medizinische Diagnostik bezüglich des Schwindels durchlaufen. Sein Wunsch nach Psychotherapie ist inzwischen jedoch eindeutig und ohne Vorbehalt.

2.3.5 Leidensdruck und Coping

Der Patient verspürt einen ausgeprägten Leidensdruck, da er zuvor noch nie ein so negatives Lebensgefühl erlebt hat („Meine Familie und mein Beruf haben mich immer getragen") und sich angesichts der Einschränkungen sehr hilflos fühlt. Zu Beginn der Therapie zeigen sich nur begrenzte Bewältigungsstrategien. Im Vordergrund steht der Rückzug aus sozialen und sportlichen Aktivitäten sowie eine Distanzierung innerhalb der Ehe.

2.3.6 Psychosoziale Unterstützung

Oberflächlich betrachtet verfügt der Patient über eine stabile Ehe- und Familiensituation, berufliche Sicherheit und einige soziale Kontakte (Chorsingen, Sport, berufliches Umfeld). Subjektiv jedoch leidet er zunehmend unter einem schnell mobilisierbaren Gefühl der Einsamkeit, da es ihm schwerfällt, sein Bedürfnis nach sozialem Kontakt anzuerkennen bzw. dann auch zu realisieren. Spannungen in der Partnerschaft erschweren ebenfalls eine stärkere soziale Unterstützung, die deshalb insgesamt nur eine mittlere Ausprägung hat.

2.3.7 Offenheit

Der Patient ist bereits früh an psychologischen Fragen interessiert und zeigt daher eine hohe Bereitschaft, über sein inneres Erleben zu sprechen. Er findet oft schnell passende Bilder und Beschreibungen seiner Situation und verfügt über eine ausgeprägte Introspektionsfähigkeit.

2.3.8 Innere und äußere Veränderungshemmnisse

Die gefestigte Lebenssituation und der bevorstehende Ruhestand stellen zunächst eine Hürde für Veränderung dar. Es zeichnen sich jedoch bereits alternative Entwicklungen (z. B. Teilzeitbeschäftigung) ab, die dem Patienten zugänglich sind. Dennoch ist das Thema des Verlustes sozialer Verbundenheit und der entstehenden Perspektivlosigkeit so präsent, dass es trotz Entlastung wiederholt zu depressiven Einbrüchen führt. Die damit verbundene leichte, aber relevante soziale Angst wirkt als ein wesentliches „hemmendes" Moment.

2.3.9 Sekundärer Krankheitsgewinn

Bedingt durch die Lebenssituation, in der der Patient das Ende seiner beruflichen Tätigkeit und seines Engagements im Büro in Erwägung zieht, besteht ein nur geringer sekundärer Krankheitsgewinn.

2.3.10 Psychotherapieziel

Der Patient wünscht sich, seine frühere Selbstsicherheit und soziale Aktivität zurückzugewinnen und die Ursachen für seinen „Einbruch“ zu verstehen. Zunächst bleibt er jedoch an einem vordergründigen, teils somatisch geprägten Verständnis seiner Symptomatik hängen. Er kann die therapeutische Zuwendung gut annehmen und empfindet sie als tröstend und unterstützend. Teilweise wünscht er sich auch eine direkte Lebensanleitung, was sich durch seine Neigung zeigt, während der Sitzungen Notizen zu machen.

2.4 Beurteilung von Achse II (Beziehung)

Erleben des Patienten: In der Beziehungsdynamik des Patienten fallen zwei zentrale Elemente auf. Einerseits beschreibt er sich als einen sehr eigenständigen Menschen, der lieber „mit dem Kopf durch die Wand“ geht, als Hilfe von anderen anzunehmen. Andererseits erlebt er sich jedoch als zu nachgiebig und schildert viele berufliche Situationen, in denen andere unangemessene Forderungen an ihn stellen und ihm verletzende Vorwürfe machen. Auf solche Erfahrungen reagiert er mit übermäßiger Angst und Sorge, zieht sich zurück und versucht, es den anderen recht zu machen.

Erleben der anderen: Als Gegenüber erlebt man ihn einerseits als freundlich und bemüht, mit einem starken Wunsch nach harmonischer Gesprächsgestaltung. Andererseits wird über seine Schilderung der somatischen Symptome eine Hilflosigkeit deutlich, die auch bei seinem Gegenüber Gefühle von Ohnmacht auslösen kann. Seine freundliche Seite hingegen lässt das Gegenüber relativ sorglos, geradezu zuversichtlich für die Zukunft sein und lässt ein Vertrauen entstehen, dass der Patient eigenständig und mit geeigneten antidepressiven Maßnahmen seinen Weg aus der Krise finden könnte. Dies birgt jedoch auch das Risiko, dass seine Bedürfnisse und seine innere Verlorenheit nicht ausreichend wahrgenommen werden und er sich überfordert fühlt.

In typischer Weise könnte der Patient bestrebt sein, „unkompliziert“ zu wirken, wodurch die Tiefe seiner inneren Verlorenheit leicht übersehen werden könnte. Diese Tendenz könnte dazu verleiten, ihn einfach „machen zu lassen“ und ihm weniger Unterstützung zu bieten, wenn seine Neigung zur autonomen Selbstbehauptung ebenso wie seine vordergründige Anpassungsbereitschaft (Mitschreiben, Rat des Freundes befolgen) nicht reflektiert werden.

Im Ratingbogen Abbildung 2-1 und Abbildung 2-2 sind seine Offenheit und Bereitschaft, sich einzulassen, als Ressourcen angekreuzt.

OPD-3 Ratingbogen Achse II: Beziehungsthemen (Klinische Version).

	OPD-Beziehungsthema	P: A	P: P	A: P	A: A	Res	unauffällig/nicht relevant (= 0)	akzentuiert ausgeprägt (= 1)	dysfunktional ausgeprägt (= 2)	
1	*Freiraum lassen (+)*				2	1	anderen Freiraum gewähren	viel Freiraum lassen	einfach machen lassen	**1**
2	*Andere anleiten (–)*					2	eher wenig anleiten	sehr wenig anleiten	überhaupt nicht anleiten, Einflussnahme vermeiden	**2**
3	*Andere anerkennen (+)*				1	3	freundlich anerkennen	idealisieren	völlig überschätzen	**3**
4	*Verantwortlich machen (–)*					4	verantwortlich machen	wenig zur Verantwortung ziehen	völlig unangemessen entschuldigen	**4**
5	*Zuneigung zeigen (+)*					5	Zuneigung zeigen	mit Zuneigung bedrängen	mit Liebe verfolgen, „stalken“	**5**
6	*Aggression zeigen (–)*		1	1		6	wenig Aggressionen zeigen	Konflikte eher vermeiden, herunterspielen	Übertrieben harmonisieren, Konflikte ausblenden	**6**
7	*Sich kümmern (+)*			1	1	7	sich kümmern	sich viel kümmern	sich übermäßig kümmern	**7**
8	*Kontakt aufnehmen (+)*					8	Kontakt aufnehmen	taktlos sein, sich aufdrängen	Grenzen verletzen, sehr distanzlos sein	**8**
9	*Freiraum lassen (–)*					× 9	sich einbringen	sich einmischen	ständig bevormunden	**9**
10	*Andere anleiten (+)*					10	angemessen anleiten	sehr anleiten oder kontrollieren	dauernd anleiten oder kontrollieren	**10**
11	*Andere anerkennen (–)*	1				11	kritisch anerkennen	sehr kritisieren, in Frage stellen	entwerten, demütigen	**11**
12	*Verantwortlich machen (+)*	1				12	verantwortlich machen	beschuldigen, Vorwürfe machen	mit Schuldvorwürfen verfolgen	**12**
13	*Zuneigung zeigen(–)*					13	Abstand wahren	wenig Zuneigung zeigen	keinerlei Zuneigung zeigen	**13**
14	*Aggression zeigen (+)*					14	Ärger zeigen	ärgerlich begegnen	bedrohen, angreifen, schädigen	**14**
15	*Sich kümmern (–)*					15	Hilfe begrenzen	Hilfe versagen, im Stich lassen	völlig vernachlässigen	**15**
16	*Kontakt aufnehmen (–)*					16	Kontakt begrenzen	wenig Kontakt aufnehmen	andere ignorieren, total übersehen	**16**
17	*Sich entfalten (+)*		1			17	sich eigenständig entfalten	viel Freiraum o. Selbständigkeit beanspruchen	zu sehr auf Unabhängigkeit bestehen	**17**
18	*Sich einordnen (–)*					18	sich behaupten, standhalten	sich oft widersetzen	trotzen, sich dauernd widersetzen	**18**
19	*Sich zur Geltung bringen (+)*					19	sich zur Geltung bringen	sich viel zur Geltung bringen	sich ständig wichtig machen, in den Mittelpunkt stellen	**19**
20	*Schuld anerkennen (–)*					20	eigene Verantwortung prüfen	Schuld eher von sich weisen	eigene Schuld überhaupt nicht anerkennen	**20**
21	*Sich auf Zuneigung einlassen(+)*					21	Zuneigung zulassen	sich zu sehr auf Zuneigung einlassen	sich bei Zuneigung anderer verlieren	**21**
22	*Sich schützen (–)*					× 22	sich öffnen	sich wenig schützen	sich in Gefahr begeben, nicht vor Aggr. schützen	**22**
23	*Sich anlehnen (+)*					23	eigene Bedürfnisse zeigen	sich sehr anlehnen, bedürftig zeigen	anklammern, sich hilflos zeigen	**23**
24	*Kontakt zulassen (+)*					24	Kontakt zulassen	sich wenig abgrenzen	sich nicht abgrenzen, zu viel an sich heranlassen	**24**
25	*Sich entfalten (–)*					25	sich eigenständig entfalten	Eigenständigkeit vermeiden	völlig unselbständig sein	**25**
26	*Sich einordnen (+)*		1	1		26	sich eher einordnen	sich sehr anpassen	sich völlig aufgeben, unterordnen	**26**
27	*Sich zur Geltung bringen (–)*		1			27	sich in Frage stellen	sich klein machen	sich selbst entwerten/hassen	**27**
28	*Schuld anerkennen (+)*					28	eigene Verantwortung anerkennen	sich oft die Schuld geben	sich meist die alleinige Schuld geben	**28**
29	*Sich auf Zuneigung einlassen(–)*					29	Zuneigung prüfen	sich wenig auf Zuneigung einlassen	sich vor Zuneigung verschließen	**29**
30	*Sich schützen (+)*					30	sich schützen	sehr vorsichtig sein	übertrieben misstrauen, stets auf der Hut sein	**30**
31	*Sich anlehnen (–)*		2			31	eigene Bedürfnisse zeigen	eigene Bedürfnisse wenig zeigen	ganz unbedürftig scheinen, keine Hilfe beanspruchen	**31**
32	*Kontakt zulassen (–)*					32	Kontakt begrenzen	wenig Kontakt zulassen	Kontakt völlig abweisen, sich zurückziehen	**32**

Patient-ID: Herr M.
Datum:
Beurteiler:in:
Narrativ:

Legende: **P: A** Patient:in erlebt andere; **P: P** Patient:in erlebt sich selbst; **A: P** Andere erleben Patient:in; **A: A** Andere erleben sich selbst.

Abbildung 2-1: OPD-3 Ratingbögen, Achse II: Beziehungsthemen für Fall 2 „Handwerk hat goldenen Boden“.

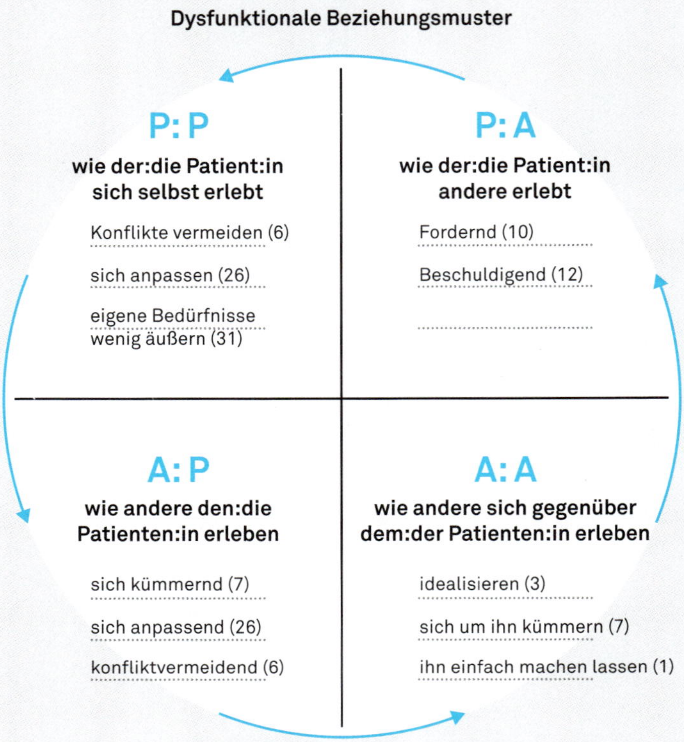

wie der:die Patient:in andere immer wieder erlebt:	Fordernd und beschuldigend, gleichzeitig wenig unterstützend
wie er:sie seinem:ihrem Erleben darauf reagiert:	Einerseits, dass er sich anpasst, andererseits, dass er wenig Hilfe beansprucht und Dinge alleine macht
welches Beziehungsangebot er:sie anderen damit (unbewusst) macht:	dass er sich kümmert, Harmonie wünscht und angepasst ist
welche Antwort er:sie anderen damit (unbewusst) nahe legt:	ihn schätzen, aber auch, ihn einfach machen lassen
wie es der:die Patient:in erlebt, wenn andere so wie ihnen nahe gelegt antworten:	wenig unterstützt, vielleicht auch untergründig unausgeprochen fordernd

Abbildung 2-2: OPD-3 Auswertungsblatt, Dysfunktionale Beziehungsmuster für Fall 2 „Handwerk hat goldenen Boden“.

2.5 Beurteilung von Achse III (Konflikt)

Für die Beurteilung der zentralen psychodynamischen Konfliktthemen in der Biografie von Herrn M. und im Hinblick auf die unmittelbare auslösende Konstellation der depressiven Verunsicherung ist es zunächst hilfreich, grundlegende motivationale Themen zu betrachten, die in seinem Leben eine Rolle spielen.

Versorgung vs. Autarkie: Im Vordergrund steht das Thema des Mangels und das Gefühl, nicht gut genug zu sein. Dahinter zeigt sich das Erleben mangelnder Wertschätzung sowie das Fehlen sozialer Eingebundenheit und emotionaler Sicherheit (Versorgung-Autarkie-Konflikt). Eine besondere Färbung erhält dieses Thema durch die vor allem im depressiven Einbruch erlebte Verlassenheit. Hinweise auf interpersonelle Machtkonflikte oder das Bedürfnis nach dominierender Kontrolle finden sich hingegen kaum. Auch Themen der männlichen Identität und der Erfüllung traditioneller Geschlechterrollen spielen nur vordergründig eine Rolle.

Selbstwertkonflikt: Die narzisstische Verletzlichkeit im Sinne eines Selbstwertkonflikts ist zwar erkennbar, jedoch nicht stark ausgeprägt. Die Verwundbarkeit des Patienten bezieht sich vor allem auf Versagensgefühle, die eng mit dem Verlust sozialer Bindung verknüpft sind („Wenn ich es falsch mache, dann bin ich überflüssig").

Individuation und Abhängigkeit: Angesichts des frühen Verlassenheitstraumas ist differenzialdiagnostisch zu prüfen, ob auch existenzielle Themen um Individuation und Abhängigkeit – also Fragen nach grundlegender Bindungsfähigkeit – eine Rolle spielen. Dagegen spricht die langjährige, authentische und liebevolle Verbundenheit mit seiner Ehefrau sowie die enge Beziehung zu Kindern und Enkeln. Es deutet sich jedoch eine (posttraumatisch geprägte) Sensibilität für existenzielle Verbundenheit an, die das grundlegende Mangelerleben überlagert und die er aktiv durch Zuwendung, Aufopferung für andere und Nachgiebigkeit zu kompensieren versucht.

Andere Konfliktthemen (Selbstwert, ödipale Themen) tauchen auf, sind jedoch wenig bestimmend.

2.6 Beurteilung von Achse IV (Struktur)

2.6.1 Selbst- und Objektwahrnehmung

Herr M. hat sich seit jeher für psychologische Fragen interessiert, vermutlich vor dem Hintergrund einer erhöhten Selbstaufmerksamkeit in Bezug auf soziale Unsicherheit und zugrunde liegende Verlassenheitsängste. Dies führte einerseits zu einer guten *Selbstreflexion,* schränkte andererseits jedoch seine Fähigkeit ein, eigene Bewältigungsmöglichkeiten realistisch einzuschätzen.

Die *Wahrnehmung negativer Affekte* ist insbesondere in Phasen depressiver Verstimmung teilweise entdifferenziert. Dabei fällt es ihm bisweilen schwer, auslösende Situationen für diese Affekte zu erkennen, was mit abgewehrten aggressiven Impulsen in interpersonellen Situationen zusammenhängen dürfte.

Hinsichtlich seiner *Identität* ist bemerkenswert, dass sein ursprüngliches Interesse an Psychologie und Medizin im Lauf der Jahre einer starken Loyalität gegenüber der handwerklichen Welt seiner Herkunft gewichen ist, zu der er sich durch seine berufliche Tätigkeit weiterhin verbunden fühlt. Dies verweist auf eine gewisse latente Instabilität, erreicht jedoch kein niedriges Strukturniveau. Hinweise auf eine deutliche Beeinträchtigung der *Selbst-Objekt-Grenzen* im Sinne problematischer Gefühlszuordnungen bestehen kaum.

In beruflichen Auseinandersetzungen oder Streitgesprächen kann Herr M. die jeweilige Verantwortlichkeit meist klar zuordnen. Dennoch zeigt sich eine Neigung zur Identifikation mit schuldhaften Anteilen, was insgesamt auf ein mittleres Differenzierungsniveau von *Selbst- und Fremdwahrnehmung* hinweist.

Auch seine Fähigkeit zur *objektbezogenen Affektdifferenzierung* ist weitgehend erhalten. Verdeckte Absichten und Affekte anderer kann er, abgesehen von schweren Konfliktsituationen, zuverlässig einschätzen. Die *integrierte Objektwahrnehmung* ist gut bis mäßig; widersprüchliche Aspekte und verdeckte Interessen anderer werden meist erkannt, wobei im depressiven Erleben eine Neigung zur übermäßigen Selbstbeschuldigung zu Einschränkungen führt.

2.6.2 Selbst- und Beziehungsregulation

Seine *Impulssteuerung* ist im Sinne einer eher gehemmten („übersteuerten“) und kontrollierten Erlebens- und Handlungsweise mäßig integriert. Der *Selbstwert* ist insbesondere bei direkter Kritik an seinem Verhalten empfindlich, insgesamt jedoch stabil. Der *Schutz naher Beziehungen* und beruflicher Kontakte ist weitgehend gewährleistet, auch wenn es ihm mitunter schwerfällt, *eigene Interessen* zu vertreten, da er häufig zu rasch Verantwortung übernimmt oder sich den Bedürfnissen anderer anpasst.

2.6.3 Abwehr

Seine *Erlebensmöglichkeiten* sind aufgrund der sozialen Ängstlichkeit etwas eingeschränkt. Die *Abwehrmechanismen* sind überwiegend reif bis mäßig reif – vor allem in Form von Verdrängung, Intellektualisierung und Rationalisierung, aber auch Wendung gegen das Selbst und teils Affektisolierung. Projektive Abwehrmechanismen im Sinne von Vorwürfen, Spaltung oder aggressiv aufgeladenen projektiv-identifikatorischen Verstrickungen treten nicht in Erscheinung.

2.6.4 Kommunikation nach innen und außen

Lustvolles Erleben und Genussfähigkeit sind gut ausgeprägt, was sich insbesondere in seinen Schilderungen über Gesangs- und Sportaktivitäten zeigt. Auch seine eheliche Sexualität scheint im Wesentlichen lustvoll und erfüllend, leidet derzeit jedoch im Zusammenhang mit der depressiven Entwicklung.

In seiner freundlichen und zugewandten Art wirkt Herr M. nach außen hin kontaktfreudig und als angenehmer Gesprächspartner. Die darunterliegende ängstliche Unsicherheit ist zwar vorhanden, jedoch kaum spürbar – ein Hinweis auf ein moderat integriertes Strukturniveau.

In der Beschreibung seiner Familie und der dortigen Beziehungen zeigt sich eine tiefe *emotionale Zuneigung* zu seinen Kindern, Enkeln und seiner Ehefrau. Seine empathischen Fähigkeiten sind insgesamt gut ausgeprägt, wenngleich eine leichte Einschränkung in der Wahrnehmung ich-bezogener Interessen des Gegenübers besteht. Insgesamt bewegen sich seine *Empathiefähigkeiten* zwischen einem guten und mittleren Niveau.

2.6.5 Bindung an innere und äußere Objekte

Er verfügt über *stabile innere Objekte,* insbesondere geprägt durch die liebevolle Zuwendung seiner Eltern. Die frühe Traumatisierung führte nicht zu nachhaltigen strukturellen Einschränkungen, ist jedoch als punktuell klinisch relevante Erfahrung zu betrachten; daher ist hier ein mittleres Strukturniveau anzunehmen.

Die Fähigkeit zur *Beziehungsvariabilität,* sowohl dyadisch als auch triadisch, ist grundsätzlich gegeben. Es entsteht der Eindruck, dass er intensive Freundschaften weniger sucht, stattdessen jedoch Wert auf Einbindung in Gruppen legt. Trotz seiner Aussage, keine Hilfe von anderen annehmen zu wollen, zeigt er die Fähigkeit, sich Unterstützung zu holen – was die rasch entstandene, vertrauensvolle therapeutische Beziehung eindrücklich belegt.

Ob der Patient in seinem Leben jeweils angemessen in der Lage war, überlebte Bindungen zu lösen, lässt sich nicht abschließend beurteilen.

2.7 Psychodynamische Überlegungen und Epikrise

Herr M. begibt sich zunächst aufgrund einer angstbedingt aufgetretenen Schwindelsymptomatik in psychotherapeutische Behandlung, die sich im Verlauf jedoch als von erheblichen depressiven Verstimmungen begleitet herausstellt. Auslösend ist eine klassische Schwellenkrise: das Ende der Berufstätigkeit und die Aufgabe des selbstständigen Betriebs.

Im Laufe der Anamnese wird die zugrunde liegende Psychodynamik zunehmend deutlich. Trotz einer oberflächlich betrachtet erfolgreichen Lebensbewältigung finden sich Hinweise auf eine schwerwiegende frühkindliche Verlassenheitstraumatisierung im Rahmen eines mehrmonatigen Aufenthalts in einer Tuberkuloseklinik im 3. Lebensjahr. Viele Entwicklungen in den frühen Jahren des Patienten deuten auf gelingende, jedoch latent fragile Bewältigungsstrategien hin, die durch eine Konfliktthematik zwischen Versorgung und Autarkie geprägt sind. Die Belastung zeigt sich einerseits in einer forcierten Autarkie, andererseits in einer eingeschränkten Konfliktfähigkeit sowie einer Tendenz zum sozialen Rückzug.

Typischerweise verliert der Patient mit dem Eintritt in den Ruhestand eine strukturierende und psychisch tragende Einbindung. Gleichzeitig ist ihm das Ausmaß des dadurch entstehenden sozialen Mangels zunächst kaum bewusst. Daher ist es nicht ungewöhnlich, dass sich die starke Belastung zunächst somatisch ausdrückt. Der Patient erkennt jedoch rasch, dass seine körperlichen Symptome als Ausdruck seiner Bedürftigkeit und seiner Ängste in Bezug auf zwischenmenschliche Nähe zu verstehen sind.

Es besteht die Indikation für eine tiefenpsychologisch fundierte Psychotherapie, da es sich um eine durch die Schwellensituation aktivierte umschriebene Konfliktthematik handelt (Mangelerleben infolge des Verlusts sozialer Strukturen im Rahmen des Ruhestands). Die Therapie musste als Langzeittherapie angelegt werden, da charakterbedingte Abwehrhaltungen bei zu kurzer – und vom Patienten möglicherweise als „ausreichend" erlebter – Behandlung die Gefahr einer Chronifizierung depressiver Erlebenszustände bergen würden.

Zu Beginn bietet sich aufgrund der Schwere der Symptomatik eine strukturorientierte Vorgehensweise an, die neben einer verbesserten Affektdifferenzierung und -regulation auch aktivierende Maßnahmen umfasst (z. B. Vermeidung von Grübeleien in den Morgenstunden, Wiederaufnahme sozialer Aktivitäten). Ebenso wird sein Bedürfnis nach sozialer Einbindung thematisiert. Die therapeutische Metapher, dass „der Mensch ein Hordentier ist und die Einbindung in die Gemeinschaft braucht", kann der Patient gut annehmen und produktiv nutzen.

Im weiteren Verlauf rückt sein konflikthaftes Autarkiestreben in den Fokus. Dieses ist stets begleitet von der Angst und dem Gefühl, tatsächlich allein zu sein, und trägt damit zum Verlust sozialer Einbindung bei. Es gelingt ihm, sich von der rigiden Dichotomie seiner Selbstanforderungen zu lösen und wieder Freude an familiären sowie ausklingenden beruflichen Kontakten zu entwickeln. Dies führt zu einer deutlichen Besserung der depressiven Stimmung und zu einer Wiederaufnahme sozialer Aktivitäten.

Wesentlich ist auch eine Veränderung seines inneren Narrativs, dass er „mit allem aufhöre". Ihm wird klar, dass er den Betrieb schrittweise an seinen Sohn übergeben und gleichzeitig kleinere Projekte weiterführen kann – was ihm eine spürbare Entlastung verschafft.

Die therapeutische Beziehung ist von einer milden positiven Übertragung geprägt; es kommt weder zu stärkeren Autonomiekonflikten noch zu der anfangs erwarteten Enttäuschungsreaktion.

Interessanterweise kommt es etwa 6 Monate nach Therapieende (nach einer Behandlungsdauer von rund eineinhalb Jahren) zu einem Rückfall, vermutlich im Zusammenhang mit dem Abschluss seines letzten größeren Projekts. Dabei entstehen erhebliche Konflikte um finanzielle Fragen seitens der Kunden, was eine erneute depressive Episode auslöst.

Eine medikamentöse Behandlung hat der Patient auf eigenen Wunsch zu keinem Zeitpunkt in Anspruch genommen. Der Rückfall lässt sich jedoch gut abfangen, indem der fehlende Selbstschutz therapeutisch herausgearbeitet wird. Aufgrund der weiterhin labilen Stimmungslage wird eine niederfrequente Erhaltungstherapie vereinbart.

Zum Zeitpunkt dieser Beschreibung nutzt der Patient die seltenen Sitzungen regelmäßig und produktiv und arbeitet aktiv an der Neugestaltung seines Lebens „nach der Arbeit“. Immer wieder treten quälende Morgentiefs auf, die produktiv bearbeitet werden können – als Ausdruck seiner Sehnsucht, „dass jemand kommt und mich da rausholt“, und als Signal seines Wunsches nach Lebendigkeit.

3 „Mit dem falschen Fuß"

Ulrike Dinger

Hauptdiagnose:

ICD-10: F33.1 Rezidivierende Depression

ICD-11: 6A72 Dysthyme Störung

3.1 Erstkontakt

Zum ersten Gespräch erscheint ein sportlich-alternativ gekleideter, gepflegter junger Mann Mitte 30, der im Kontakt freundlich-zurückhaltend auftritt. Im Vordergrund der berichteten Symptomatik steht eine innere Leere und Niedergeschlagenheit, gepaart mit großer Erschöpfung und einer moderaten Antriebslosigkeit. Diese hält seit mehreren Jahren an und sei in den letzten Monaten nochmals stärker geworden. Er fühle sich „innerlich taub". Dazu beschreibt er, dass er in Kontakten mit anderen keine Gefühlsreaktionen erlebe. Er könne zwar sozial angemessen reagieren, weil er ungefähr wisse, welche Reaktionen wann gefordert seien, erlebe dies jedoch selbst als unecht und gespielt. Hier erlebt er Schuldgefühle, insbesondere seiner Partnerin gegenüber. Ein von ihm häufiger berichtetes Beispiel zur Illustration seiner als defizitär geschilderten Emotionalität sind fehlende Erinnerungen an seine eigene Hochzeit vor wenigen Jahren.

In der therapeutischen Kontaktgestaltung zeigt sich ein ähnliches Bild: Es ist angenehm, mit ihm zu sprechen, eine gewisse Interessiertheit stellt sich ein, jedoch bleibt der Kontakt zunächst freundlich-distanziert und die Erinnerung an vorige Sitzungen fällt auch als Gegenüber zunächst schwer. Die Stimmung ist verhalten-gedrückt, der Patient ist aber durchaus schwingungsfähig und fähig zur Selbstironie. Während er sich selbst eher kritisch beschreibt, äußert er initial keine Kritik an anderen. Erst im Verlauf betrachtet er die Erfahrungen mit den eigenen Eltern und der Schwester zunehmend kritischer.

In der Anamnese berichtet er eine stabile Lebenssituation. Er ist als Grundschullehrer tätig. Es besteht eine feste Partnerschaft mit 2 Kindern im Grundschulalter; diese kamen als Zwillinge zur Welt, die Partnerin arbeitet wie er in Teilzeit. Die familiäre Versorgung der Zwillinge erlebt er als große Herausforderung und seinen Beitrag als Familienvater als zu gering. Die Beziehung zur Partnerin wird positiv beschrieben, diese bleibt jedoch als Person blass und wenig plastisch.

Schwierig gestaltet sich zudem der Kontakt zur Herkunftsfamilie. Wenige Monate vor Beginn der Psychotherapie verstarb der Vater an einem Herzinfarkt, zu dem zuvor kein gutes Verhältnis bestand. Der Patient befindet sich nun in einem Konflikt, da die frisch verwitwete Mutter deutliche Kontaktwünsche und auch Unterstützungsbedarf an ihren Sohn und dessen Familie meldet, diese Kontakte durch den Patienten aber sehr aversiv erlebt werden.

3.2 Biografische Aspekte

Der Patient berichtet, er sei in stabilen sozialen Verhältnissen als der Jüngere von 2 Geschwistern bei beiden Eltern aufgewachsen. Es bestehen zunächst wenig konkrete Erinnerungen an die Kindheit, im Verlauf der ersten Gespräche erweitern diese sich zunehmend. So stellt sich das Bild einer angespannten Atmosphäre dar. Episoden, die den Vater beinhalten, lassen diesen als leicht reizbar und kritisch erscheinen. Die 2 Jahre ältere Schwester und die Mutter werden als laut und Raum einnehmend geschildert. Der Patient selbst scheint sich im Wesentlichen bemüht zu haben, zu Hause nicht negativ aufzufallen. So habe er früh dazu geneigt, Dinge mit sich allein auszumachen. Nähe zum Vater bestand über das gemeinsam geteilte Hobby Fußball, der Vater habe sich im lokalen Sportverein als Trainer anderer Jugendmannschaften engagiert. Der Vater sei häufig nicht zufrieden mit den sportlichen Leistungen des Sohnes gewesen und habe hier auch scharf werden können. Das Bestreben, nicht aufzufallen, zeigt sich auch hier: Obwohl der Patient als Linkshänder auch gute Qualitäten auf der linken Seite des Spielfelds hätte einsetzen können („Linksfüße“ sind seltener und tendenziell gesucht), sei er während seiner gesamten sportlichen Laufbahn auf der rechten Seite des Spielfelds eingesetzt gewesen. Dies wäre sowohl für ihn wie für den Vater selbstverständlich gewesen, erst rückblickend beginnt er, sich darüber zu wundern und die potenziell verpasste Chance auf die Auswahl in bessere Mannschaften zu bedauern.

Die Schulzeit sei weitgehend unauffällig verlaufen. Er sei nie ausgegrenzt worden, habe immer positive Kontakte gehabt, aber wenig enge Freundschaften. Er habe mittlere Noten erhalten, das Abitur abgelegt und sein Studium ebenfalls ohne größere Probleme beendet. Bis heute sei es so, dass er in seinen aktuellen Tätigkeiten (Schule, Studium, Sportverein, Elterngruppen) jeweils gut mit den Menschen auskäme und durchaus beliebt sei, die Kontakte würden aber mit dem Ende der gemeinsamen Tätigkeit jeweils enden, er habe keine überdauernden Freundschaften. Grundsätzlich strengen ihn Kontakte eher an, er sei mehr seiner Frau zuliebe sozial und brauche dies von sich aus nicht. Gleichzeitig erlebt er sich hier auch als defizitär, dies ist einer der Gründe, warum er die Therapie aufsucht.

Seine aktuelle Arbeit erlebt er als sinnstiftend, jedoch auch als anstrengend und fordernd. Es gebe keine größeren Konflikte. Subjektiv fehle ihm oft die notwendige Energie, den Bedürfnissen der von ihm unterrichteten Kinder zu entsprechen. Er sei während der letzten Jahre häufig wegen Infekten krankgeschrieben gewesen.

Als Ressource steht ihm seine Sportlichkeit und vorhandene Freude an Mannschaftssport zur Verfügung, auch wenn er diese Freude derzeit nur sehr eingeschränkt erlebe. Trotzdem gehe er mehr oder weniger regelmäßig einmal die Woche zum Fußballtraining, inzwischen mit weniger Leistungsanspruch als früher. An Punktspielen nehme er nicht mehr teil. Außerdem ziehe er sich gern in das Arbeitszimmer der Wohnung zurück und spiele dort Saxofon oder höre Musik. Früher sei er auch regelmäßig auf Konzerte gegangen.

3.3 Beurteilung von Achse I (Krankheitserleben und Behandlungsvoraussetzungen)

3.3.1 Diagnosen

Die Hauptdiagnose ist eine chronisch depressive Entwicklung, nach ICD-11 eine persistierende depressive Störung (6A72). Diese besteht seit 8 bis 9 Jahren, zum Zeitpunkt der Vorstellung ist die Symptomatik verstärkt und erfüllt zusätzlich die Kriterien für eine mittelgradig depressive Episode (im Sinne einer „double depression“). Im Vordergrund stehen affektive Symptome (niedergeschlagene Stimmung, reduziertes Freudempfinden, emotionale Taubheit) und kognitive Symptome (Selbstkritik, Schuldgefühle). Körperliche Diagnosen bestehen keine; bis auf eine moderate Antriebslosigkeit sind auch die somatischen Depressionssymptome eher gering ausgeprägt. Er trinkt keinen Alkohol und verneint jeglichen Drogenkonsum.

3.3.2 Schweregrad, Dauer und Verlauf

Die Einschränkung der Funktionsfähigkeit ist mäßig ausgeprägt (Global Assessment of Functioning 51–60) bei weitgehend erhaltener Arbeitsfähigkeit trotz häufiger Infekte, jedoch vorhandenen Beeinträchtigungen der sozialen Beziehungen und mäßig ausgeprägten Symptomen.

Auch wenn rückblickend eine gewisse Gedrücktheit der Stimmung „schon immer" bestanden habe, hätten die Symptome spürbar mit der Geburt der Zwillinge zugenommen und bestünden seitdem kontinuierlich fort (8 Jahre). In zeitlichem Zusammenhang mit dem Tod des Vaters hätten sie an Stärke erneut zugenommen.

3.3.3 Krankheitskonzept

Zunächst ist ein Krankheitskonzept für den Patienten nicht eindeutig benennbar, hier zeigt sich eine große Verunsicherung. Biologische Ursachen weist er klar zurück. Über den deutlichen Wunsch nach einer Verbesserung seiner emotionalen Reagibilität in Beziehungen und besserem Ausfüllen der Ehemann- und Vaterrolle zu Hause wird die psychosoziale Orientierung deutlich.

3.3.4 Behandlungskonzepte

Eine medikamentöse antidepressive Behandlung lehnt der Patient klar ab. Der Behandlungswunsch Psychotherapie ist eindeutig, jedoch mit gewissen Vorbehalten bezüglich der Wirkung und des möglichen Wirkmechanismus.

3.3.5 Leidensdruck und Coping

Der subjektive Leidensdruck ist ausgeprägt, der Patient erlebt sich sozial-emotional defizitär, unzureichend und familiär immer wieder überfordert. Seine bevorzugte Strategie zur Bewältigung ist der Rückzug – sowohl innerlich während bestehender Kontakte (inklusive der Partnerschaft) als auch ganz real durch die Reduktion sozialer Kontakte außerhalb der Familie und einen Rückzug ins eigene Zimmer zu Hause. Aggressive Ausbrüche kommen laut seinem Bericht fast nie vor, lediglich gegenüber dem älteren Zwillingssohn sei er wenige Male laut geworden.

3.3.6 Psychosoziale Unterstützung

Der Patient verfügt über eine stabile soziale Situation, eine feste Stelle mit geregeltem Einkommen und eine feste Partnerschaft. Die Ehefrau wird als interessiert, unterstützend und verständnisvoll beschrieben. Die Familie habe, u.a. durch die sozial als aktiver geschilderte Frau, regelmäßige soziale Kontakte zu anderen Familien, es gebe Familienausflüge und Treffen. Weiter bestehen soziale Kontakte auf der Arbeit zu Kollegen, die ohne Konflikte verlaufen. Auch zur Herkunftsfamilie besteht regelmäßiger Kontakt.

Trotz dieser Stabilität und sozialer Möglichkeiten erlebt der Patient diese Kontakte nicht als unterstützend. Dies wird von ihm zunächst auch nicht problematisch wahrgenommen, da sein bewusst erlebtes Bedürfnis nach Unterstützung gering ist. Stattdessen erlebt er vordergründig vor allem die Anstrengung und die von ihm erlebten Defizite. Daher wird die psychosoziale Unterstützung trotz der vorhandenen Kontakte und Personen als gering bis moderat eingeschätzt.

3.3.7 Offenheit

Die Offenheit ist insofern eingeschränkt, als dem Patienten emotionale Mitteilungen nicht leichtfallen. Seine Fähigkeit, innerpsychische Vorgänge bei sich zu erfassen, ist eingeschränkt. Gleichzeitig berichtet er einen deutlichen Wunsch, hier mehr Kompetenzen zu erlangen.

3.3.8 Innere und äußere Veränderungshemmnisse

Äußere Veränderungshemmnisse sind eher gering zu werten. Die stabile Lebenssituation lässt keine etwaigen Nachteile durch eine psychotherapeutische Veränderung erkennen, im Gegenteil unterstützt die Partnerin das Vorhaben der Therapie. Innerlich bestehen erwartbare Hindernisse, die sich aus der konfliktbedingten Genese und den vorhandenen strukturellen Einschränkungen erklären.

3.3.9 Sekundärer Krankheitsgewinn

Ein sekundärer Krankheitsgewinn ist zu Therapiebeginn eher gering einzuschätzen.

3.3.10 Psychotherapieziel

Der Patient wünscht sich, emotionaler und authentischer in wichtigen Beziehungen zu sein und somit sein Bild von der Rolle als Ehemann und Vater besser zu erfüllen. Daneben wünscht er sich mehr Selbstvertrauen und weniger depressive Symptome, vor allem mehr Freude. Zu Therapiebeginn hat er noch kein klares Bild davon, wie eine Therapie ihm helfen kann, am ehesten wünscht er sich aktive Anleitung.

3.4 Beurteilung von Achse II (Beziehung)

Erleben des Patienten: Die Beziehungen des Patienten sind durch sein Gefühl der Überforderung und zum Teil Aversion durch die sozial an ihn gestellten Anforderungen geprägt. Er erlebt andere, z. B. den Vater, manchmal auch die Ehefrau, als ihn infrage stellend und im schlimmsten Fall beschämend. So war der Vater ein strenger Kritiker seiner fußballerischen Leistungen, es blieb wenig Raum für geteilte Freude am gemeinsamen Hobby. Insbesondere in der Herkunftsfamilie machte er die Erfahrung, gefühlt allein zu bleiben („im Stich gelassen“), während sich andere auf unangenehme Weise selbst in den Mittelpunkt stellen und so viel Aufmerksamkeit und Raum fordern. Auch die Frau wünscht sich mehr Präsenz, Aktivität und Verantwortungsübernahme durch ihn. Zusätzlich erlebt er andere wiederholt als ihn bedrängend bzw. ihm zu nahekommend.

Darauf reagiert er, indem er sich aus Kontakten zurückzieht, wenig Bedürfnisse zeigt und sich stark anpasst. In der Herkunftsfamilie war er bemüht, möglichst wenig aufzufallen. In der Ehe stellt er kaum Forderungen an die Frau, merkt aber an verschiedenen Stellen, dass es ihm „zu viel“ wird. Er erlebt hier wenig Gefühl, vergisst sogar die Details der eigenen Hochzeit, was gemeinsam als Rückzug nach innen verstanden werden kann. In Freundschaften erlebt er allein das Halten des Kontakts als zu anstrengend, sodass es keine tieferen Freundschaften über mehrere Jahre gibt. Sein Bedürfnis nach Rückzug verarbeitet er schuldhaft und fühlt sich ungenügend. Daraus resultiert ein umso größeres Bemühen, den Erwartungen der anderen zu entsprechen, was zu einer großen subjektiven Anspannung und einem Erschöpfungsgefühl in sozialen Kontakten führt.

Erleben der anderen: Andere erleben ihn als freundlich, es ist harmonisch und konfliktfrei. Jedoch entsteht zunächst wenig lebendiger

Kontakt, der Patient wird nicht über geäußerte Bedürfnisse oder Gefühle spürbar, bleibt auf der Hut und sucht die Verantwortung eher bei sich als bei anderen. Unterschwellig werden Vorwürfe, häufig verpackt in ironische oder sarkastische Bemerkungen, durchaus spürbar. Auf Dauer entsteht so das Gefühl, dass der Patient nicht „zu greifen" ist und der Kontakt oberflächlich, zum Teil auch „farblos" bleibt.

Beim Gegenüber entsteht zunehmend Frustration und Ärger auf dieses Beziehungsangebot. Daraus resultiert ein Impuls, eine emotionale Reaktion zunehmend ärgerlich einzufordern – dies zeigt sich sowohl in der Ehe als ansatzweise auch in der therapeutischen Beziehung. Wenn diesem Impuls nachgegeben wird, ist vermutlich ein weiterer Rückzug die Folge. Auch eine Tendenz zur Entwertung entsteht, der vor allem der Vater des Patienten laut der geschilderten Beziehungsepisoden nachgekommen ist. Inwiefern die Ehefrau ihn als Mann und gleichberechtigten Partner ernst nimmt, oder ob er die dort verortete Entwertung eher befürchtet als real erlebt, bleibt zunächst offen. Alternativ können andere dazu neigen, sich ebenfalls zurückzuziehen, indem sie den Kontakt freundlich „dahinplätschern" oder auslaufen lassen. Auch dieser Impuls zeigt sich in der therapeutischen Beziehung, in der sich die Therapeutin vor allem zu Beginn der Therapie dabei ertappt, dass ihr über dem freundlichen und unproblematischen Gespräch die große Distanz und letztlich Einsamkeit des Patienten emotional fernbleibt und sie sich diese aktiv vor Augen führen muss. Dieses Muster birgt die Gefahr, dass sein Gefühl der Einsamkeit übersehen wird.

3.5 Beurteilung von Achse III (Konflikt)

Individuation vs. Abhängigkeit und Versorgung vs. Autarkie: Um den Rückzug aus Beziehungen konfliktdynamisch einzuordnen, werden differenzialdiagnostisch zunächst die beiden Konflikte um die Bindung (Individuation-Abhängigkeit) und die Fürsorge (Versorgung-Autarkie) abgewogen. Die geschilderten Beziehungsepisoden aus der Herkunftsfamilie zeigen, dass es sich beim Leitaffekt weniger um Angst handelt (dies würde auf einen Bindungskonflikt inklusive des dort verorteten existenziellen Ringens um die Möglichkeit von Beziehung überhaupt hindeuten). Stattdessen stehen Gefühle von Enttäuschung und dahinter auch Trauer um den erlebten Mangel an Zuwendung im Vordergrund, vor allem in Bezug auf die Beziehungen zur Herkunftsfamilie. Emotionale Beziehungen sind grundsätzlich möglich und erscheinen weder kalt oder aggressiv noch übermäßig anklammernd. Die fehlende Affektivität und die gering erlebte psychosoziale Unterstützung trotz vorhandener und positiver Beziehungen zur Partnerin wie zu (potenziellen) Freunden sprechen eher dafür, dass es um die Frage des „Wie", also der Ausgestaltung von Versorgungswünschen versus Autarkiestreben innerhalb von wichtigen Beziehungen, geht. Dabei wird ein aktiver Modus deutlich: Eigene Wünsche nach Geborgenheit und Zuwendung sind ihm nicht gut zugänglich und werden auch für andere nicht sofort spürbar. Im Gegenteil stellt er hohe Anforderungen an sich als fürsorgenden Vater der eigenen Familie, die ihn aber gleichzeitig sehr anstrengen. In dem Gefühl der Anstrengung und dem (bewusst nicht an konkrete Personen gerichteten) Wunsch nach Entlastung zeigt sich der Versorgungskonflikt: Sein interpersoneller Rückzug ist primär durch diese Anstrengung gespeist, da er im Kontakt mit anderen automatisch dazu neigt, deren Bedürfnisse zu erfassen und sich so zu verhalten, dass es für die anderen möglichst angenehm ist. Diese altruistische Form der Beziehungsgestaltung zeigt sich auch in der Berufswahl als Grundschullehrer. Hier wird er von Kollegen, Eltern und Schülern geschätzt, da er deren Bedürfnisse sehr gut erfassen und in der professionellen Rolle „bedienen" kann. Gleichzeitig erlebt er hier wenig Nähe und erschöpft er sich immer wieder.

Selbstwert- und ödipaler Konflikt: Seine selbstkritische, zum Teil schamhafte Verarbeitung der selbst wahrgenommenen Unzulänglichkeiten in Beziehungen deutet auf ein Selbstwertproblem hin. Er verurteilt sich für seine mangelnde Emotionalität (z.B. die fehlenden Erinnerungen an die Hochzeit oder das schematische Reagieren in sozialen Situationen). Unter den Selbstanklagen nimmt das erlebte Versagen als Ehemann und Vater besonderen Raum ein. Dies wird verstanden als erster Hinweis auf eine möglich ödipale Thematik (statt eines umfassenden Minderwertigkeitsgefühls, wie es beim Selbstwertkonflikt erwartet werden würde). In der differenzialdiagnostischen Abwägung des Selbstwertkonflikts von einem ödipalen Konflikt im passiven Modus zeigt sich weiterhin, dass Rivalität sowohl zur Schwester als auch zu Peers aktiv vermieden wird. Dies illustriert ein Beispiel aus der Fußballmannschaft: Trotz seiner besonnenen Art und seines sportlichen Talents schildert er eine Episode des aktiven „Duckens“, als es um die Benennung des Mannschaftskapitäns ging, weil er die Auseinandersetzung mit ehrgeizigen und lauteren Mannschaftskollegen scheute. In der eigenen Familie tritt er nach eigenem Erleben wenig „als Mann“ auf, in der Paarbeziehung spielt Sexualität nur eine untergeordnete Rolle. Die Unauffälligkeit, die sich auch im therapeutischen Kontakt wiederholte, wird hier als Ausdruck des Ringens um die Anerkennung als Mann verstanden und hat vermutlich einen ödipalen Hintergrund.

3.6 Beurteilung von Achse IV (Struktur)

Das Strukturniveau wird insgesamt als „mäßig“ (2) eingeschätzt. In der Gesamtschau zeigt sich eine eingeschränkte Flexibilität und Übersteuerung, einzelne Strukturfacetten sind dabei besser ausgebildet als andere.

3.6.1 Selbst- und Objektwahrnehmung

Im Bereich der Selbstwahrnehmung zeigt sich, dass die *Selbstreflexion* negativ eingefärbt ist und eine gewisse Rigidität aufweist (eher „holzschnittartig“, wenig lebendig und authentisch). *Affekte* können durchaus differenziert werden, wenn sie denn gespürt werden. Jedoch ist ein Nebeneinander von ambivalenten Affekten und das Erleben von unterschiedlichen emotionalen Zuständen erheblich eingeschränkt, im Zweifel werden schwierige Affekte vermieden. Dies zeigt sich besonders eindrücklich in seiner Schilderung von sich selbst in Beziehungen, hier fühlt er oft wenig bis nichts und muss dann auf vermeintlich erwartetes Verhalten zurückgreifen.

In der Objektwahrnehmung ist die Fähigkeit zur *Selbst-Objekt-Differenzierung* vorhanden (andere werden meist als eigenständige Individuen wahrgenommen), jedoch ist die *integrierte und ganzheitliche Wahrnehmung* anderer reduziert, diese werden oft einseitig, unvollständig und wenig affektiv lebendig wahrgenommen. So bleibt z.B. das Bild der Mutter sehr holzschnittartig als „laut und Raum einnehmend“, ohne dass dies besser verständlich wird. Auch die Ehefrau bleibt im Wesentlichen auf die Anforderungen reduziert, sie selbst wird als Person wenig lebendig.

3.6.2 Selbst- und Beziehungsregulation

Der Bereich der Regulation ist insgesamt von *Übersteuerung* geprägt. Dies zeigt sich zunächst in Bezug auf die eigene Person. Impulse und negative Affekte werden so erfolgreich gehemmt, dass sie kaum als solche wahrgenommen werden (z.B. spürt er selten ärgerliche Tendenzen in sich). Das *Selbstwertgefühl* wurde bereits auf der Konfliktachse als eingeschränkt beschrieben. In Bezug auf die strukturelle Fähigkeit zu seiner Regulierung ist dennoch hervorzuheben, dass er in unkritischen Situationen nicht dauerhaft gekränkt, beschämt ist oder Ekel vor sich selbst erlebt. Vielmehr weiß er um seine Fähigkeiten, z. B. im Beruf, und stellt diese auch unter Druck nicht in Frage, sodass die negative Selbstbewertung vor allem auf bestimmte Bereiche – hier: die Anerkennung als Mann und seine Fähigkeiten zur Beziehungsführung – beschränkt ist.

Seine Fähigkeit zur Beziehungsregulierung zeichnet sich aus durch seine hohe Fähigkeit, sich selbst zurückzunehmen. Dadurch *schützt* er *Beziehungen,* sie werden aber auch nicht nah. Er kann die Auswirkung seines Verhaltens auf andere *antizipieren,* allerdings überschätzt er vermutlich negative Folgen von selbstbewussterem Auftreten. Problematisch erscheint die *fehlende Ausgewogenheit,* in der die eigenen Bedürfnisse zu stark gegenüber jenen von anderen zurückgestellt werden, so dass ein freier und flexibler Umgang mit Interessen, Wünschen und Bedürfnissen nicht gelingt.

3.6.3 Kommunikation nach innen und außen

Ähnlich ist auch der Aspekt der Kommunikation eingeschränkt: In der Kommunikation nach innen sind die *affektive Lebendigkeit* und das *lustvolle Erleben* gebremst. Dies führt zu einem hohen Leidensdruck und ist Quelle von ausgeprägter Selbstkritik. Ein positives *Körpererleben* besteht am ehesten im Sport, hier besteht jedoch eine leichte Tendenz zur Überforderung im Training.

Bei der Kommunikation nach außen herrscht eine Vermeidung *emotionaler Kontaktaufnahme* vor. Es fällt ihm schwer, seine Bedürfnisse zu kommunizieren, dies äußert sich am ehesten als Mangel an Bezogenheit. Die *Intimität* in der Partnerschaft ist eher durch Zärtlichkeit als Erotik geprägt. Sexualität wird wenig gelebt, vor allem da er kein großes Bedürfnis danach verspürt. Hier spielt auch der fordernde Alltag der Familie mit der Versorgung von zwei Kindern eine Rolle. Der Patient verfügt über eine hohe Fähigkeit der *kognitiven Empathie* und kann intuitiv erfassen, was er tun muss, damit andere sich im Kontakt mit ihm wohlfühlen. Allerdings hat aufgrund seiner eigenen eingeschränkten Affektivität das emotionale Mitfühlen Grenzen.

3.6.4 Bindung an innere und äußere Objekte

Die Bindung ist in Bezug auf das Selbst von *negativen inneren Objekten* geprägt, die als antreibend bis entwertend verinnerlicht wurden. In den vorhandenen Beziehungen herrscht eine gewisse Funktionalität. Die Beziehung zur Ehefrau und seinen Kindern, die durch gegenseitige Zuneigung geprägt ist, zeugt davon, dass eine grundsätzliche *Bindungsfähigkeit* gegeben ist. Jedoch ist diese emotional distanziert und es fällt ihm schwer, in der Beziehung Bedürftigkeit zu erleben und darauf zu vertrauen, dass er wohlwollende Unterstützung erfährt. Seine zunächst zurückhaltende emotionale Reaktion auf den Tod des Vaters zeigt die Schwierigkeit, *Bindungen zu lösen.* Hier reagierte er mit verstärkter Depressivität, war jedoch selbst überrascht über die zunächst ausbleibenden Gefühle von Traurigkeit oder Abschiedsschmerz.

3.6.5 Abwehr

Die Abwehr ist durch eine Reduktion der *Lebens- und Erlebensmöglichkeit* zur Wahrung der inneren Stabilität geprägt. Projektive und unreife *Abwehrmechanismen* treten nicht auf, stattdessen steht die Wendung gegen das Selbst und die Affektisolierung im Vordergrund.

Aufgrund der chronisch depressiven Entwicklung und langjährigen Symptomatik ist es eine Herausforderung, strukturelle Einschränkungen von solchen abzugrenzen, die durch die derzeitige depressive Entwicklung erklärbar sind. Da es ihm zur Zeit seines Studiums zeitweise besser ging, wird diese Periode als Referenz angesetzt. Die Mehrzahl der beschriebenen Einschränkungen bestand auch zu diesem Zeitpunkt, sodass von einer relativen Stabilität ausgegangen werden kann.

3.7 Psychodynamische Überlegungen und Epikrise

Die Verschlechterung der chronisch depressiven Symptome mit Geburt der Zwillinge wie auch erneut nach dem Tod des Vaters geben erste Hinweise auf die relevanten Konfliktthemen. Als neues Elternpaar hat zunächst die Partnerin weniger Kapazität, sich dem Patienten zuzuwenden, zugleich ist er als Vaterfigur für die Versorgung seiner beiden Kinder gefragt. Dies ist besonders vor dem Hintergrund des erlebten Mangels an Zuwendung und Unterstützung in der eigenen Herkunftsfamilie und der dort erfahrenen Strenge und teilweise beschämenden Entwertung durch den Vater bedeutsam.

Der Versorgungskonflikt zeigt sich in dem Dilemma, dass er sich selbst nicht als emotional bedürftig wahrnimmt, im sozialen Miteinander jedoch schnell erschöpft ist. Sowohl die familiären Beziehungen wie auch freundschaftliche Kontakte erscheinen funktionalisiert und werden vor allem vor dem Hintergrund wahrgenommen, was von ihm dort jeweils gefordert wird. Seine beständig nach außen ausgerichteten „Antennen“ ermöglichen es ihm, ein angenehmes Gegenüber zu sein. Diese Strategie scheint er in der Herkunftsfamilie als Kompromiss angesichts der permanent drohenden Entwertung durch den (eigentlich ebenfalls bedürftigen) im Kontakt jedoch streng und kritisch auftretenden Vater und der wenig verfügbaren, oft selbst im Mittelpunkt der Aufmerksamkeit stehenden Mutter entwickelt zu haben. Seine daraus resultierende Tendenz zur Anpassung und sein Streben nach „Nicht-Auffallen“ zeigt sich exemplarisch in dem Bild, dass er als Linkshänder auf der rechten Seite des Fußballfeldes spielt.

Auch die Berufswahl spiegelt die Dialektik: Als Grundschullehrer entschied er sich bewusst für einen „sozialen“ Beruf, in dem er die Kinder unterstützen will. Dies gelingt ihm auch tagtäglich, jedoch nur unter großen Anstrengungen. Gleichzeitig wird im Schulsystem durch die Verbeamtung auch für ihn gesorgt, was unbewusst den Ausschlag gegenüber anderen Berufsoptionen (z.B. ein von ihm zunächst favorisiertes Sportstudium) gegeben haben könnte.

Es besteht die Indikation zur psychodynamischen Langzeittherapie im wöchentlichen Setting. Diese findet als tiefenpsychologisch fundierte Gruppentherapie statt, der einige Einzeltherapiestunden vorausgehen. Ziel der vorgeschalteten Einzeltherapie ist zunächst, eine der depressiven Symptomatik angemessene, verhaltensbezogene Unterstützung zu gewährleisten. In diesem Sinne erfolgt eine gemeinsame Überlegung nach antidepressiven Strategien (hier: regelmäßiger Sport mit anderen, geplante Paarzeit zu zweit, bessere Antizipation und Kommunikation in Phasen familiärer Herausforderungen wie den täglichen Übergängen), die der Patient gut für sich nutzen kann, sodass die „Spitze“ der depressiven Symptomatik innerhalb der ersten Wochen abflacht und auf ein ihm wohlbekanntes niedrigeres Niveau zurückpendelt. Zu Beginn der Gruppentherapie entscheidet er sich, zu einem frühen Zeitpunkt seine Reaktion auf den Verlust des kürzlich verstorbenen Vaters mit der Gruppe zu teilen und ist hier ehrlich überrascht über die Anteilnahme der anderen. Im Verlauf wird ihm deutlicher, dass mit dem Tod des Vaters die Aufarbeitung der eigentlich „noch offenen Rechnung“ (so eine Formulierung eines anderen Gruppenteilnehmers) mit ihm nicht mehr gelingen kann und er um die Chance des Aussprechens und Aussöhnens mit seinem Vater mehr trauert, als ihm bewusst war.

Sein Beziehungsmuster der Anpassung und Unterstützung anderer bei immer wieder stattfindendem emotionalem Rückzug aus dem Kontakt zeigt sich erwartbar auch in der Gruppe. Durch seine feine Wahrnehmung anderer und die hohe Bereitschaft zur Unterstützung wird er schnell zum wertvollen Gruppenmitglied. Die anderen schätzen seine Beiträge, er bringt sich regelmäßig, gewinnbringend und zum Teil auch humorvoll ein. Allerdings sind seine Beiträge meist Reaktionen auf andere Gruppenteilnehmer. Eigene Themen oder Bedürfnisse äußert er kaum. Daneben gibt es immer wieder Phasen, in denen er kaum reagiert. Hier melden die anderen zurück, wenn sie ihn als abwesend erleben. Da diese Rückmeldungen mit authentischem Interesse verbunden sind, gelingt es ihm im Verlauf der gut 2-jährigen Therapie zunehmend, sich gegenüber den anderen und der Therapeutin zu öffnen. Er entwickelt zeitweise ein durchaus humorvolles, spielerisches Interesse an „männlicherem Auftreten". Eine Herausforderung, die im Dazukommen eines männlichen und dominant auftretenden neuen Teilnehmers besteht, meistert er, indem er diesem Paroli bietet und hier über die Heftigkeit seines eigenen Dominanzwunsches überrascht ist.

Im Verlauf der Zeit öffnet er sich zunehmend in Bezug auf seine Herkunftsfamilie, berichtet sowohl aktuelle Konflikte wie auch vergangene Episoden und gewinnt hier mehr Klarheit über seine eigenen Wünsche. Er probiert gegenüber der verwitweten Mutter und Schwester neue Wege der Abgrenzung, ohne die Beziehung grundsätzlich zu gefährden, und erlebt sich hier als sehr selbstwirksam. Dagegen bleibt es eine größere Herausforderung, ambivalente Gefühle innerhalb der Paarbeziehung zu thematisieren, sodass die Person der Partnerin auch über die Dauer der Langzeittherapie im Erleben der Therapeutin seltsam „blass" bleibt.

Nach 2 Jahren verlässt er die Gruppe auf eigenen Wunsch. Sowohl die Therapeutin als auch die anderen Teilnehmer erleben dies als echten Verlust, da über die Zeit eine tragfähige positive Beziehung entstanden ist. Zum Zeitpunkt des Therapieendes ist er symptomatisch stabilisiert, bei weiterhin vorhandener Neigung zu Selbstkritik und Rückzug in herausfordernden Situationen.

4 „Eine distanzierte Beziehungssicherung“

Johannes C. Ehrenthal

Hauptdiagnose:

ICD-10: F33.1 Rezidivierende depressive Störung, gegenwärtig mittelschwere Episode

ICD-11: 6A71.1 Rezidivierende depressive Störung, gegenwärtig mittelgradige Episode, ohne psychotische Symptome; QE 50.7 Persönlichkeitsproblematik

4.1 Erstkontakt

In der Ambulanz einer psychosomatischen Universitätsklinik stellt sich eine 29-jährige zierliche und modisch gekleidete Frau vor. Sie berichtet von seit etwa 8 Wochen bestehenden depressiven Beschwerden mit Niedergeschlagenheit und Interessenverlust, Konzentrationsproblemen, Durchschlafstörungen mit Früherwachen, Grübelneigungen und starken Selbstabwertungen. Selten treten passive Todeswünsche in Zeiten besonders verzweifelter Stimmung auf. Akute Suizidalität wird mit Verweis auf ihre Partnerschaft („Solange wir zusammen sind, tue ich mir nichts an.“) verneint, in der Vorgeschichte gibt es keine Suizidversuche. In depressiven Phasen ist sie zudem häufig reizbar, sie werde dann insbesondere ihrem Partner gegenüber laut und ungerecht und könne gar nicht so genau sagen, warum. Nach solchen Situationen käme es öfters zu selbstschädigenden Handlungen, insbesondere durch Kneifen in Arme und Bauch oder durch Schlagen mit der Hand oder Alltagsgegenständen gegen ihren eigenen Kopf. Vor anderen Menschen verberge sie das, nur ihr Partner wisse es, traue sich aber vermutlich nicht, darüber zu sprechen. Weitere Formen von Selbstverletzungen werden verneint. Sie achte seit ihrer Jugend, als dies in ihrem Leistungssport eine Rolle gespielt habe, auf Essen und Gewicht, dabei besteht jedoch kein symptomwertiges anorektisches oder bulimisches Verhalten. Der aktuelle BMI liegt bei 19,7. Andere psychische Störungen mit Krankheitswert werden verneint. Es gibt keine aktuell relevanten somatischen Erkrankungen. Durch die jetzigen Beschwerden sei sie nun erstmalig seit ca. 4 Wochen krankgeschrieben, ebenso sei ihre Beziehung gefährdet.

Depressive Verstimmungen mit mehreren ausgeprägten depressiven Phasen beschreibt sie seit der Jugend, „vielleicht auch schon vorher“, oft habe sie dies nach außen hin verborgen. Mit Anfang 20 habe die Hausärztin die Einnahme eines Antidepressivums verordnet, welches sie jedoch nach etwa einem Jahr selbstständig wieder abgesetzt habe: „Es hat mir nichts gebracht.“ Sie habe immer geglaubt, ihre Probleme selbst lösen zu können, ja lösen zu müssen. Nachdem ihr Partner in der letzten Zeit deutlich zu verstehen gegeben habe, dass er, auch wenn er sie liebe, so nicht mehr weitermachen könne, sei ihr klargeworden, dass sie tatsächlich etwas tun müsse, um ihn nicht zu verlieren. Die Hausärztin vermittelte die Kontaktaufnahme zu mehreren niedergelassenen Psychotherapeuten. Diese hätten aber alle sehr lange Wartezeiten und weil es ihr deutlich schlechter gehe, bemühe sich nun um eine tagesklinische Behandlung. Auf Nachfrage zu ihren Wünschen und Sorgen bezüglich einer möglichen tagesklinischen Aufnahme und dem zugehörigen gruppenorientierten Setting antwortet sie, dass der Gedanke, mit so vielen Menschen so „eng" zu sein, bei ihr „Fluchtimpulse" auslöse, sie sich aber alle Mühe geben möchte, möglichst schnell wieder zu genesen und auf „eigenen Füßen zu stehen". Medikamente wolle sie nicht einnehmen, die Antidepressiva hätten ihr damals nicht geholfen, nochmals wolle sie ihr Befinden nicht von so etwas abhängig machen.

Im Gespräch ist die Patientin ausgesucht höflich, sodass im Gegenüber zwar ein Eindruck von Verbindlichkeit entsteht, nach dem Gespräch jedoch eher das Bild eines wenig persönlichen „Arbeitstermins" verbleibt. Selbstbeschreibung und Schilderung wichtiger anderer sind wenig konturiert und lebendig. Emotional berührt und traurig wirkt sie eigentlich nur beim Sprechen über das Aufgeben eines Leistungssportes als Jugendliche und ihre Angst vor einer Trennung ihres Partners.

4.2 Biografische Aspekte

Geboren in Italien, ist die Patientin in einer mittelgroßen Stadt in Westdeutschland mit beiden Eltern aufgewachsen. Ihr Vater war zum Zeitpunkt ihrer Geburt bereits der Arbeit wegen in Deutschland, die Mutter noch in ihrem Dorf. Der Nachzug der beiden nach Deutschland fand im ersten Lebensjahr der Patientin statt. Zu ihren Verwandten in Italien gebe es kaum Kontakt, die Eltern seien laut Andeutungen der Mutter wohl auch aufgrund schwieriger familiärer Verhältnisse nach Deutschland gegangen. Ihr Vater (+31 Jahre) habe ursprünglich bei einem großen Autohersteller in der Montage gearbeitet, sei jedoch bereits in ihrer Kindheit oft krank gewesen, bei medizinisch unklarer Diagnose. Sie erinnert sich, dass er oft unter dem Einfluss von Schmerzmitteln auf dem Sofa gelegen habe, während sie am Tisch daneben mit Hausaufgaben beschäftigt gewesen sei. Er sei heute frühberentet und interessiere sich vor allem für italienische Innenpolitik. Die Mutter (+25 Jahre) habe schnell Arbeit gefunden, habe neben einer Anstellung, ebenfalls in der Industrie, geputzt und das Haupteinkommen beigesteuert, sei aber deshalb wenig da gewesen. In ihrer Kindheit habe es häufige Streits der Eltern gegeben, auch sie sei regelmäßig im Kontext von Wutausbrüchen der Mutter von dieser geschlagen worden, zum Teil mit Gegenständen. Heute sei ihr Kontakt zu den Eltern, obwohl sie „ganz in der Nähe" wohnten, selten und distanziert. Die Mutter arbeite noch und sei in einer Kirchengemeinde aktiv.

Nach einer kurzen Zeit im Kindergarten sei sie in der Grundschule zwar im Vergleich zu vielen anderen Kindern sehr selbstständig, aber im Kontakt eher „schüchtern" gewesen. Vermittelt durch eine Lehrerin habe sie damals in einem Turnverein Anschluss gefunden, sei ehrgeizig und gut gewesen und wäre beinahe in den Landeskader aufgenommen worden, wenn dieser Traum nicht im 14. Lebensjahr nach einer Knieverletzung zerplatzt wäre. Es sei eine schlimme Zeit gewesen, sie habe damals so viel geweint wie nie in ihrem Leben, zumeist abends allein in ihrem Zimmer. Trotz dieser sehr schwierigen Situation sei sie ihrem Sport treu geblieben („Ich hatte ja damals auch sonst nichts.") und trainiere schon seit längerer Zeit in einem Verein in ihrer Stadt Kindergruppen. Dort engagiere sie sich sehr, sei häufig in der Turnhalle und an den Wochenenden auch bei Wettkämpfen. Darüber gebe es oft Streit mit ihrem Freund, der sich wünschen würde, mehr Zeit mit ihr verbringen zu können. Dies irritiere sie, weil ihr Engagement ja an ihren Gefühlen ihm gegenüber nichts ändere.

In der Grundschule habe es eine Freundin gegeben, die auch eher schüchtern gewesen sei; sie hätten heute noch Kontakt, sähen sich jedoch selten. Der Wechsel in die Realschule sei ihr schwergefallen, auch, weil andere Kinder deutlich schneller zusammengefunden hätten. Sie selbst habe einerseits aufgrund der Situation mit ihren Eltern ungern Gleichaltrige zu sich eingeladen, andererseits sehr viel Zeit beim

Turnen verbracht. Später, in der Ausbildung (s.u.), begann eine neue, enge Freundschaft mit einer anderen Auszubildenden, mit der sie sich bei einem ähnlichen persönlichen Hintergrund in Bezug auf Leistungssport „ohne viele Worte" sehr gut verstanden habe. Mit Anfang 20 sei diese Freundin „in eine Liebesbeziehung verschwunden" und weggezogen. Aus heutiger Sicht sei dies wahrscheinlich auch ein Auslöser für eine damalige depressive Episode gewesen. Neulich hätte sie eine Karte von ihr bekommen, die die Geburt eines Kindes verkündet hätte, was sie seither beschäftige. Aktuell habe sie für Freundschaften eigentlich kaum Zeit, und wirklich nahe stünden ihr nur ihr Partner und die Freundin aus Grundschulzeiten. Die „Schüchternheit" von früher treffe im Grunde auch heute noch auf sie zu, wenngleich anderen dies oft verborgen bliebe. Dass sie keinen großen Freundeskreis habe, sei vermutlich auch besser, denn sie sei im Kontakt mit Menschen oft angespannt, auf der Hut und verstehe nicht, was andere von ihr wollten, insbesondere, wenn sie sich in Gruppen und außerhalb vertrauter Abläufe zurechtfinden müsse. Insgesamt falle es ihr schwer, andere richtig einzuschätzen – vielleicht bevorzuge sie auch deshalb vertraute soziale Kontexte, passe sich oft an Vorgaben an und bemühe sich zeit ihres Lebens, ihre Angelegenheiten allein zu regeln.

Ihr heutiger Partner sei auch ihr erster Freund gewesen. Sie hätten sich in der Firma kennengelernt, wo er in einer anderen Abteilung in mittlerer Leitungsposition arbeite. Er sei gleich alt, früher eher schüchtern gewesen und auch heute noch zurückhaltend. Sie seien relativ schnell zusammengezogen, was auch den Auszug aus ihren Elternhäusern mit sich gebracht habe. Zu seinen Eltern gebe es einen guten Kontakt: „Nicht zu viel und nicht zu wenig." Gerade in Streitsituationen sei der Partner oft um Ausgleich bemüht, was sie in eine schwierige Situation bringe: Einerseits wolle sie auch, dass zwischen ihnen beiden alles gut sei, andererseits verspüre sie an anderer Stelle einfach einen großen inneren Druck, was sich dann über ihm entlade, gerade wenn sie sich von seinen Nähewünschen eingeengt fühle. In solchen Situationen tue sie sich dann wie beschrieben öfters weh. Sie glaube, dass ihr Partner einerseits stolz auf sie und ihr Engagement sei, andererseits müsse er oft hinter den Sportverein zurücktreten. Der Konflikt, der wahrscheinlich die jetzige depressive Episode ausgelöst habe, ist im Kontext eines Gesprächs entstanden, in dem ihr Freund gesagt habe, dass er sehr gerne langfristig mit ihr zusammen sein würde und sich vorstellen könne, mit ihr gemeinsam Kinder zu bekommen, er aber gleichzeitig deutlich machte, dass er das gemeinsame Leben auf diese Art und Weise nicht weiterführen könne. Er beklage sich konkret darüber, dass sie nie da sei, dass sie immer wieder vor ihm „davonlaufe" oder auch im Alltag manchmal kaum in Ruhe mit ihm auf dem Sofa sitzen und kuscheln könne. Ihr sei Letzteres irgendwie unangenehm, obwohl sie ihren Freund schätze und auch körperlich attraktiv finde. Partnerschaftliche Sexualität habe sie erst in der Beziehung mit ihrem auch in dieser Hinsicht einfühlsamen Partner für sich entdeckt, sodass sie dies mittlerweile genießen könne. Vorher nur selten Selbstbefriedigung.

Nach der Grundschule absolvierte sie die Realschule mit insgesamt guten Noten, dann eine Ausbildung im kaufmännischen Bereich und hat seitdem eine Festanstellung in einer mittelgroßen Firma. Diese Sicherheit und das zugehörige Gehalt nähmen ihr manche Sorge, allerdings brauche sie nicht viele materielle Dinge, ihr Partner und sie hätten bis heute getrennte Konten. Sie bewältige ihre Arbeit eigenständig und gut, habe ansonsten mit ihren Kolleginnen und Kollegen nicht viel zu tun. Einige hätten sich bei ihr gemeldet, als sie krank geworden sei, dies habe jedoch stark abgenommen. Einerseits sei sie froh darüber, andererseits habe sie ein bisschen Sorge, dorthin nicht mehr zurückkehren zu können. Sie wisse, dass dies irrational sei, die Sorge sei aber trotzdem da.

4.3 Beurteilung von Achse I (Krankheitserleben und Behandlungsvoraussetzungen)

4.3.1 Hauptdiagnosen

Mittelgradige depressive Episode bei rezidivierender depressiver Störung (ICD-10 F33.1; ICD-11 6A71.1), Persönlichkeitsprobleme (ICD-11 QE50.7). Bei einem Gewicht im niedrigen Normbereich gibt es keinen Hinweis auf eine Essstörung oder andere psychische Störungen mit Krankheitswert.

4.3.2 Schweregrad, Dauer und Verlauf

Die Schwere der Erkrankung ist insgesamt mäßig ausgeprägt, mit einem Wert in der globalen Beurteilung der psychischen, sozialen und beruflichen Funktionsbereiche (GAF) von 55. Im modifizierten EQ-5D liegt nur in Bezug auf Alltagstätigkeiten ein Wert von 2 vor, ansonsten 1. Die Dauer der rezidivierenden depressiven Störung liegt bei > 10 Jahren bei einem episodisch-remittierenden Verlauf, in dem die Patientin zwischen depressiven Phasen weitgehend symptomfrei den Alltag bewältigen kann.

4.3.3 Krankheitskonzept

Die Patientin hat ein überwiegend intrapsychisches Krankheitskonzept (mit einem mittleren bis hohen Wert von 3). Auch wenn Beziehungsthemen spontan als Auslöser für die aktuelle und ggf. auch frühere depressive Episoden geschildert werden, stellt sie diese eher in einen Kontext ihrer Person und Lebensgeschichte. Das Behandlungskonzept ist primär psychotherapeutisch (ebenfalls mittlerer bis hoher Wert von 3).

4.3.4 Leidensdruck und Coping

Der Leidensdruck ist mittelgradig ausgeprägt, wobei in der Einschätzung zu berücksichtigen ist, dass die Patientin wahrscheinlich in ihrer Bedürftigkeit eher unterschätzt wird und sich bemüht, Schwierigkeiten allein zu lösen, was damit auch als Phänomen in therapeutischen Kontexten auftreten kann. Coping-Ressourcen sind aktuell als höchstens noch mittel ausgeprägt einzuschätzen: Bereiche, die üblicherweise stabilisierend wirken, wie etwa Arbeit oder Tätigkeit als Trainerin, können zunehmend schlechter oder nicht mehr genutzt werden.

4.3.5 Psychosoziale Unterstützung

Mittel ausgeprägt. Einerseits ist das soziale Netzwerk insgesamt nicht besonders groß, andererseits durch depressiven Rückzug und Krankschreibung weniger aktivierbar. Die Beziehung zum Partner erscheint noch stabil, jedoch belastet.

4.3.6 Offenheit

Insgesamt mittel ausgeprägt. Die Patientin ist grundsätzlich an Verbindungen zwischen ihrer Lebensgeschichte, ihrer Persönlichkeit, ihrer Beziehungsgestaltung und ihren Beschwerden interessiert. Dies geschieht jedoch, der zugrunde liegenden Konfliktthematik folgend, in einer distanziert-intellektualisierenden Weise.

4.3.7 Innere und äußere Veränderungshemmnisse

Innere Veränderungshemmnisse sind vor allem in der Konfliktdynamik zu sehen, genauer in der basalen Unsicherheit, ob andere Menschen für sie da sein können, was zu einem autark-distanzierten Kontaktmodus sowohl mit anderen Menschen als auch eigenen Bedürfnissen führt und bei mäßig bzw. tendenziell mäßig bis gering integriertem Strukturniveau die therapeutische Arbeit erschweren kann.

4.3.8 Sekundärer Krankheitsgewinn

Der Krankheitsstatus kann eine objektsichernde Funktion haben, in der eine Verbesserung der Beschwerden aufgrund einer dann anstehenden Konfrontation mit Beziehungsthemen vermutlich starke Ängste vor dem Verlassenwerden mobilisiert.

4.3.9 Psychotherapieziele

Während die Patientin einerseits ahnt, dass ein Verstehen ihrer Vulnerabilitäten wahrscheinlich nötig ist, bevor sie sich aus sich wiederholenden Mustern lösen und nachhaltige Verbesserung eintreten kann, wird gleichzeitig der unterschwellige Wunsch spürbar, dass, gleichsam im Sinne einer Abkürzung, eine einfache Symptomreduktion den mehr oder weniger aushaltbaren Status quo zurückbringt.

4.4 Beurteilung von Achse II (Beziehung)

Es fällt auf, dass die Schilderungen von Beziehungen eher blass und „glatt" wirken, was im Gegensatz zu manchen Inhalten steht, von denen sie selbst berichtet.

Erleben der Patientin: Insgesamt erlebt die Patientin andere eher so, dass sie sich aus dem Kontakt zurückziehen (wie Vater und Freundin), wenig Zuneigung zeigen oder plötzlich wütend werden (wie die Mutter) oder aber sie mit Zuneigung bedrängen (wie der Partner). Darauf reagiert sie in ihrem eigenen Erleben, indem sie Dinge allein macht, sich wenig bedürftig zeigt und sich anpasst.

Erleben der anderen: Andere erleben sie dabei als „pflegeleicht", hierbei aber als einerseits distanziert und sich wenig auf Zuneigung einlassend, andererseits auf einer Handlungsebene doch recht viel Freiraum beanspruchend. Dies legt anderen nahe, ihr entweder viel Freiraum zu lassen und sie dabei in ihrer Not zu übersehen oder aber Forderungen, z.B. nach mehr Nähe, an sie zu stellen, um langfristig, wenn dies nicht geschieht, resigniert auf weitere Kontaktaufnahme zu verzichten.

Den Kontaktverzicht wiederum könnte die Patientin als Rückzug und sowohl den Freiraum als auch die Forderungen als ein überforderndes Bedrängen verstehen.

4.5 Beurteilung von Achse III (Konflikt)

Abhängigkeit vs. Individuation: Bei der Patientin liegt mit hoher Wahrscheinlichkeit ein Abhängigkeit-Individuation-Konflikt im aktiven Modus vor. Enge emotionale Beziehungen sind selten und vor allem dann stabil, wenn sie von ausreichender Distanz geprägt sind. Dies bezieht sich sowohl auf die Eltern, aber auch auf die Partnerschaft und korrespondiert z.B. mit dem Unwohlsein beim Kuscheln auf dem Sofa, das die Patientin wahrnimmt, aber nicht einordnen kann. Im Umkehrschluss gehen Beziehungsthemen, die sich um Nähe und Distanz drehen – hier oftmals Trennungen (ehemalige Freundin) oder befürchtete Trennungen (Partnerschaft) –, depressiven Einbrüchen im Sinne von bewusst wahrnehmbaren auslösenden Situationen voraus. In der Schilderung deutet sich eine existenzielle, aber schwer in Worte zu fassende Angst im Kontext von Abweichungen von der Distanz in nahen Beziehungen an. Auch im beruflichen Kontext gibt es wenig Hinweise auf eine enge Einbindung in eine Gruppe; das Engagement im Sportverein ist zwar intensiv, aber in einer vorgegebenen Rolle und Funktion.

In der initialen Interaktion im diagnostischen Gespräch entsteht wenig Nähe, in der

Gegenübertragung erst im Nachhinein Berührtheit ob der bei genauerer Betrachtung doch eher schwierigen Lebensgeschichte und Krankheitsdauer sowie Sorge, was man noch an Not bei der Patientin übersehen haben mag. Ein zweites lebensbestimmendes Konfliktthema ist nicht in ausreichender Klarheit eruierbar, was möglicherweise auch mit der konfliktspezifischen Beziehungsgestaltung zusammenhängen mag.

4.6 Beurteilung von Achse IV (Struktur)

Wichtig bei der Einschätzung der Strukturachse ist, dass die in der Beziehungsgestaltung gebundene Tendenz, die Patientin als pflegeleicht einzuschätzen und damit in ihrer Not zu übersehen, wahrgenommen und berücksichtigt wird. Insgesamt scheint das Strukturniveau schlechter als mäßig integriert zu sein, da einerseits die für das mäßige Niveau oftmals kennzeichnende Übersteuerung nicht ausreichend aufrechterhalten werden kann und andererseits zumindest einzelne Strukturbereiche doch deutlicher beeinträchtigt sind als andere.

4.6.1 Selbst- und Objektwahrnehmung

Die Fähigkeit zur *Selbstwahrnehmung* ist unter günstigeren Bedingungen eher mäßig ausgeprägt, wobei sie bei Anforderungen, auch solchen, die mit Konfliktthemen zusammenhängen, gerade im Bereich der *Affektdifferenzierung* eingeschränkt ist. Dies wird etwa in Sequenzen mit ihrem Partner deutlich, in denen sie ihre eigenen Affektzustände nicht mehr „lesen“ kann, sodass diese auch nicht in differenzierter Weise handlungsleitend werden können. Die Fähigkeit zur *Objektwahrnehmung* ist auch eher mäßig bis gering ausgeprägt, was sich etwa im Kontext von Gruppensituationen zeigt und durch Vermeidung von Kontakten zu kompensieren versucht wird. Hier ist für die Diagnostik bedeutsam, dass die Patientin tatsächlich schildert, wie sie andere regelhaft nicht versteht, und dass sie in ihrem Verhalten ungewohnte Situationen mit anderen, insbesondere Gruppensituationen, im privaten Kontext, aber auch bei der Arbeit, vermeidet.

4.6.2 Selbst- und Beziehungsregulation, Abwehr

Ähnliches gilt für *Affekttoleranz* und *Impulssteuerung,* die nur unter günstigen Bedingungen besser (hier im Sinne eines mäßigen Strukturniveaus) funktionieren und nicht selten – gerade auch im Kontext von Aktivierung des Konfliktthemas – zu Wutausbrüchen und auch selbstverletzendem Verhalten führen, was selbstverständlich nicht unabhängig von Einschränkungen der Fähigkeit zur Selbst- und Objektwahrnehmung zu verstehen ist. Wenn die Patientin etwa anderen nahekommt, aber deren Intentionen und Innenwelten nur schwer korrekt wahrnehmen und verstehen kann, wird dies etwas in ihr auslösen, was sie bei eingeschränkter Selbstwahrnehmung wiederum nicht dechiffrieren kann, was zu weiteren Spannungszuständen führt, die in impulsivem Verhalten münden. Ähnliches gilt für *Antizipationsfähigkeit* und *Interessenausgleich:* Das eigene Verhalten folgt eher einem Schema, das jedoch in neuen Situationen unpassend oder störanfällig ist, auch weil die Fähigkeit, einzuschätzen, wie sie selbst auf andere wirkt, nicht stabil zur Verfügung steht, was in der Gesamtschau eben auch erschwert, unterschiedliche Interessen gleichzeitig im Blick zu behalten: Dafür muss man sie zunächst als solche wahrnehmen und ausreichend versprachlicht repräsentieren können. Das, was in der OPD-3 als *Abwehr* beschrieben ist, zeigt sich bei der Patientin am ehesten im Bereich der *Interpersonalität* als eingeschränkt (zwischen mäßig und gering), ansonsten eher als mäßig.

4.6.3 Kommunikation nach innen und außen, Bindung an innere und äußere Objekte

Der Bereich der *Kommunikation nach innen* ist insgesamt mäßig, mehr Einschränkungen finden sich in den Bereichen von *emotionaler Kontaktaufnahme* und *Intimität. Bindungsfähigkeit an innere Objekte* ist tendenziell eher mäßig, im Bereich der *Bindungsfähigkeit* an andere Personen und beim *Lösen von Bindungen* tendenziell eher mäßig bis gering integriert.

4.7 Psychodynamische und behandlungstechnische Überlegungen

Es entsteht das Bild einer Familie mit multiplen Belastungsfaktoren (Migration, chronische gesundheitliche Beeinträchtigungen des Vaters, Abwesenheit gepaart mit passager gewaltförmigen Wutausbrüchen der wahrscheinlich überforderten Mutter). Dies hat zu einer Art Nebeneinanderher-Leben geführt, in dem die Patientin früh auf sich allein gestellt war und wenig Vertrauen in Nähe entwickeln konnte, was in einer lebensüberdauernden Unsicherheit bezüglich der Frage, ob Beziehung möglich ist, resultierte. Die Patientin stabilisiert sich einerseits in der Eigenständigkeit und den klaren Regeln des Leistungssportes, was vermutlich bereits im späten Kindheitsalter erste depressive Episoden nur mühsam in Schach halten kann. Die Sportverletzung und das Aufgeben des Leistungssportes muss sie letztlich allein bewältigen und findet eine vorläufige Lösung in dem ausgeprägten Engagement als Trainerin. Dies ermöglicht ihr in der Logik des neurotischen Konflikts einerseits, einen Kompromiss der „distanzierten Beziehungssicherung" zu leben, in der sie in ihrer Rolle anderen nahe ist, ohne dass es persönlich zu eng wird. Gleichzeitig bringt es Distanz in die wenigen tatsächlich nahen Beziehungen, wie etwa die partnerschaftliche, was dort zu Konflikten und Distanzierung des Partners führt. Der resultierende depressive Einbruch bekommt mittelfristig möglicherweise auch eine beziehungssichernde Funktion – solange es ihr schlecht geht, muss das Thema von Nähewünschen des Partners nicht verhandelt werden. Ebenso ist nicht auszuschließen, dass auch die erneute Kontaktaufnahme der ehemalig engen Freundin an den damaligen Verlust erinnert hat und die Kunde von ihrer Schwangerschaft bei der Patientin Angst vor ähnlichen Themen in ihrer eigenen Beziehung aktivierte sowie auf längere Sicht auch existenzielle Ängste vor Abhängigkeit eines Kindes von ihr. In anderen Worten: Die Bewältigung des konflikthaften Themas von Unsicherheit bezüglich der Möglichkeit von Beziehung ist zentral für die Lebensgestaltung der Patientin. Einerseits wird Nähe vermieden, wobei in Situationen von realer oder möglicher Trennung deutlich wird, dass das mindestens so unerträglich wäre wie die Aktivierung der konfliktbezogenen Wünsche durch Näheangebote.

Allerdings bestehen zusätzlich zum Konfliktthema strukturelle Einschränkungen, insbesondere in der Objektwahrnehmung, der Affekttoleranz und Impulssteuerung sowie der Kontaktgestaltung mit und Bindungsfähigkeit an äußere Objekte bzw. Personen. Dies ist vor dem Hintergrund der frühen Beziehungserfahrung zu sehen, in der wahrscheinlich doch mehr Vernachlässigung und Gewalt die Ausbildung der entsprechenden strukturellen Fähigkeiten eingeschränkt haben, als das bei einem prototypischen neurotischen Konflikt der Fall gewesen wäre. Dies hat jedoch Konsequenzen für die psychotherapeutische Behandlung.

Die Patientin bringt neben ausreichender Motivation ein eher psychologisch-psychotherapeutischen Krankheits- und Veränderungsmodell mit. Die Indikation für eine tagesklinische psychotherapeutische Behandlung ist gegeben, das gruppenorientierte Setting sogar besonders geeignet, das Konfliktthema zu bearbeiten, während es durch die engen Interaktionserfahrungen aktiviert ist. Risiken liegen jedoch in den strukturellen Einschränkungen, die etwa bei Schwierigkeiten in der Objektwahrnehmung das Nutzen von Gruppen erschweren. Ähnliches gilt für die Beziehungsgestaltung, die durch „professionelle Distanziertheit“ dafür sorgen kann, das Konfliktthema aus den Augen zu verlieren, sowohl durch die Überschätzung der Patientin wie auch das „Ausweichen“ auf andere Themengebiete, die biografisch ebenfalls naheliegend erscheinen – wie etwa das der Versorgung oder des Selbstwertes – und die von ihr deutlich leichter „bedient“ werden könnten als ihre basale Unsicherheit in Bezug darauf, ob Nähe überhaupt möglich ist. Dies ist insbesondere im Setting der Tagesklinik auch für die multiprofessionelle Arbeit an einem gemeinsamen Fokus wichtig.

Das aus Konfliktaktivierung und strukturellen Einschränkungen resultierende Anspannungsniveau trifft parallel auf Defizite in der Selbstregulation. Daher ist es therapeutisch wichtig, in Bezug auf die Gruppensituation zunächst an einer Verbesserung der Objektwahrnehmung zu arbeiten und im einzeltherapeutischen Setting Selbstregulationsfähigkeiten zu stärken, nicht zu früh auf die Konfliktwünsche zu fokussieren und Überforderung nicht nur als Vermeidung, sondern auch im Kontext struktureller Einschränkungen zu verstehen. In Bezug auf das Dilemma, dass jedwede therapeutische Arbeit für die Patientin ein Nahekommen bedeutet, kann eine zunächst „coachend-beelternde“ Haltung hilfreich sein, die einerseits verlässlich und zuversichtlich ist, aber auch unter Begrenzung regressiver Prozesse eine ausreichende Nähe-Distanz-Regulation ermöglicht. Es sollten Paargespräche bereits für eine frühe Phase der Behandlung eingeplant werden, da hier die in der Beziehungsgestaltung abgewehrten Nähewünsche vermutlich am besten besprechbar werden.

5 „Selbstständigkeit um jeden Preis"

Holger Himmighoffen

Hauptdiagnose:

ICD-10: F31.8 Sonstige bipolare affektive Störung (mit Rapid Cycling)

ICD-11: 6A60.Y Sonstige näher bezeichnete Bipolar-I-Störung (mit Rapid Cycling)

5.1 Aktuelle Symptomatik und Vorgeschichte

Herr B., 30 Jahre alt, schlank, groß gewachsen und athletisch gebaut, erscheint zum ambulanten Gesprächstermin, bei dem es um eine psychodynamisch-diagnostische Einschätzung und die weitere Planung seiner ambulanten psychiatrisch-psychotherapeutischen Behandlung geht. Herr B. war einen Monat zuvor aus seiner erstmaligen stationären Behandlung entlassen worden. Grund dafür war eine schwere depressive Episode mit stärkeren Ängsten und Suizidalität, die im Anschluss an eine manische Episode aufgetreten war und 6 Monate andauerte. Der jetzige ambulante Behandler war während des stationären Aufenthaltes Herrn B.s fallführender Psychiater und Psychotherapeut auf der Station und hatte ihn in dieser Zeit intensiv psychotherapeutisch behandelt (zwei Einzeltherapiesitzungen pro Woche; insgesamt ca. 46 Sitzungen). Die 7 Monate dauernde stationäre Behandlung war sehr intensiv: Neben der psychiatrischen Behandlung (diagnostische Einschätzung und Abklärung, medikamentöse Behandlung) erfolgten viele Gespräche (Einzel- und Gruppentherapiesitzungen, Angehörigengespräche), in denen die Lebens- und Leidensgeschichte Herrn B.s aufgerollt und an seinen intrapsychischen und interpersonellen Verwicklungen gearbeitet wurde, die wesentlich zu seiner Depression geführt hatten. Herr B. zeigte sich dabei als ein Mensch, der sehr viele bewundernswerte Talente und Fähigkeiten besaß, aber auch sehr empfindlich und dann teilweise sehr heftig auf Reaktionen anderer auf ihn (Kritik, Rückmeldungen etc.) reagierte, was dann häufig zu Auseinandersetzungen, interpersonellem Agieren und depressiven Krisen führte.

Bei der stationären Aufnahme war Herr B. in einem schwer depressiven und hoffnungslosen Zustand gewesen und hatte für sich keine Zukunftsperspektive mehr gesehen. Er wies die für eine schwere depressive Episode typischen Symptome wie Aufmerksamkeits- und Konzentrationsstörungen, gedrückte Stimmung, Antriebslosigkeit sowie Energie- und Lustlosigkeit auf. Er sah sich vor einem „Scherbenhaufen", äußerte starke Zukunftsängste und war zeitweise so verzweifelt über seinen psychischen Zustand, dass er daran dachte, sein Leben zu beenden. Er hatte deswegen bereits mit einer Sterbehilfeorganisation Kontakt aufgenommen. Es lag jedoch keine akute Suizidalität vor und Herr B. war diesbezüglich absprachefähig. Psychotische oder wahnhafte Symptome zeigte er nicht.

Im Aufnahmegespräch und während des stationären Aufenthalts beschrieb Herr B. eine 11-jährige Leidensgeschichte mit oft wechselnder Symptomatik von „Hochs" und „Tiefs" sowie häufigen schweren, teilweise bis zu 14 Monate dauernden depressiven und hypomanischen bzw. manischen Episoden. Dies bestätigte in Anbetracht seiner Krankheitsvorgeschichte und des Symptomverlaufs die Diagnose einer bipolaren affektiven Störung mit schnellem Phasenwechsel (Rapid Cycling) (ICD-10 F31.8; nach ICD-11 6A60.Y Bipolar-I-Störung mit Rapid Cycling). Es ergab sich auch die zusätzliche Diagnose eines Zustandes nach ADHS im Kindes- und Jugendalter (ICD-10 F90.0; ICD-11 6A05). Ein ADS des Erwachsenenalters lag jedoch nicht vor.

Vor der erstmaligen stationären Behandlung war bei Herrn B. nie die Diagnose einer bipolaren Störung gestellt worden, obwohl er retrospektiv angab, bereits ab dem 12. Lebensjahr unter depressiven Zuständen gelitten zu haben und im 19. Lebensjahr erstmalig eine hypomanische Episode aufgetreten war. Seitdem hatte er wiederholt depressive und hypomanische sowie manische Episoden und war zweimal über jeweils ein Jahr bei niedergelassenen Psychiatern in regelmäßiger psychiatrisch-psychotherapeutischer Behandlung. Diese Behandler waren von einer depressiven Störung, einer Angststörung sowie einer Persönlichkeitsstörung ausgegangen.

5.2 Biografische Aspekte

Die im Verlauf der stationären Behandlung eruierte Biografie von Herrn B. ergab einige Besonderheiten seiner Persönlichkeitsentwicklung: Er ist Einzelkind und kein Wunschkind seiner Eltern, die wegen ihm geheiratet hätten. Er erlebte seine Eltern in Kindheit und Jugend als wenig wertschätzend und emotional unterstützend. Sie seien ihm gegenüber immer skeptisch gewesen und er habe immer beweisen müssen, dass er etwas könne. Sein Vater sei äußerst zwanghaft und auf gute Leistungen aus gewesen. Er habe ihm gegenüber nie Gefühle gezeigt und seine Interessen und Wünsche nie anerkannt. Herr B. beschreibt seine Mutter als „hysterisch“, d.h., sie habe ihn zwar oft in Schutz genommen und Gefühle gezeigt, sei aber oft aufbrausend und dominierend gewesen. Sie habe ihn wie eine „Glucke“ behütet, ihm alles abgenommen, ihm und seinen Fähigkeiten wenig vertraut, oft an ihm herumgemeckert und sei manchmal wegen Kleinigkeiten ausgerastet. In Kindheit und Jugend seien sie wiederholt umgezogen, was ihn belastet habe, da er jedes Mal seinen Freundeskreis verloren habe und sich in der Schule in ein neues soziales Umfeld eingewöhnen musste. In der Schule war er ein Außenseiter, konnte keinen Anschluss an andere oder Gruppen finden und wurde wegen seines Aussehens regelmäßig ausgelacht und gehänselt. Er war sehr lebhaft und wild und prügelte sich oft mit anderen Kindern in der Schule (ADHS?). Zudem habe er versucht, sich an Idolen zu orientieren und mit besonderen Leistungen bei den anderen gut anzukommen. Insgesamt habe er sich in seiner Kindheit und Jugend sehr allein und einsam gefühlt.

Im Alter von 13 Jahren erinnert sich Herr B. an ein ihn sehr belastendes Erlebnis: Kurz nach Beginn der weiterführenden Schule hatte er seine Hausaufgaben mehrfach vergessen. Dafür wurde er vom Lehrer vor der Klasse getadelt und heruntergemacht. Damals sei „etwas in ihm zusammengebrochen, es habe sich wie ein Nebel um ihn gelegt“. Seit dieser Zeit habe er immer so etwas wie einen kleinen „Störenfried“ im Kopf, mal schwächer, mal stärker. Herr B. sagt, er habe seit dieser Zeit nur wenige Tage im Jahr, an denen er sich „normal“ und gesund fühlt. Ansonsten erlebt er sich über lange Strecken als depressiv mit dem Gefühl des Nebels um sich herum, mit stark gedrückter Stimmung und Antriebslosigkeit. Es gibt aber auch Zeiten, in denen er sehr angetrieben ist, eine extreme Arbeitswut entwickelt und sich dann auf nichts anderes als die Arbeit konzentrieren kann. Trotz mehrerer Berufsausbildungen mit hoher Qualifikation und großer Begabung als Elektroniker und Hardwareentwickler mit Handelsschulabschluss wurde Herr B. von seinem letzten Arbeitgeber gekündigt und war anschließend längere Zeit arbeitslos. Bei einem vom Arbeitsamt vermittelten Arbeitsprojekt kam er auf die Idee, ein eigenes Geschäft mit der Herstellung von Holzgartenmöbeln zu betreiben, was er in manischem Eifer bis zur depressiven Erschöpfung vorantrieb. Der depressive Zusammenbruch war so massiv, dass eine erste Hospitalisation erforderlich war. Zudem war die seit 3 Jahren bestehende Partnerschaft durch seine Arbeitslosigkeit und die letzte erneute schwere depressive Episode belastet. Herr B. war sich nicht sicher, wie es in dieser Beziehung weitergehen könne und äußerte Gedanken an eine Trennung.

Im aktuellen ambulanten Gespräch ist Herr B. stimmungsmäßig ausgeglichen und in Bezug auf die psychischen Beschwerden weitestgehend remittiert. Zwar gibt er an, weiterhin keinen Sinn in seinem Leben zu sehen, er hat aber keine konkreten Suizidpläne. Er habe sich aktuell entschieden, sich eine erneute Chance zu geben und sein Leben fortzuführen. Er gibt auch an, Pläne zu haben und wieder eine gewisse Lebensperspektive zu sehen: Er möchte mittel- bis langfristig ins Ausland zu gehen und dafür Sprachen lernen.

Bei der Frage, wie Herr B. die weitere ambulante psychiatrisch-psychotherapeutische Behandlung sieht, gibt er die medikamentöse Behandlung und die Aufrechterhaltung einer Tagesstruktur und Beschäftigung als sehr wichtig an. Eine psychotherapeutische Behandlung, bei der es um eine weitere Auseinandersetzung mit sich, seinen intrapsychischen und interpersonellen Schwierigkeiten gehen könnte, stuft er als weniger hilfreich und wichtig für sich ein.

Dies ist für den Behandler und Interviewer im Gespräch doch etwas überraschend, weil dieser – vor dem Hintergrund der bisherigen gemeinsamen psychotherapeutischen Arbeit – davon ausging, dass nun weitere psychotherapeutische Arbeit möglich und sehr sinnvoll sein könnte. Als Gegenüber fühlt er sich in seinen therapeutischen Bemühungen um Herrn B. deutlich und stark von ihm zurückgewiesen.

5.3 Beurteilung von Achse I (Krankheitserleben und Behandlungsvoraussetzungen)

5.3.1 Hauptdiagnosen

Die Hauptdiagnose gemäß ICD-10 ist eine bipolare affektive Störung mit schnellem Phasenwechsel (Rapid Cycling) (ICD-10 F31.8; nach ICD-11 6A60.Y Bipolar-I-Störung mit Rapid Cycling), bei der zu Behandlungsbeginn eine schwere depressive Episode vorlag, der eine hypomanische Episode vorausgegangen war. Zum Zeitpunkt des OPD-Interviews hat der Patient eine während des stationären Aufenthalts etablierte medikamentöse Phasenprophylaxe mit Lithium und einem SSRI (Citalopram) und ist in Bezug auf die bipolare Störung remittiert. In nun remittiertem Zustand fallen erneut einige prägnante Persönlichkeitszüge des Patienten auf, d.h. insbesondere ängstlich-vermeidende, narzisstische, histrionische und teilweise impulsive sowie angedeutet paranoide Persönlichkeitszüge. Diese erreichen jedoch nicht das Ausmaß für die Diagnose einer kombinierten Persönlichkeitsstörung. Aufgrund der Angaben in der Eigenanamnese ist zudem ein Zustand nach ADHS im Kindes- und Jugendalter (ICD-10: F90.0) wahrscheinlich. Der Patient treibt viel Sport, ist Nichtraucher und trinkt nur gelegentlich Alkohol. Es besteht bzw. bestand früher kein Drogenkonsum.

5.3.2 Schweregrad, Dauer und Verlauf

Zum Zeitpunkt des OPD-Interviews beträgt die psychische Beeinträchtigung des Patienten 65 in der Global Assessment of Functioning Scale (GAF) (dauerhafte leichte Depressivität und Ängste). In Bezug auf die Einschränkungen der beruflichen und sozialen Funktionen zeigt sich eine mäßige Ausprägung (GAF-Wert von 55). Herr B. ist weiterhin arbeitslos, hat aktuell keine berufliche Perspektive und meidet den Kontakt zu seiner Freundin, den Eltern und anderen Personen, da es leicht zu interpersonellen Auseinandersetzungen und Schwierigkeiten kommt, die ihn dann sehr stark psychisch und emotional beeinträchtigen. Die letzte Krankheitsepisode (schwere depressive Episode mit vorausgehender hypomanischer Episode bei bipolarer Störung) dauerte mindestens ein halbes Jahr und ist seit 2 Monaten remittiert. Die bipolare Störung manifestierte sich erstmals vor 11 Jahren und ging mit im Verlauf häufiger auftretenden affektiven Episoden einher.

5.3.3 Krankheitskonzept

Das Krankheitskonzept des Patienten ist einerseits mäßig bis stark körperlich und andererseits gleichermaßen psychisch orientiert: Er habe eine bipolare Störung, die medikamentös behandelt werden müsse (insbesondere Lithium bewertet er als sehr positiv wirkend). Er kann aber auch klar benennen, dass es immer wieder Auslöser für die affektiven, insbesondere depressiven Episoden gibt. Zumeist sind es interpersonelle Konflikte und Schwierigkeiten, wie zuletzt die Kritik seiner Freundin an ihm und seinem Leben, die seine Motivation massiv infrage gestellt habe: „Das, was du gerade für deinen Lebensunterhalt tust, geht nicht. Such dir lieber einen gescheiten Job!“. Soziale Ursachenzuschreibungen oder alternative (z. B. esoterische) Erklärungen für seine Beschwerden gibt er nicht an.

5.3.4 Behandlungskonzepte

Für Herrn B. ist die medikamentöse Behandlung am wichtigsten für seine psychische Stabilität. Er hat auch die Vorstellung, dass eine Veränderung seiner sozialen Situation ihm weiterhelfen könnte: „Am besten ins Ausland gehen und mir etwas aufbauen, in das mir keiner reinredet.“

Er schätzt eine Psychotherapie als eher wenig hilfreich ein, obwohl er sich im stationären Rahmen gut auf Psychotherapie im Einzel- und Gruppensetting einlassen konnte. Er äußert, dass Psychotherapie für ihn nur dann Sinn mache, „wenn es brenne“. Auf Dauer habe er die beiden Psychotherapien, die er vorher jeweils über ein Jahr hinweg gemacht habe, nicht als nachhaltig wirksam erlebt. Er hat die Vorstellung von Therapiesitzungen in größeren Abständen etwa alle 4 bis 8 Wochen.

5.3.5 Leidensdruck und Coping

Der Patient hat aktuell einen mäßig ausgeprägten Leidensdruck. Seine Möglichkeiten zur Krankheitsbewältigung sind ebenfalls mäßig ausgeprägt. Er hat einige Ressourcen, die er für seine psychische Stabilität nutzen kann, wie beispielsweise Sport zu treiben oder sich bei Dingen oder Aktivitäten, die ihn interessieren, sehr zu engagieren.

5.3.6 Psychosoziale Unterstützung

Die psychosoziale Unterstützung ist nur gering ausgeprägt. Oberflächlich betrachtet verfügt der Patient zwar über eine seit 3 Jahren stabile Partnerschaft, die zuletzt jedoch in einer Krise steckte. Zudem besteht regelmäßiger Kontakt zu den Eltern und einzelnen Freunden. Herr B. kann diese mögliche gute psychosoziale Unterstützung jedoch nicht nutzen, da er die Äußerungen und Handlungen anderer nicht als unterstützend und hilfreich, sondern eher als fordernd, kontrollierend und negativ kritisierend erlebt. In solchen Situationen zieht er sich stark aus dem Kontakt zurück.

5.3.7 Offenheit

Der Patient zeigt zwar ein scheinbares Verständnis für psychologische Zusammenhänge, eine eingehende Beschäftigung mit seinem inneren Erleben ist jedoch sehr erschwert. Er kann sich nur schwer in die Perspektive anderer hineinversetzen, da er sich sehr schnell kritisiert und kontrolliert fühlt und somit kaum die Möglichkeit hat, darüber zu reflektieren.

5.3.8 Innere und äußere Veränderungshemmnisse

Äußere Veränderungshemmnisse sind nur gering vorhanden: Eine Therapie ist verfügbar und finanzierbar. Aktuell sind jedoch die Arbeitssituation und der dauerhafte Wohnort des Patienten unklar.

Die inneren Veränderungshemmnisse sind hingegen hoch ausgeprägt, da der Patient eine dauerhafte, intensive und höherfrequente Psychotherapie als belastend und bedrohlich erlebt (Reaktivierung seiner Übertragungsbefürchtungen im interpersonellen Kontakt mit dem Therapeuten) und diese daher vermeidet. Er hat Vorstellungen von Therapiesitzungen alle 4 bis 8 Wochen.

5.3.9 Sekundärer Krankheitsgewinn

Es besteht kein sekundärer Krankheitsgewinn. Der Patient würde gerne arbeiten, hat aktuell jedoch weder in seinem erlernten Beruf noch anderweitig konkrete berufliche Perspektiven.

5.3.10 Psychotherapieziel

In Bezug auf die Ziele einer Psychotherapie sind dem Patienten vor allem eine Symptomreduktion und die Verhinderung erneuter depressiver und (hypo-)manischer Symptome und Episoden wichtig. Zudem möchte er lernen, sich rascher und aktiver gegen Kritik von außen zur Wehr zu setzen, statt wie bisher über lange Zeit „einfach die Kritik hinunterzuschlucken". Dazu wünscht er sich eine aktive Anleitung durch den Therapeuten und zeigt nur ein sehr geringes Interesse an einer Reflexion und Klärung seiner Probleme. Emotionale Unterstützung erwartet er bewusst nicht, da er den therapeutischen Kontakt und die damit potenziell verbundene emotionale Nähe als bedrohlich erlebt und deswegen meidet.

5.4 Beurteilung von Achse II (Beziehung)

Erleben des Patienten: Zentrales Element in der Beziehungsdynamik von Herrn B. ist die besondere Bedeutung und Wichtigkeit der eigenen Selbstständigkeit, die er regelmäßig bedroht sieht, weil er andere (Partnerin, Eltern) in regelmäßiger Weise als ihn bevormundend, kontrollierend und entwertend erlebt.

Herr B. versucht, die Konflikte mit den anderen zu vermeiden, indem er zunächst übermäßig harmonisiert. Wenn dies nicht erfolgreich ist, zieht er sich sehr abrupt und radikal zurück und verschließt sich (Beziehungsabbruch) oder ignoriert andere trotzig-aggressiv.

Erleben der anderen: Obwohl dem Gegenüber Herrn B.s Rückzug und Beziehungsabbruch deutlich vor Augen geführt werden, kann man nicht einfach von ihm ablassen, sondern fühlt sich innerlich als Gegenüber dazu veranlasst, ihn weiter zu kontrollieren und zu kritisieren. Das Gegenüber sieht und erlebt aber auch die sehr großen Fähigkeiten und Talente von Herrn B. und schätzt ihn sehr als einen wertvollen und liebenswerten Menschen, dem man helfen möchte, seine Probleme zu bewältigen.

Herr B. erlebt jedoch vor allem die negative Kritik und die Kontrollversuche der anderen und fühlt sich in seiner ursprünglichen Wahrnehmung anderer bestätigt. Er setzt dann alles daran, seine Selbstständigkeit zu behaupten.

5.5 Beurteilung von Achse III (Konflikt)

Mit Blick auf seine Biografie und die aktuelle Situation lassen sich bei Herrn B. drei grundlegende motivationale Themen als konflikthaft-motivationale Schemata ausmachen, die sein Erleben und Handeln deutlich bestimmen:

- Abhängigkeit vs. Individuation (K1) (aktueller Hauptkonflikt 1),
- Unterwerfung vs. Kontrolle (K2) (aktueller Hauptkonflikt 2) und
- Selbstwert (K4).

Auffallend dabei ist, dass Herr B. eine bedeutsam abgewehrte Konfliktwahrnehmung zeigt und bei dem Versuch, vertieft auf seine bedeutsamen Konfliktthemen einzugehen, diese nicht als konflikthaft erkennen kann. Er erlebt sein Leben als einen beständigen Kampf um Unabhängigkeit und Eigenständigkeit in einem sozialen Umfeld, in dem er seine bedeutsamen Bezugspersonen wiederholt und überwiegend als ihn kontrollierend, manipulierend und negativ kritisierend wahrnimmt. Er berichtet von regelmäßigen Erfahrungen in seiner Kindheit und Jugend mit seinen Eltern, in denen er nicht als eigenständige und an sich wertvolle Person behandelt wurde und in denen seine Ideen und Vorstellungen zu sich selbst sowie seine Wünsche und Interessen nicht respektiert wurden. Sein Vater habe immer sehr eindeutige und ihn bestimmende Vorstellungen davon gehabt, welche Schule er besuchen und welchen Beruf er erlernen solle. Seine eigenen Wünsche, Vorstellungen und Interessen habe dieser nie berücksichtigt und wertgeschätzt. Seine Mutter habe ihn überbehütet, ihm alles abgenommen, ihm und seinen Fähigkeiten wenig vertraut und ihn oft kritisiert. In seiner aktuellen Paarbeziehung kam es regelmäßig zu Auseinandersetzungen, wenn er nicht den Erwartungen seiner Partnerin entsprach. Sie kritisierte ihn dann und stellte entsprechende Anforderungen an ihn: „Das, was du gerade für deinen Lebensunterhalt tust, geht nicht. Such’ dir lieber einen gescheiten Job!“

Auffallend ist, dass er die beiden Konfliktpole Individuation und Abhängigkeit, Unterwerfung und Kontrolle sowie Selbst- und Objektwert nicht gleichzeitig erleben kann, sondern sie in einem extremen Entweder-oder erlebt. Dies versucht er mithilfe interpersoneller Abwehr zu bewältigen (z. B. radikaler Beziehungsabbruch und örtliche Distanzierung, um sich der Bevormundung, Kontrolle und Entwertung durch bedeutsame Bezugspersonen zu entziehen und die Eigenständigkeit zu bewahren). Versagt die Abwehr, kann es zu einer Oszillation zwischen den Konfliktpolen kommen.

5.6 Beurteilung von Achse IV (Struktur)

Bei Herrn B. zeigt sich im nun psychisch remittierten Zustand nach der schweren depressiven Episode im Rahmen einer bipolaren Störung gesamthaft eine mäßig bis gering integrierte Struktur. Fast alle Strukturdimensionen befinden sich auf diesem Niveau – mit Ausnahme der Dimensionen Beziehungsregulation, Kommunikation nach außen und Bindung an äußere Objekte, die sich auf einem geringen Integrationsniveau befinden. Im schwer depressiven Zustand zuvor war eine Auslenkung auf ein geringes Niveau bei der überwiegenden Zahl der Strukturdimensionen zu beobachten und es bestand gesamthaft ein geringes Strukturniveau.

5.6.1 Selbst- und Objektwahrnehmung

Hinsichtlich der Selbstwahrnehmung ist im remittierten Zustand die Fähigkeit zur *Selbstreflexion* mäßig bis gering integriert, also deutlich eingeschränkt, und sie bezieht sich vor allem auf Handlungen und Äußerungen, weniger auf Gedanken und Gefühle. Unter Belastungen – dies sind zumeist interpersonelle Konflikte verbunden mit heftigen Emotionen und Kritik – ist eine Selbstreflexion häufig nicht möglich. Im psychisch stabileren Zustand ist mit Unterstützung von außen die Selbstreflexion bezogen auf Gedanken und Gefühle teilweise möglich. Eine integrierte Wahrnehmung ambivalenter Affekte ist nur ansatzweise möglich und kann unter geringer Belastung verloren gehen (mäßig bis gering integrierte *Affektdifferenzierung*). Dies drückt sich in sehr ambivalenten Gefühlen gegenüber der Partnerin aus, die sich ausschließen, d.h. es gibt intensive Wünsche nach emotionaler Nähe und dann schlagartig eine radikale emotionale Distanzierung. Das Selbstbild *(Identität)* ist im gegenwärtigen psychisch remittierten Zustand kohärent und nachvollziehbar, bei Frustration und unter Belastung ist es jedoch deutlich beeinträchtigt und im Zustand der Depression über einen längeren Zeitraum hinweg extrem ins Negative verzerrt.

Insgesamt ist die Objektwahrnehmung mäßig bis gering integriert: Herr B. kann sich selbst und signifikante andere (wie die Freundin oder die Eltern) unter stabilen Bedingungen differenziert wahrnehmen. Unter Belastung (interpersonelle Konflikte, depressiver oder hypomanischer Zustand) geht diese Fähigkeit jedoch verloren (*Subjekt-Objekt-Differenzierung* mäßig bis gering integriert). Er kann die Affekte anderer zeitweise nicht differenziert wahrnehmen (*objektbezogene Affektdifferenzierung* mäßig bis gering integriert) und in belastenden Situationen neigt er zur Spaltung mit einer Schwarz-Weiß-Sicht (*integrierte Objektwahrnehmung* mäßig bis gering integriert): „Meine Freundin ist die Frau, die bisher am besten zu mir passt. Aber sie hat Vorstellungen von ihrem Leben, die nicht zu meinen Vorstellungen passen. Sie macht mir ständig Vorwürfe, und ich verstehe nicht, warum sie mich immer wieder so heftig kritisiert."

5.6.2 Selbst- und Beziehungsregulation

Die Selbstregulation ist mäßig bis gering integriert: Eigene Wünsche und Impulse werden zunächst ausgeblendet und übersteuernd reguliert und können in belastenden Situationen dann nicht mehr kontrolliert werden. Sie brechen dann stark hervor (nur wenig *Impulssteuerung* möglich) und sind mit überflutenden Affekten verbunden (niedrige *Affekttoleranz*): „Ich schlucke und schlucke die Kritik der anderen hinunter, halte mich zurück, und dann bricht es heftig aus mir heraus und ich werde sehr verletzend." Schon bei leichter Kritik ist sein *Selbstwertgefühl* sehr fragil (hohe Kränkbarkeit und Selbstentwertung mit depressivem Zusammenbruch).

Bei der Beziehungsregulation liegt in Remission ein gering integriertes Strukturniveau vor. Obwohl Herr B. seit 3 Jahren in einer festen Partnerschaft lebt, gelingt es ihm kaum, seine *Beziehung zu schützen*. Seine Fähigkeiten zur *Antizipation* und zum *Interessenausgleich* in Beziehungen sind stark eingeschränkt. So kann er seine Partnerin nur in Abhängigkeit seiner eigenen Bedürfnisse nach Unabhängigkeit, Eigenständigkeit und Wertschätzung erleben. Er kann ihre Perspektive auf sein Handeln nicht richtig nachvollziehen und sieht seine eigenen Interessen ständig durch sie gefährdet. Es entstand eine On-off-Beziehung, die entweder unter weitgehender Aussparung gemeinsamen Erlebens oder durch verschmelzende Nähe nach stürmischen Krisen über längere Zeit erhalten werden konnte. Es gibt nichts dazwischen.

5.6.3 Abwehr

Die Abwehr von Herrn B. ist mäßig bis gering integriert. Bei beträchtlicher Einschränkung seiner *Erlebensmöglichkeiten* finden sich eher unreife intrapsychische Abwehrmechanismen (beispielsweise massive Selbstentwertung, Verleugnung, Projektion und Externalisierung sowie projektive Identifikation). Unter Belastung ist intrapsychische Abwehr oft nicht mehr möglich und diese kippt dann in interpersonelle Abwehr und interaktionelles Agieren (*Interpersonalität und Mechanismen* sind mäßig bis gering integriert). Dies wird deutlich, wenn Herr B. beschreibt, wie die anderen ihn kontrollieren und kritisieren, woraufhin er depressiv zusammenbricht und seine einzige Form darauf zu reagieren, der radikale Beziehungsabbruch ist.

5.6.4 Kommunikation nach innen und außen

Ein besseres, das heißt mäßig integriertes Niveau hat Herr B. bei der Kommunikation nach innen: *Lustvolles Erleben* des eigenen Körpers ist bei gewisser normativer Einschränkung befriedigend möglich und Herr B. kann vor allem bei sportlichen Aktivitäten seinen Körper als lebendig und ganzheitlich erleben *(Körperselbst)*. Es überwiegen aber eher einseitige Affekte, von denen er sich nur schwer distanzieren kann *(Affekte und Fantasien erleben)*.

In der Strukturdimension Kommunikation nach außen hat Herr B. ein gering integriertes Strukturniveau: Entweder vermeidet er die *emotionale Kontaktaufnahme* oder er zeigt ein drängendes, eher distanzloses Kontaktverhalten. Er kann sich nur schlecht in die Erlebniswelt anderer (Partnerin, Mutter, Vater) hineinversetzen *(Empathie)* und sich mit ihnen identifizieren oder Anteil an ihnen nehmen. Dies wird deutlich, wenn er seine Freundin einerseits als die für ihn passende Partnerin beschreibt und ihren Wunsch nach gemeinsamer Familie und Zukunft scheinbar anerkennt, dann aber dazu äußert, dass dies ganz und gar nicht seine Ziele seien. Er fügt dann noch hinzu, dass sie sich dafür doch einen anderen Mann suchen solle, der besser zu ihr passt, und erteilt ihrem Wunsch nach Familie, Kind und Eigenheim mit ihm so eine radikale Absage.

5.6.5 Bindung an innere und äußere Objekte

In Bezug auf die Bindung an innere Objekte ist Herr B. mäßig bis gering integriert: Die Beziehungen zu anderen hinterlassen kaum positive innere Bilder bei ihm und seine zentrale Angst ist es, durch die Objekte beschädigt zu werden. Diese Angst kann aber mithilfe eines Gegenübers durch besondere Anstrengung oder Anpassungsleistungen zeitweise aufgehoben werden *(Internalisierung)*. Er kann sich nur selten und nur unter stabilisierenden Bedingungen auf positive innere Objekte beziehen, da diese als sehr kritisch, fordernd und entwertend erlebt werden *(Introjekte nutzen)*.

Die Bindung an äußere Objekte zeigt ein gering integriertes Strukturniveau. Herr B. ist zwar unter stabilisierenden Bedingungen in der Lage, eine dauerhafte Beziehung und die damit verbundene Abhängigkeit zu tolerieren und dem anderen eine emotionale Bedeutung zuzugestehen (*Bindungsfähigkeit* mäßig bis gering integriert). Er hat jedoch kein sicheres *Vertrauen* in andere, weshalb er deren unterstützende Hilfe regelmäßig reflektorisch ängstlich, misstrauisch oder auch aggressiv zurückweist (gering integriert). Beim *Lösen von Bindungen* ist Herrn B. die innere Erfahrung der Loslösung und des Abschiednehmens unter Trauer nicht möglich (gering integriert).

5.7 Psychodynamische Überlegungen und Epikrise

Bei dem hier dargestellten Fall eines Patienten mit bipolarer Störung lässt sich gut zeigen, wie trotz der recht wirksamen medikamentösen Therapieoptionen für die depressive und (hypo-) manische Symptomatik Persönlichkeitsaspekte und psychodynamische Aspekte einen großen Einfluss auf die Entwicklung und den Verlauf einer bipolaren Störung haben können. Dies unterstreicht die wichtige Bedeutung einer ergänzenden psychodynamisch-psychotherapeutische Diagnostik und Behandlung in solchen Fällen. Die akzentuierten ängstlich-vermeidenden, narzisstischen, histrionischen, impulsiven und angedeutet paranoiden Persönlichkeitszüge von Herrn B. lassen sich vor dem Hintergrund seiner Biografie gut nachvollziehen. Nach Remission der depressiven Episode traten diese Persönlichkeitsaspekte und psychodynamisch relevanten Faktoren im OPD-Interview noch deutlicher hervor. Hier zeigte sich ein Mensch, der sich sehr leicht in seiner Selbstständigkeit bedroht fühlt und bei fragiler Selbstwertregulation leicht und stark auf Kritik reagiert und dann um jeden Preis um seine Eigenständigkeit und die Stabilisierung seines Selbstwerts kämpft und dazu zeitweise in manischer Weise eigene Kräfte großen Ausmaßes mobilisieren kann, aber regelmäßig im Verlauf einen depressiven Zusammenbruch erlebt. Um seine Selbstständigkeit zu bewahren, muss er sich letztlich radikal aus dem sozialen Kontakt zurückziehen (radikale Beziehungsabbrüche).

Obwohl Herr B. das Angebot einer regelmäßigen psychotherapeutischen Zusammenarbeit erhielt und den Behandler bereits seit mehreren Monaten aus der stationären Behandlung kannte, sodass ein relativ gutes Vertrauensverhältnis entstanden war, war die weitere therapeutische Beziehung stark von der Psychodynamik Herrn B.s geprägt. Vor dem Hintergrund seiner bisherigen Beziehungserfahrungen spielte möglicherweise eine negative Übertragung gegenüber dem Behandler eine entscheidende Rolle: Herr B. war darauf bedacht, seine Autonomie zu bewahren und bestand während der ambulanten Behandlung meist auf Gesprächsterminen in großen Zeitabständen. So meldete er sich über längere Zeiträume nicht, sondern nur, wenn der Behandler die Initiative ergriff. Herr B. versuchte sich möglicherweise so vor einer von ihm befürchteten Einflussnahme und Kontrolle zu schützen. Im Verlauf der Behandlung betonte Herr B. jedoch auch, dass er den Behandler als jemanden wahrnahm, den er gut kenne und der ihn gut kenne und verstehe. Dies zeigte, dass ein recht gutes Vertrauensverhältnis entstanden war. Möglicherweise nahm er ihn nicht wie seine sonstigen Bezugspersonen (Freundin, Eltern) als ein ihn mit Anforderungen bedrängendes und kontrollierendes Objekt wahr, sondern als jemanden, der konstantes Interesse an ihm zeigte, den Kontakt immer aktiv herstellte, ihn aus seiner Isolation hervorlockte und ihm Beziehungs- und Behandlungsangebote machte, ohne ihn zu sehr zu bedrängen oder ihm vorzugeben, was er zu tun habe. Letztlich überließ er ihm die Entscheidung, wie der Kontakt und die Behandlung weitergeführt werden sollten, und gestand ihm somit seine Autonomie zu. Als Behandler konnte man auch den eigenen Standpunkt zur Behandlung äußern, ohne dass Herr B. den Kontakt vollends abbrach.

Es war sehr hilfreich, sich über die mit der OPD beschreibbare Beziehungs- und Psychodynamik von Herrn B. klar zu werden, um sich nicht automatisch in den Circulus vitiosus des Übertragungs-Gegenübertragungs-Geschehens, wie er sonst in seinen Beziehungen regelmäßig ablief, verwickeln zu lassen.

Die bestehenden intrapsychischen und interpersonellen Probleme und Konflikte von Herrn B. ließen sich im Verlauf jedoch nicht intensiver bearbeiten, da er sich einer regelmäßigen und intensiven Psychotherapie entzog. Dies war im Wesentlichen durch seine spezifische Beziehungsdynamik, seine relevanten Konfliktthemen (Abhängigkeit vs. Individuation, Selbstwert) und seine strukturellen Einschränkungen bedingt. Letztlich entschied sich Herr B., dauerhaft ins Ausland zu gehen, um seine psychischen Probleme zu lösen, und beendete damit die weitere regelmäßige Behandlung.

6 „Eine Welt zerbricht"

Thorsten Jakobsen

Hauptdiagnosen:

ICD-10: F10.2 und F63.0 Alkoholabhängigkeit, pathologisches Glücksspiel

ICD-11: 6C42 und 6C50/51 Störungen durch synthetische Cannabinoide und 6C50/51 Glücksspielstörung (Gambling disorder) vorwiegend offline/vowiegend online

6.1 Erstkontakt

Herr B. erscheint in der Praxis mit einem freundlichen Lachen und einem Scherz auf den Lippen. Der 48-jährige groß gewachsene Mann setzt sich und nimmt mit seinen wachen Augen gleich Blickkontakt auf. Er wirkt freundlich und ein wenig jungenhaft, so als suche er Freundschaft mit dem etwa gleichaltrigen Therapeuten.

Auf Nachfrage zeigt sich, dass er in großen Nöten ist. Seine Tätigkeit im sozialen Bereich hat er verloren, mit den Ämtern ist er in wechselnden Gesprächen, wie es weitergehen soll, sein Tag-Nacht-Rhythmus ist durcheinander und immer wieder „passiert es ihm", dass er Alkohol trinkt, Briefe nicht öffnet oder sich nicht um den Alltag kümmert. Wie sich später herausstellt, spielt er auch häufig online (Glücksspiel, Online-Games, aber auch klassische Spiele).

Er hat „schon immer" gespielt, auch um Geld, auch schon in problematischem Ausmaß, aber es ist erst vor ca. 1½ Jahren eskaliert. Nach dem Verlust des Arbeitsplatzes aufgrund eigener Überforderung hat er den Tag mit Spielen gefüllt. Der Alkoholkonsum ist phasenweise angestiegen und es zeigte sich das Vollbild einer Abhängigkeitserkrankung mit kurzen Phasen von „Nichttrinken". Depressive Stimmungen tauchten auf. Der Alkoholkonsum war auch in jungen Jahren bereits problematisch, wurde dann aber abgelöst durch eine Phase der vollständigen Abstinenz von mehreren Jahren.

Seine Lebenssituation ist aktuell bedrohlich, da seine finanzielle Existenz und Wohnsituation unsicher sind. Er ist aus Deutschland in die Schweiz zugewandert und hat eine Tochter (10 Jahre), welche bei der von ihm getrennten Mutter in Deutschland lebt. Sein Aufenthaltsstatus in der Schweiz ist ebenfalls unsicher.

6.2 Biografische Aspekte

Herr B. wuchs in Hannover bei der Mutter auf, nachdem der Vater früh an einem Herzleiden verstorben war. Eine Anomalie im Herzen war mit der Grund hierfür. Diese hat er vom Vater geerbt. Er hat keine Geschwister, wuchs behütet unter besonderer Fürsorge der Mutter auf. Er selbst erlebte die Beziehung zur Mutter immer als eng, liebevoll und er stand stets in nahem Kontakt mit ihr. Nach dem Abitur studierte er und schloss dieses Studium in der Heimatstadt auch erfolgreich ab. Er fand aber keine adäquate Tätigkeit in seinem Bereich und hatte über Jahre verschiedene Jobs. In dieser Zeit begann das Glücksspiel um Geld (im Casino oder in nicht öffentlichen Pokerrunden). Er ging eine Beziehung ein, welcher die Tochter entstammt; die Trennung erfolgte bereits, als die Tochter ca. 3 Jahre alt war. In der Folge jobbte er zunächst in seiner Heimatstadt und wanderte, gelockt von einem guten Jobangebot, in die Schweiz aus. Über die ganze Zeit hielt er, soweit es ging, engen Kontakt zur Mutter, bis diese vor 3 Jahren verstorben ist. Sie hat ihm ein kleines Erbe hinterlassen.

Mit dem Verlust des Jobs zog er sich sehr zurück, spielte online, „zockte“ an der Börse und trank immer wieder massiv Alkohol. Er ist zu Beginn der Behandlung arbeitslos und bei der Invalidenversicherung (IV) angemeldet, da seine aktuelle Berufsunfähigkeit als Folge einer Erkrankung akzeptiert ist. Privat geht er sehr offen auf Menschen zu, schließt Freundschaften und ist dann oft enttäuscht und verletzt. Zwei Liebesbeziehungen in der Schweiz enden nach wenigen Monaten. Er sieht sich als liebevollen Vater, auch wenn er nicht oft bei seinem Kind ist, und interessiert sich für die Natur, Wandern, Radfahren und Mathematik. Zu einzelnen Freunden hat er einen engen emotionalen Kontakt, obgleich er sie nur sporadisch sieht.

In seiner Lehrertätigkeit mit Kindern im sozialen Bereich war er massiv überfordert und schaffte es kaum, eine professionelle Haltung zu den Kindern einzunehmen. Seine Bedürfnisse, der „nette Lehrer“ zu sein, bei dem die Kinder gut lernen, führte immer wieder zu schwierigen Situationen, vor allem mit größeren Klassen. Er selbst erlebte die Arbeit als anstrengend und psychisch belastend. In seiner Freizeit versuchte er, nicht daran zu denken. Letztlich war er damit verstärkt in der Versuchung, sich abzulenken, und hat sich ungenügend auf seine Tätigkeit vorbereitet.

Der Tod der Mutter, welcher ihn sehr belastete, führte ebenfalls zu einem Rückzug und auch lange Zeit später öffnete er nicht oder spät seine Post, wenn er fürchtete, es könnten unangenehme Nachrichten sein. Noch Jahre nach dem Tod der Mutter sind wichtige Angelegenheiten nicht gelöst und zum Teil immer noch bedrohlich.

6.3 Therapieverlauf

In der Therapie kommen nach und nach immer mehr Schwierigkeiten ans Licht. Herr B. schämt sich dafür, dass es dieses oder jenes Problem immer noch gibt oder er es noch nicht berichten konnte.

Die Therapie hat zwischenzeitlich dazu geführt, dass er stabil seiner Tätigkeit als Lehrer nachgehen kann, obwohl er gezwungen ist, auch große Klassen zu unterrichten. Er hat massiv daran gearbeitet, professioneller zu werden. Trotz einiger Rückschläge und mehrerer Jobwechsel sind er und sein Arbeitgeber mit seiner Tätigkeit zufrieden. Er berichtet voller Begeisterung von seinem neuen Hobby, dem Fahrradfahren, und den neuen Kontakten, welche er dort knüpft. Sein Wunsch nach einer beständigen Partnerschaft ist noch nicht in Erfüllung gegangen, aber er hat eher die Einstellung gewonnen: „Ich muss selbst mit mir klarkommen und vielleicht ergibt sich noch was.“

6.4 Beurteilung von Achse I (Krankheitserleben und Behandlungsvoraussetzungen)

6.4.1 Hauptdiagnosen

Die Hauptdiagnosen sind eine Alkoholabhängigkeit und ein pathologisches Glücksspiel (F10.2 und F63.0; ICD-11: 6C42 bzw. 6C50/51). Zudem sind zum Zeitpunkt des Therapiebeginns eine leichte depressive Episode (F32.10) und eine Herzerkrankung (eine bikuspide Herzklappe ICD-10: Q23.81; ICD-11: AA13.0) ohne relevante Einschränkung in der Lebensführung zu notieren, letztere aber mit einem erhöhten Risiko eines plötzlichen Herztodes. Eine ADHS-Diagnose war vor vielen Jahren einmal als Erwachsenen-ADHS gestellt worden und wurde kurzzeitig mit Ritalin behandelt. In der Kindheit gab es keine Medikation des ADHS.

6.4.2 Schweregrad, Dauer und Verlauf

Die Beeinträchtigung ist nach der Global Assessment of Functioning Scale (GAF) im Bereich psychischer Funktionen 61–70, bei den sozialen Funktionen 61–70 und im beruflichen Bereich 41–50, was einen Gesamt-GAF von ca. 61 ergibt. Nach Jahren der geringeren Beeinträchtigung ist er seit ca. 1½ Jahren deutlich eingeschränkt. Zwischenzeitlich gibt es konsumfreie Wochen.

6.4.3 Krankheitskonzept

Sein Krankheitskonzept ist eindeutig psychisch orientiert, seine Schwierigkeiten sieht er als Folge seiner inneren Probleme und Überforderung mit seinen Gefühlen. Soziale Ursachen tauchen auf, z.B. dass er den Jobverlust nicht nur sich selbst zuschreibt, sondern auch ein wenig dem Arbeitgeber, der nicht bereit war, dies mitzutragen. Alternative Krankheitskonzepte gibt es nicht.

6.4.4 Behandlungskonzepte

Herr B. geht klar davon aus, dass eine psychotherapeutische Behandlung das geeignete Verfahren ist, um es ihm zu ermöglichen, ohne Alkohol und Spielen sein Leben zu bewältigen. Dabei setzt er wenig auf unterstützende Maßnahmen, er hat vor allem die Beschäftigung mit seinen aktuellen, ihn überfordernden Gefühlen und Versagensängsten im Blick. In geringerem Umfang gibt es auch die Idee, seine Kindheits- und Jugenderfahrungen zu bearbeiten, um besser zurechtzukommen.

6.4.5 Leidensdruck und Coping, psychosoziale Unterstützung

Herr B. hat einen hohen Leidensdruck sowohl hinsichtlich seines subjektiven Befindens als auch hinsichtlich seiner Tochter, für die er seines Erachtens zu wenig da sein kann. Bezüglich der Kommunikation mit den Schweizer Institutionen (IV/Sozialhilfe/Gemeinde/Steueramt) fühlt er sich massiv überfordert.

Seine Bewältigungsstrategien sind begrenzt, er macht ein wenig Sport, spricht mit Freunden und spielt intensiv das Brettspiel GO. Psychosoziale Unterstützung erfährt er ein wenig durch Freunde, hat aber insgesamt wenig Rückhalt. Familie ist kaum vorhanden und er hat wenig Kontakt zu ihr.

6.4.6 Offenheit

Die Offenheit zur Auseinandersetzung mit seinem Psychischen und seinen Konflikten und Schwierigkeiten in Bezug auf seine Abhängigkeitssymptomatik ist hoch. Zur Selbst- und Fremdwahrnehmung als auch zur Wahrnehmung eigener Motive ist er grundsätzlich gut in der Lage. Vor dem Hintergrund der Einschränkungen im Suchtgeschehen ist sie aber nur als 2 (mittel) einzuschätzen.

6.4.7 Innere und äußere Veränderungshemmnisse

Das „Gefangensein“ in der Schweiz ist für Herrn B. ein echtes Hindernis. Einerseits hat er hier bessere Möglichkeiten zur Wiedereingliederung und Sozialleistungen, anderseits kommt er mit der Mentalität und dem fremden System nur schlecht zurecht und muss auch fürchten, seinen Aufenthaltsstatus zu verlieren. Seine Heimatstadt mit ein paar Freunden und der Tochter liegt weit weg.

6.4.8 Sekundärer Krankheitsgewinn

Der sekundäre Krankheitsgewinn ist als hoch einzuschätzen, da er aufgrund seiner Erkrankung große finanzielle Zuwendungen erhält. So unterstützt ihn sowohl die Sozialhilfe und als auch die IV beim Prozess der Wiedereingliederung in die Berufswelt.

6.4.9 Psychotherapieziel

Der Patient wünscht sich, seine Süchte in den Griff zu bekommen, wieder arbeiten zu können und „sein Leben zu ordnen“. Sein großer Wunsch ist der nach Symptomreduktion, wobei er davon ausgeht, dass er dies über Reflexion in der Therapie erreichen kann. Einen Wunsch nach emotionaler Unterstützung äußert er zunächst sehr wenig.

Zusatzmodul: Abhängigkeitserkrankungen

Hinsichtlich des OPD-Zusatzmoduls Abhängigkeitserkrankungen (Arbeitskreis OPD – Abhängigkeitserkrankungen, 2013; Jakobsen, 2014) sind Glücksspiel und Alkohol als aktuelle und frühere Suchtproblematik mit mittel und hoch zu markieren. Es wird damit eine grobe quantifizierende Einschätzung der Abhängigkeit vorgenommen, die über die Einordnung „vorhanden“ versus „nicht vorhanden“ hinausgeht. Es existiert keine andauernde körperliche Schädigung aus dem Konsum und nur ein leichter Schweregrad von delinquentem/antisozialem Verhalten mit Bezug zu den Abhängigkeiten.
Der Patient war bei der Erstmanifestation des problematischen Suchtverhaltens ca. 35 Jahre alt, womit dieses inzwischen > 10 Jahre besteht. Hinsichtlich der Phasen der Alkoholabhängigkeit nach Jelinek ist diese zwischen der kritischen und der chronischen Phase einzuschätzen. Gemäß der ersten kurzen Einschätzung ist die subjektive Anerkennung der Abhängigkeiten (Aneignung) hoch. Dies bedeutet, dass er seine Abhängigkeit glaubhaft als ein zeitüberdauerndes Problem ansieht, welches mit ihm als Person zu tun hat und das er nicht nur als „einfach mal eine schwierige Zeit“ betrachtet (siehe hierzu auch die spätere ausführlichere Einschätzung). Dass er das Problem stabil mit seiner Persönlichkeit in Verbindung bringt und für sich einen „kontrollierten Konsum“ ausschließt, ist eine wichtige Grundlage der weiteren Therapie.
In der Therapie wird eine Abstinenz angestrebt, der er sehr zustimmt. Seine Offenheit auch hinsichtlich der Abhängigkeit und ihrer möglichen Ursachen ist hoch. Unter dem Aspekt „Aufforderungen“ wird verstanden, wie stark und auf welche Weise die Umwelt den Patienten drängt, seinen Konsum zu verändern. Dies ist eine bei Suchterkrankungen wichtige Einflussnahme, welche immer zu berücksichtigen ist. Bei Herrn B. gibt es nur geringe soziale Aufforderungen, aber hohe formale Aufforderungen, die Sucht zu beenden. Zum Beispiel fordert die IV-Versicherung hinsichtlich des Alkohols eine klare Abstinenz und knüpft daran auch ihre Hilfe. Er selbst findet dies richtig und eher hilfreich. Das Ausmaß der familiären Belastung in der Primärfamilie war zunächst nicht beurteilbar, hinsichtlich der aktuellen Familie ist es als „nicht vorhanden“ einzuordnen. Die psychosoziale Belastung ist insgesamt als mittel einzuschätzen.

6.5 Beurteilung von Achse II (Beziehung)

Erleben des Patienten: Herr B. berichtet, wie er im Kontakt mit Frauen oft begeistert gestartet ist, dann bald sehr anhänglich wurde und anschließend sehr enttäuscht war, wenn seine Gefühle nicht in der gleichen Intensität erwidert wurde. Als Folge zog er sich dann zurück.

Auf der Arbeit hat er mehrmals Hilfe gesucht und auch erhalten, dann wurde er sehr nähebedürftig und die anderen wurden nach und nach ärgerlich, weil er selbst nicht die nötigen Arbeitsschritte unternommen hat. In der Folge zog er sich dann zurück, auch in dem Gefühl „Ich kann das nicht“. Längerfristig war bei den Kolleginnen und Kollegen dann deutlich erkennbar, dass sie es als lästig empfanden und nicht immer „helfen“ oder „stützen“ wollten.

Erleben der anderen: In der Therapie ist er zugewandt, fast fröhlich, aber wenn dann nach langer Zeit berichtet wird, dass er wieder gespielt hat oder eine kleine Betrügerei begangen hat, fällt man als Gegenüber erst mal aus allen Wolken. Ich denke: „Wie, das hat er gemacht?“ – „Das hat er jetzt 2 Monate nicht mal erwähnt!“ Ein Gefühl der Genervtheit breitet sich aus: „Jetzt sind so viele Klippen umschifft worden, es läuft so gut und dann das.“

Zusammenfassend: Kurz könnte man sagen: Der Patient erlebt ein Im-Stich-gelassen-Werden (P: A, Item 15 „Hilfe versagen, im Stich lassen). Trotz seiner freundlichen, helfenden Art (P: P, Item 7 „sich kümmern“) macht er ärgerlich (A: P, Item 14 „ärgerlich begegnen“) und löst im anderen letztlich Abwendung aus (A: A, Item 32 „Kontakt abweisen“). Seine Anhänglichkeit wird dann als eher lästig und unangenehm aufdringlich erlebt.

6.6 Beurteilung von Achse III (Konflikt)

Versorgung vs. Autarkie: Herr B. ist jeweils massiv verunsichert worden, als es zu Trennungssituationen kam und er selbst alleine etwas auf die Beine stellen musste. Dabei geht es ihm im Kern nicht darum, dass er basal alleine gelassen wird, sondern darum, dass er eine Zuwendung nicht mehr bekommt. Dafür spricht auch, dass er auf der anderen Seite massiv versucht, anderen etwas zu geben, und letztlich dann in Sorge ist, selbst zu wenig zu haben. Von den Arbeitskollegen erhofft er sich immer Hilfe, macht sich hilfloser als er eigentlich ist, sodass dies etwas Lästiges bekommt. In diesem Zusammenhang ist das Glücksspiel auch als ein hilfloser Versuch zu sehen, sich selbst durch trickreiche Spielzüge materiell zu versorgen. Man sollte von einem sehr bedeutsamen, überwiegend passiven Versorgung-Autarkie-Konflikt (K3) ausgehen.

Selbstwertkonflikt: Zudem wird auch erkennbar, dass Herr B. letztlich in seinem Können und Wert sehr unsicher ist: So verarbeitet er die Schwierigkeiten auch sehr selbstentwertend („Ich schaffe es einfach immer wieder nicht“). Die narzisstische Thematik mit einzelnen Größenfantasien (vor allem im Spiel) berechtigt, von einem bedeutsamen Selbstwertkonflikt (K4 überwiegend passiv) zu sprechen.

Andere Konflikte: Themen des Individuation-Abhängigkeit-Konflikts (K1) klingen bei ihm an, sind aber nicht bedeutsam, ebenso das Thema des ödipal sexuellen Konflikts (K6). Bei Herrn B. handelt es sich nicht vorrangig um einen Individuation-Abhängigkeit-Konflikt (K1), da die Einschätzung ist, dass es ihm nicht allein um den Kontakt selbst geht, sondern um die Ausgestaltung von Hilfe im Kontakt. So erlebt er sich als wichtig, wenn ihm geholfen wird, und gestaltet auch seinerseits den Kontakt sehr stark als den anderen unterstützend. Die schuldhafte Verarbeitung nach Suchtrückfällen ist typisch im Rahmen der Bewegung hin zu einer stabilen Abstinenz und wird nicht als lebensbestimmendes Thema im Sinne des K5 (Schuld) verstanden.

6.7 Beurteilung von Achse IV (Struktur)

6.7.1 Selbst- und Objektwahrnehmung, Selbst- und Beziehungsregulation

Herr B. verfügt über eine relativ gute *Selbstreflexion* und kann seine *Affekte* differenziert wahrnehmen und schildern. Andere werden in seiner Schilderung spürbar und „gute“ wie „schlechte“ Seiten von anderen erkannt, benannt und ausgehalten. So ist die Schilderung wichtiger anderer, wie z. B. früherer Freundinnen, plastisch, lebendig und nachvollziehbar. Gegenüber der Tochter ist er voller Stolz, kann aber auch gut kritische Anmerkungen machen bei aller Bewunderung. Selbst gegenüber den Mitarbeiterinnen und Mitarbeitern der Behörden, welche oft sehr schwierige Nachrichten für ihn habe, ist er in seiner Wahrnehmung angemessen und schützt selbst bei großem Ärger die Beziehung. Hier ist von einem mäßigen Strukturniveau zu sprechen.

Jenseits der Suchtdynamik kann man Herrn B. als überreguliert, vielleicht zu rigide, beschreiben und häufig hält er *negative Affekte* nicht sehr gut aus. Er versucht, seine *Beziehungen zu schützen,* antizipiert die Folgen seines Handelns und ist innerlich und äußerlich um einen *Interessenausgleich* bemüht.

6.7.2 Abwehr

Seine Abwehr ist weitgehend intrapsychisch und weist nur einen geringen Grad an *Interpersonalität* auf. Dies wird u.a. bei seiner schuldhaften Verarbeitung von Verfehlungen deutlich und auch, als er sich bei schwierigen Impulsen gegenüber Arbeitskollegen erwischt. Hier ertappte er sich z.B. bei der Fantasie, bei der Abrechnung der Arbeitsmenge gegenüber dem Vorgesetzten zu „schummeln“. Zudem sind seine *Erlebensmöglichkeiten* zwar leicht eingeschränkt, weisen aber keinen bedrohlichen oder verfolgenden Charakter auf. Seine Abwehr muss somit als insgesamt „unauffällig neurotisch“ bzw. mäßig beschrieben werden.

6.7.3 Kommunikation nach innen und außen, Bindung an innere und äußere Objekte

Insgesamt zeigt sich, was seine *Fantasien* und sein *Erleben* angeht, ein durchweg mäßiges Strukturniveau. Dies gilt auch für die Bindung an innere und äußere Objekte, wenngleich *„Bindung lösen“* am ehesten eine Schwäche darstellt und als mäßig bis gering eingeschätzt wird.

6.7.4 Suchtgeschehen

Gleichzeitig ist man vom Suchtgeschehen beeindruckt und erlebt, wie er in Krisenmomenten trinkt oder das pathologische Spielen nicht lassen kann. In der diagnostischen Einschätzung überlegt man, ob ein solches destruktives Geschehen nicht mindestens mit einem insgesamt mäßig bis geringen oder gar geringen Gesamtstrukturniveau einhergehen muss. Jenseits der Suchtdynamik ist er in seiner Impulssteuerung überreguliert und etwas zu rigide. Der Alkoholkonsum der letzten Jahre bzw. die zwischenzeitlichen Alkoholrückfälle finden nicht reflektorisch bei Überforderung der strukturellen Fähigkeiten statt, sondern sind Ausdruck des Rückfalls in die eingeübte Abwehr durch Konsum. Zu Beginn der Konsumgeschichte war der Alkoholkonsum ein Versuch der Entspannung, welcher sich nach und nach ausweitete und dann im „abendlichen Kontrollverlust“ endete. Es ist berechtigt, die *„Impulsteuerung“* und *„negative Affekte ertragen“* mit mäßig bis gering einzuschätzen, man wird letztlich aber ein mäßiges Gesamtstrukturniveau angeben müssen.

Zusatzmodul: OPD-Suchtspirale, Verselbstständigung und Aneignung

Im OPD-Modul Abhängigkeitserkrankungen wird noch einmal versucht, eine qualitative Beschreibung der Suchtdynamik in Kombination mit der OPD-3-Diagnostik zu erstellen, die Verselbstständigung zu beschreiben und quantitativ einzuschätzen. Zusätzlich zur OPD „Abhängigkeit Achse I“ wird hier nochmals eine qualifizierte Einschätzung der Aneignung nach Manual vorgenommen.
Folgt man der Suchtspirale von psychodynamischer Funktion, Gewöhnung, Konsumsteigerung, Schädigung und eventueller sekundärer Funktion (Abbildung 6-1), kann man beschreiben, dass Herr B. zunächst das Suchtmittel zur Entspannung und zur Freude einsetzt und sich daraus eine mittelgradige Gewöhnung ergibt. Die Konsumsteigerung ist

dabei längerfristig eher gering ausgeprägt, aber es kommt zu einer hohen Schädigung mit Jobverlust, leichter Delinquenz, Beziehungsverlust etc. Körperliche Schäden sind bisher nicht aufgetreten. Letztlich muss von einer hohen Bedeutung der sekundären Funktion gesprochen werden, in welcher der Konsum vor allem der Bewältigung der Konsumfolgen dient. Sehr deutlich ist zu sehen, dass das Glücksspiel seine Attraktivität inzwischen vor allem daraus bezieht, dass die finanziellen Folgen des Glücksspiels (in der Fantasie) wieder ausgeglichen werden könnten.

In der detaillierten Abhängigkeitseinschätzung korrespondieren beide Konflikte, Versorgung (K3) wie auch Selbstwert (K4), deutlich mit der Suchtspirale. Die Verselbstständigung der Abhängigkeitserkrankungen muss als hoch (3) eingeschätzt werden; das System erhält sich weitgehend selbst aufrecht (Stichwort: hohe Eigendynamik) und hat nur noch einen geringen Bezug zur psychodynamischen Ursprungsfunktion. Besonders erkennbar ist dies beim Glücksspiel, bei dem z.B. die reine Nähe zum Ort des früheren Spiels ein starkes Spielverlangen auslöst.

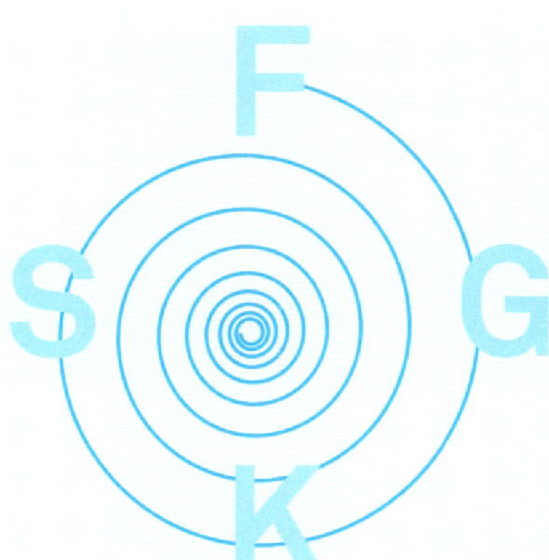

Abbildung 6-1: OPD-Suchtspirale.

Hinsichtlich der Aneignung ist von einer guten Akzeptanz (4) auszugehen. Herr B. will suchtfrei leben und erkennt seine Unfähigkeit zum mäßigen Konsum klar an. Dies ist eine außergewöhnlich gute Ausgangslage. In seiner Vorstellung ist ein konsumfreies Leben die Lösung des Problems. Dass er sich als Person dauerhaft dafür verändern muss, hat er bisher nicht wirklich berücksichtigt und wird ein Schwerpunkt der längerfristigen Therapie werden müssen.

6.8 Psychodynamische Überlegungen und Epikrise

Herr B. begibt sich in Behandlung, als die Auswirkungen seiner Suchterkrankung zunehmend gravierender werden und der Sozialhilfemitarbeiter ihn schließlich dazu bewegt. Beschämt tritt er die Therapie an und erkennt, dass eine Fortsetzung der bisherigen Lebensweise nicht länger möglich ist. Über einen langen Zeitraum hat er diesen Schritt hinausgezögert, wobei zentrale „unangenehme Details" seiner Lebenssituation auch im therapeutischen Prozess erst sukzessive ans Licht treten. Der Tod der Mutter markiert einen tiefen Einschnitt, obwohl die Störung nicht damit beginnt und zur damaligen Zeit keine Therapieaufnahme erfolgt. Nach der Trennung von seiner Ehefrau scheint er einer Therapie nahe, reagiert jedoch vorrangig mit einer Eskalation seines Suchtverhaltens.

Zu Therapiebeginn ist er hinsichtlich Alkohols seit einigen Monaten abstinent, nachdem zuvor ein unregelmäßiger Konsum mit Kontrollverlust bestanden hatte. Alkoholrückfälle treten in den ersten Monaten der Behandlung auf. Im Hinblick auf das Glücksspiel besteht zunächst keine Abstinenz, das Thema bleibt zunächst im Hintergrund und muss vom Therapeuten eingebracht werden.

Seine sehr behütete Kindheit, eng im Kontakt mit der Mutter, ohne Vater und ohne Geschwister, hat letztlich dazu beigetragen, dass er seine Versorgungswünsche kaum relativiert hat. Zudem muss man davon ausgehen, dass er sich unabhängig von der Mutter zu wenig in seinem Wert beweisen konnte. Der Beginn der Symptomatik ist schleichend und findet vor dem Hintergrund der Konflikte statt. Anders als vielleicht erst zu vermuten, sind es nicht strukturelle Defizite, welche die Symptomatik treiben. Die Kriterien für die Alkoholabhängigkeit und auch für das pathologische Glücksspiel sind aber klar erfüllt.

Seine Ressourcen ermöglichten es ihm, vor der Therapie eine Alkoholabstinenz aufzubauen, auch ohne stationären Entzug und Entwöhnung, wenngleich diese noch nicht sehr stabil ist. Rückfälle führen nicht zum Abbruch der Therapie oder zum „völligen Verschwinden in der Sucht“. Spielen und Vernachlässigung von Alltagspflichten sind deutlich vorhanden.

Die Auseinandersetzungen in seiner früheren Tätigkeit, mit der ehemaligen Partnerin (Mutter der Tochter) und auch aktuell mit den finanziellen Folgen seiner Arbeitslosigkeit und Spielsucht bedrängen ihn stark. Er kann sich kaum vorstellen, wieder richtig einen Job auszuüben, versucht aber, mit einzelnen Nachhilfestunden beruflich tätig zu sein.

Es besteht eine Indikation für eine ambulante Therapie (1 Stunde/Woche), welche in der Schweiz analytische Psychotherapie genannt wird und in etwa einer tiefenpsychologisch fundierten Psychotherapie in Deutschland entspricht. Die Therapie ist speziell adaptiert für Abhängigkeitserkrankungen, um ein Misslingen zu verhindern. Alternativ wurde ein stationärer Aufenthalt erwogen, dagegen sprach aber zum einen, dass keine akuten kritischen Entzugserscheinungen zu erwarten sind, und zum anderen, dass Herr B. mit dem mäßigen Strukturniveau über einige Ressourcen verfügt. Als Drittes ist die Aneignung der Suchterkrankung als hoch einzuschätzen. Die Therapie ist hinsichtlich beider Suchtformen klar abstinenzorientiert und als Langzeitverfahren angelegt.

In der Therapie geht es zunächst um seine Stabilisierung, die Festigung der Rahmenbedingungen und um den Aufbau einer tragfähigen Beziehung. Er selbst entwickelt rasch eine deutlich positive Übertragung zu seinem aus Deutschland stammenden männlichen Therapeuten. Seitens des Therapeuten liegt der Fokus auf einer vertrauensvollen Beziehung, welche vor allem daran arbeitet, ehrlich alles zu benennen. Die Konfliktthemen, insbesondere die Selbstwertthematik, werden erst später im Prozess bedeutsam.

Im Unterschied zu nicht suchtbezogenen Therapien wird das Setting nach rund 2½ Jahren nicht beendet, sondern in einen Rhythmus von 1 Stunde alle 2–3 Monate überführt. Der langfristige Schwerpunkt liegt nun auf Rückfallprophylaxe. Herr B. nutzt diese wenigen Termine zur Klärung aktueller Problemstellungen sowie zum Erhalt des Kontaktes, den er als unterstützend erlebt. Kritisch sei angemerkt, dass die Förderung der Selbstständigkeit hierbei möglicherweise in den Hintergrund tritt.

7 „Nimm mich mit Liebe an“

Claudia Oberbracht, Ole Karkov, Martin Lüdemann, Alexander Niecke, Silke Pless

Hauptdiagnose:

ICD-10: F33.1 Rezidivierende depressive Episoden, aktuell mittelschwer

ICD-11: 6A71.1 Rezidivierende depressive Störung, gegenwärtig mittelgradige Episode (ohne psychotische Symptome)

Im vorliegenden Kapitel wird über das übliche Format dieses Buches hinausgehend eine Einzelfallschilderung um die Darstellung einer Therapiegruppenkonstellation ergänzt. Es soll gezeigt werden, wie viel OPD sowohl zum Verständnis der Patientin als auch zur Analyse der Gruppe beiträgt.

7.1 Erstkontakt

Die 37-jährige Patientin erscheint überraschend in Begleitung ihrer 13-jährigen Tochter zum Erstgespräch, sodass die Aufmerksamkeit zunächst auf das Mädchen gelenkt wird. Die Tochter wirkt durch dunkle Augenringe stark mitgenommen, blickt stumm und trotzig. Im Kontrast dazu steht die wortreiche, aber unstrukturiert wirkende Mutter, die ihre Tochter anweist, sich im Wartezimmer zu beschäftigen. Noch gedanklich bei der Tochter verhaftet, fällt die affektive Orientierung auf die Patientin zunächst schwer.

Die Patientin ist eine feingliedrige, zugleich kräftige Frau mit ebenmäßigem Gesicht und wachen blauen Augen; ihre Eltern sind kurdischer Herkunft. Im Kontakt wirkt sie rasch vereinnahmend: Sie redet viel, fragt gezielt und beobachtet aufmerksam. Ihre immense Bedürftigkeit ist unmittelbar spürbar und induziert den Wunsch, ihr Verständnis und Unterstützung zuzusichern. Gleichzeitig ist eine unterschwellige Spannung wahrnehmbar, die eine affektive Labilität andeutet.

Tatsächlich schlägt die Stimmung bald um: Es folgt der Vorwurf, man habe ihr nicht richtig zugehört. Diese plötzliche Wendung löst in der Gegenübertragung Erschrecken und Einschüchterung aus. Erst nachdem sie überzeugt scheint, ihr Anliegen „bewiesen“ zu haben, beruhigt sie sich.

Die Patientin lebte nur ein Jahr mit dem Kindsvater zusammen; die Beziehung war von Konflikten und Gewalt geprägt. Er sei arbeitslos, alkoholgefährdet und keine Stütze, dennoch bestehe eine starke innere Bindung an ihn. Zu ihrer Herkunftsfamilie beschreibt sie eine Entfremdung: Die Eltern seien alt und kritisch, die Brüder mit sich selbst beschäftigt. Sie fühle sich ausgeschlossen.

Ein prägnantes Bild für ihre frühe orale Bedürftigkeit ist der Bericht, sie habe bis zum 12. Lebensjahr aus dem Fläschchen getrunken („hungrig gewesen“); erst eine kieferorthopädische Behandlung beendete dies. Beruflich scheiterten mehrere Versuche trotz hohen Engagements an wiederkehrenden interpersonellen Konflikten, was in den Bezug von Bürgergeld mündete. Auch im sozialen Nahraum erlebt sie sich isoliert; Halt bieten lediglich zwei Freundinnen mit ähnlichem Hintergrund.

7.2 Biografische Aspekte

Die Patientin schildert eine Kindheit geprägt von Einsamkeit und emotionaler Vernachlässigung. Während die Eltern arbeiteten und die Brüder zusammen spielten, blieb sie außen vor; soziale Teilhabe (z.B. Kindergeburtstage) wurde ihr verwehrt. Trotz ihrer Intelligenz fehlte es an Förderung; materielle und kulturelle Unterschiede führten zu Ausgrenzungserfahrungen, die Wut und Enttäuschung hinterließen.

Diese Affekte beeinträchtigen heute ihre Mentalisierungsfähigkeit. Schambesetzt und unter Tränen berichtet sie von impulsiven Durchbrüchen gegenüber ihrer Tochter (Schlagen, Beißen) – Verhaltensweisen, die sie als Wiederholung eigener Gewalterfahrungen durch Vater und Brüder zutiefst verabscheut. Sie äußert eine tiefe Sehnsucht nach Zugehörigkeit.

Symptomatisch stehen Schlaf- und Konzentrationsstörungen, soziales Rückzugsverhalten, Grübeln und Adipositas im Vordergrund. Suchtmittelkonsum wird verneint.

Ein Leitmotiv ihres Lebens ist der Konjunktiv („wäre“): Der Großvater wäre gern sesshaft geworden, die Eltern wären glücklicher ohne Zwangsheirat, sie selbst wäre als Sohn freier gewesen. Dieser Gegensatz zwischen Realität und Potenzial prägt ihr Selbstbild. Sie trägt den unbewussten Auftrag, den familiären „Fluch des Ausgeschlossenseins“ zu durchbrechen, reinszeniert ihn jedoch fatalerweise immer wieder. Ihr Name, der „Nimm mich mit Liebe an“ bedeutet, steht symbolisch für das bislang Uneingelöste.

Exkurs

Die Patientin in der Gruppentherapie

Die Schwierigkeiten der Patientin liegen vor allem darin, dass sie aufgrund emotionaler Unterversorgung einen starken Objekthunger (Sehnsucht nach Liebe) und eine Angst vor Ausgeschlossenheit entwickelt hat. Diese Angst und die Gefahr einer Retraumatisierung haben tiefe Wurzeln – in ihrer persönlichen Biografie wie auch in der Familiengeschichte über mehrere Generationen, die Erfahrungen von Ausgrenzung in der Türkei und später in Deutschland beinhalten. Diese Themen spielen sich sowohl auf einer inneren (Brüche im Selbstbild und in Objektbildern) als auch auf einer äußeren Bühne (Brüche im Lebenslauf und reale Ausgrenzungen) ab. Die anderen reagieren entsprechend ihrer eigenen Prägung und ihrer gesellschaftlich-kulturellen Wertehaltung – etwa in Bezug auf Geschlecht, Kindererziehung oder den Ausdruck von Gefühlen – meist eher ablehnend, was die Patientin erneut kränkt. Die zentralen Schwierigkeiten liegen somit im interpersonellen Bereich und beeinträchtigen ihr Leben erheblich (Arbeitslosigkeit, Einsamkeit, Geldsorgen).

In der Gruppe finden sich neben ihr 3 Frauen und 4 Männer im Alter von 50 bis 60 Jahren. Sie fällt durch ihr jüngeres Alter und ihre Arbeitslosigkeit auf. Ein weiteres Mitglied hat familiären Migrationshintergrund, was sie anfänglich erleichtert. Die Gruppe lebt in stadtnaher Umgebung und teilt ein bürgerlich-normatives Wertesystem: Pflichterfüllung, Anstand und Fürsorge gelten als selbstverständlich. Entsprechend kreisen die Gespräche häufig um familiäre Sorgen, und die Aufmerksamkeit der Gruppe verteilt sich gleichmäßig auf alle.

Da wirkt die scharfe Bemerkung der Patientin wie ein Paukenschlag: Sie erklärt, die anderen hätten keine Probleme, während sie selbst das Problem darstelle. Sodann beschreibt sie ausführlich ihre vielen Schwierigkeiten. Die Gruppe hört zunächst geduldig zu, macht Vorschläge und genießt es, einmal nicht selbst im Mittelpunkt zu stehen. Doch zeigt sich in dieser Dynamik ihre Angst vor Ausgrenzung: Indem sie vorwegnimmt, ausgeschlossen zu werden, identifiziert sie sich mit dem Schwachen und projiziert Stärke und Gesundheit auf die anderen. Diese werden so zu „Tätern“, sie selbst zum Opfer – und provoziert damit unbewusst genau den Ausschluss, den sie fürchtet.

Nach mehreren Sitzungen erkennen die Mitglieder, dass hinter dem Verhalten der Patientin eine nie gestillte Erwartungshaltung steht.

Die Aufmerksamkeit richtet sich zunehmend auf die Therapeutin, die diese Bedürftigkeit zu ordnen oder zu begrenzen hat. Allmählich wird klar, dass nun die ganze Gruppe in das Problem verwickelt ist. Das erzeugt Unzufriedenheit; die Mitglieder reagieren verhalten vorwurfsvoll, klagsam und latent mürrisch, achten aber sorgfältig darauf, die guten Umgangsformen zu wahren.

7.3 Beurteilung von Achse I (Krankheitserleben und Behandlungsvoraussetzungen)

7.3.1 Diagnosen

Die Patientin leidet unter rezidivierenden depressiven Episoden, aktuell besteht eine mittelschwer ausgeprägte Episode (ICD-10: F33.1, ICD-11: 6A71.1), weiterhin bestehen deutliche Persönlichkeitsbeeinträchtigungen, die aber nicht den Umfang einer Persönlichkeitsstörung nach ICD-10 erfüllen. In ICD-11 würde eine mittlere Persönlichkeitsstörung (6D10.1) mit den Merkmalen negative Affektivität (6D11.0) und Enthemmung (6D11.3) eingeschätzt werden.

7.3.2 Schweregrad, Dauer und Verlauf

Die psychische Symptomatik ist durch anhaltend mäßige Beschwerden gekennzeichnet (GAF: 51–60). Anhand der interpersonellen Konflikte ablesbar, können die sozialen Funktionen ebenfalls als anhaltend mäßig eingeschränkt eingestuft werden (GAF: 51–60). Demgegenüber sind die beruflichen Funktionen anhaltend erheblich eingeschränkt (GAF: 41–50). Die Dauer der Symptomatik besteht bereits mehr als 10 Jahre. Medikamente werden nicht eingenommen. In der Kindheit wurde eine Therapie begonnen, aber vorzeitig beendet.

7.3.3 Krankheitskonzept

Das subjektive Krankheitskonzept der Patientin kann als sozial bezeichnet werden, da sie die Ursache ihrer Beschwerden als vor allem von außen begründet ansieht (Familie mit Migrationshintergrund, Kollegen, Lebenssituation, Nachbarn). Da sie aber darüber hinaus ihre Beschwerden auf ihr intrapsychisches Erleben und interpersonelles Verhalten zurückführt, kann man zusätzlich von einem psychischen Krankheitskonzept sprechen.

7.3.4 Behandlungskonzepte

Die Patientin setzt Hoffnung auf die Durchführung einer Psychotherapie, von daher ist von einem psychotherapeutischen Behandlungskonzept auszugehen. Ferner stellt sich die Patientin aber auch vor, dass es ihr mit einer größeren Wohnung oder höherem Einkommen psychisch besser ginge (soziales Behandlungskonzept).

7.3.5 Leidensdruck und Coping

Die Patientin hat einen ausgeprägten Leidensdruck. Dem stehen eingeschränkte Bewältigungsmöglichkeiten gegenüber (geringes Strukturniveau, Versorgung-vs.-Autarkie-Konflikt, Selbstwertkonflikt).

7.3.6 Psychosoziale Unterstützung

Leider verfügt die Patientin über wenig psychosoziale Unterstützung, weil sich ihre Familie sehr im Hintergrund hält und es der Patientin schwerfällt, in anderen etwas hervorzurufen, was Hilfsbereitschaft mobilisiert.

7.3.7 Offenheit

Die Patientin ist zwar daran interessiert, Verbindungen zwischen äußeren Anlässen und innerem Erleben zu erkunden, wenn es aber um die umgekehrte Wirkungsrichtung geht (wie wirkt ihr Verhalten auf andere), ist sie versperrt und empfindet dies leicht als Schuldzuschreibung.

7.3.8 Innere und äußere Veränderungshemmnisse

Die Patientin hat von klein auf viele Schuldzuweisungen erfahren, von daher ist Verantwortungsübernahme für das eigene Tun nicht positiv besetzt. Das ist ein inneres Veränderungshemmnis. Ein äußeres könnte sein, dass sie sich im Laufe der Jahre in ihrer Wohnung in eine Festung zurückgezogen hat, was die Bereitschaft zu arbeiten hemmen könnte.

7.3.9 Sekundärer Krankheitsgewinn

Im Moment erscheint die Option, andere verantwortlich zu machen, als eine Entlastung und als ein Gewinn.

7.3.10 Psychotherapieziel

Die Patientin möchte in erster Linie ihr Kind besser vor ihren Zuständen und Impulsdurchbrüchen schützen. Des Weiteren würde sie gerne verstehen, warum Interaktionen häufig misslingen. Sie wünscht sich sehr, geliebt und integriert zu sein.

7.4 Beurteilung von Achse II (Beziehung)

Erleben der Patientin: Im Selbsterleben nimmt die Patientin andere als distanziert und nicht hilfsbereit wahr. Sie fühlt sich dadurch infrage gestellt und reagiert mit Unverständnis auf die ärgerlichen Reaktionen ihres Umfelds. Sich selbst sieht sie dabei komplementär als übermäßig fürsorglich und altruistisch, jedoch unfähig zum Selbstschutz, weshalb sie sich notgedrungen zur Wehr setzen müsse („um das Ärgste zu verhindern“).

Erleben der anderen: Im Objekterleben wird die Patientin als sehr anlehnungsbedürftig und zuneigungssuchend, dabei auch bedrängend wahrgenommen. Sie artikuliert ihre Bedürfnisse vehement und reagiert vorwurfsvoll auf wahrgenommene Frustration. Das Gegenüber erkennt ihre Bedürftigkeit und reagiert zunächst mit übermäßiger Fürsorge. Da diese jedoch nie auszureichen scheint, entsteht beim Gegenüber der Impuls, sich schuldbewusst zu distanzieren („auf der Hut sein“), um die eigene Integrität zu wahren.

Interpersonelles Muster: Durch ihre unstillbare Sehnsucht nach Annahme inszeniert die Patientin unbewusst einen maladaptiven Zirkel: Ihr emotionaler Hunger überfordert das Objekt, das sich nach vergeblichen Versuchen der Befriedigung zurückzieht. Dieser Rückzug aktiviert bei der Patientin eine archaische Enttäuschungswut, die in grenzüberschreitende Provokationen mündet. Die Folge sind erneute Zurückweisung, Verurteilung und Ignoranz durch das Umfeld, was ihre ursprüngliche Annahme bestätigt.

Exkurs

Beziehungsmuster in der Gruppe

In der Gruppentherapie reinszeniert sich dieses Muster exemplarisch: Die Gruppe wehrt eigene passive Versorgungswünsche ab, indem sie kollektiv die aktive, „gebende“ Position einnimmt. Die Patientin übernimmt als Sündenbock stellvertretend die abgewehrten passiven Anteile (die „Bedürftige“) und zieht damit die Missbilligung der Gruppe auf sich.

7.5 Beurteilung von Achse III (Konflikt)

Wenn man sich zur Beurteilung der psychodynamischen Konflikte die Biografie der Patientin ansieht, beginnt die Geschichte von Zurückweisung, Ausgrenzung und Lieblosigkeit bereits drei Generationen vorher. Schon beim Großvater spielt dieses Thema eine zentrale Rolle: Aufgrund seiner ethnischen Zugehörigkeit findet er keine menschliche Aufnahme. Der familiären Überlieferung zufolge wird er siebenmal zurückgewiesen. In der Elterngeneration wiederholt sich dieses Muster. Die Eltern finden – vor dem Hintergrund einer Zwangsverheiratung – keine liebevolle Beziehung zueinander.

Versorgung vs. Autarkie: Mit dieser transgenerationalen Belastung entfaltet sich auch im Leben der Patientin der Konflikt zwischen Versorgungsbedürfnis und Autarkiestreben. Sie fühlt sich in ihrer Familie nicht geborgen, von den Brüdern ausgeschlossen, in der Schule unbeliebt und in der Partnerschaft im Stich gelassen. Ein tiefer Wunsch nach Liebe und Angenommensein wurde bei ihr nur unzureichend erfüllt. Daraus entwickelt sich ein übermäßiges Verlangen nach Geborgenheit und Fürsorge durch andere, was sich eindrücklich im Festhalten an dem Fläschchen zeigt. Dieses Bedürfnis ist so vereinnahmend, dass es ihre reiferen Anteile an strukturellen Möglichkeiten – Humor, wacher Geist, anmutiges Erscheinungsbild – überlagert und andere in Beziehungen überfordert oder vertreibt.

In der Gegenübertragung fühlt man sich von ihr ausgenutzt und spürt den Impuls, sich abzugrenzen. Dies gilt umso mehr, als die Patientin Schuldgefühle erzeugt und aus Enttäuschungswut heraus andere angreift. Bedauerlicherweise richtet sich dieser Angriff auch gegen ihre Tochter, die sie sehr liebt, die aber dennoch zum Ziel ihrer aufgestauten Wut wird. Die pubertätsbedingten Ablösungstendenzen der Tochter verschärfen die Situation zusätzlich, da für die Patientin das Risiko besteht, zunehmend auf sich allein gestellt zu sein. Dies stellt eine auslösende Situation dar.

Selbstwert: Das Gefühl, ausgegrenzt und ungeliebt zu sein, wirkt sich negativ auf ihren Selbstwert aus. Sie fragt sich, warum sie niemand wirklich haben will. Sie fühlt sich, als sei sie es nicht wert, dass jemand dauerhaft zu ihr hält. Daher bemüht sie sich, zu glänzen und zu gefallen. In Momenten tiefer Kränkung wird es notwendig, dass sie sich innerlich überhöht: Sie erlebt sich dann als intellektuell oder moralisch überlegen, um einen inneren Zusammenbruch zu vermeiden. Sie realisiert nicht, dass diese Selbstüberhöhung auf andere abstoßend wirkt.

Exkurs

Konfliktthemen in der Gruppe

In der Gruppe bringt die Patientin insbesondere das Thema „Versorgung versus Autarkie" in Resonanz. Die Gruppe erlebt sich selbst eher als autark und versorgend.
Zunächst fügt sich die Patientin scheinbar passend ein, da sie als Jüngste und Bedürftigste die Rolle der Empfangenden übernimmt. Dadurch können sich die anderen als überlegen, heil und potenziell hilfreich erleben. Dieses Selbstbild der Gruppe gerät ins Wanken, als die Mitglieder feststellen, dass sie die Patientin nicht „sättigen" können – und diese weiterhin fordert.
Möglicherweise wiederholt sich hier ein familiäres Muster: Vielleicht war sie auch dort diejenige, an der die Abhängigkeit und Bedürftigkeit aller stellvertretend durchgespielt wurde. Das könnte auch erklären, warum sie von ihrer Familie wiederholt im Stich gelassen wurde: Möglicherweise hat die Familie ihre eigenen Anklammerungswünsche bei der Patientin gesehen (projiziert) und sich dann von ihr abgewandt, um Abstand zur eigenen Schwäche zu gewinnen (Prinzip: Sündenbock).
So kann die Familie – ebenso wie die Gruppe – ein Bild von Stärke und Unabhängigkeit wah-

ren, während die Patientin den Schmerz trägt. Indem sie diesen Schmerz betont, hofft sie unbewusst, doch noch akzeptiert und in die Gemeinschaft aufgenommen zu werden – sei es in der Gruppe, in ihrer Herkunftsfamilie oder in der Gesellschaft (deutsch wie kurdisch).

7.6 Beurteilung von Achse IV (Struktur)

7.6.1 Selbst- und Objektwahrnehmung

Die Patientin ist mit durchschnittlicher Intelligenz und einer genauen Beobachtungsgabe ausgestattet. Vor diesem Hintergrund verfügt sie stellenweise über eine bemerkenswerte *Selbstreflexionsfähigkeit,* verbunden mit einem ausgeprägten Humor („Ich scheine hier die einzige Patientin zu sein“). Allerdings ist diese Fähigkeit sowohl konflikthaft (die oralen Befriedigungswünsche überschwemmen die Einsicht, dass sie zu viel verlangen könnte) als auch strukturell beeinträchtigt (es fällt ihr schwer, sich in andere einzufühlen, insbesondere, wenn sie konfliktbedingt unter starker Anspannung steht, z. B. bei Kränkung).

Von struktureller Seite ist davon auszugehen, dass die Erfahrung von Ablehnung durch andere ihre Bereitschaft und Fähigkeit, stabil Verantwortung für das eigene Handeln zu übernehmen, nachhaltig geschwächt hat. Auch wenn sie erkennt, dass sie die Tochter schlägt und ihre Impulskontrolle verliert, kann sie beispielsweise die körperlichen Angriffe auf die Tochter nicht dauerhaft beenden oder sich diesbezüglich realistisch einschätzen (mäßig bis gering).

Dabei fällt auf, dass sie ihre *Affekte* grundsätzlich *wahrnehmen* kann (z. B. Hoffnung auf Liebe und Zugehörigkeit), jedoch nur eingeschränkt Ambivalenzen erlebt (mäßig). Ihre *Identität* kann sie umreißen, was vor dem Hintergrund ihrer vielfältigen Identitätshintergründe eine anspruchsvolle Aufgabe darstellt (kurdisch, türkisch, deutsch, Religionsgemeinschaft, Erwartungen der Eltern, gesellschaftliche Ansprüche, Kinderrolle, Mutterrolle, Begabung, Arbeitslosigkeit).

Die *Selbst-Objekt-Differenzierung* scheint nur mäßig bis gering integriert zu sein, was sich beispielsweise bei den häufigen Arbeitsplatzverlusten zeigt. Offensichtlich stürzt sie sich mit viel Elan ins Tun, berücksichtigt jedoch zu wenig, was andere von ihr erwarten könnten oder welche unterschiedlichen Interessen jene haben und vor allem inwieweit sie sich von diesen abgrenzen sollte. Dieser Vorgang lässt auf ein allenfalls mäßiges, in Teilen geringes Integrationsniveau der *objektbezogenen Affekte* und der *Objektwahrnehmung* schließen – die Affekte und die Realität anderer werden häufig verzerrt wahrgenommen.

7.6.2 Selbst- und Beziehungsregulation

Die *Impulssteuerung* ist nicht ausreichend (z. B. im Umgang mit der Tochter) und daher mäßig bis gering ausgeprägt. Sie wird vor allem durch Inhalte angestoßen, die die fragile *Selbstwertregulierung* der Patientin überfordern („Keiner will mich“). *Affekte* überschreiten teilweise ihre intrapsychischen Verarbeitungsmöglichkeiten und wirken interpersonell destruktiv (mäßig bis gering integriert). Es kommt zu projektiver Identifizierung (die Therapeutin fühlt sich ungenügend) und Spaltung.

Die *Beziehungen* werden dadurch stark belastet, der *Interessenausgleich* ist beeinträchtigt (sie redet in der Gruppe deutlich mehr als andere), die *Antizipationsfähigkeit* ebenfalls. Die *Erlebensmöglichkeiten* sind begrenzt, da sie sowohl konflikthaft eingeschränkt als auch durch sozialen Rückzug real eingeengt sind (mäßig bis gering integriert).

7.6.3 Kommunikation nach innen und außen

Gleichzeitig sind das *affektive und lustvolle Erleben* zu wenig sinnlich und positiv erlebbar (z. B. Essverhalten, Redeschwall) (mäßig integriert). Dies hat Folgen für das *Körpererleben* der Patientin. Sie lehnt ihren Körper ab, was – wenn es sehr im Vordergrund steht – auf ein geringes Strukturniveau hinweist. Die Patientin meint, sich in andere gut *einfühlen* zu können, verfehlt aber dennoch konfliktbedingt die reale Einschätzung des Gegenübers (mäßig integriert). Dadurch fühlt sich ihr Gegenüber durch ihr Überengagement und ihre *Kontaktaufnahme* oft bedrängt – auch dies ist als mäßig integriert einzuschätzen.

7.6.4 Bindung an innere und äußere Objekte

Die *Internalisierungen* der Patientin sind angesichts tragischer Zurückweisungserfahrungen eher von warnenden und schmerzhaften inneren Bildern geprägt als von Ermunterung und Zuversicht. Gleichzeitig gibt es jedoch auch ein inneres Bild bzw. einen Auftrag, nicht aufzugeben und weiterzusuchen. Das hat etwas Kraftvolles und Unbeugsames, auch wenn immer wieder Verlorenheit droht (mäßig integriert).

Wenngleich die *inneren Objekte* vernachlässigend geschildert werden, haben sie dennoch eine ermutigende Seite und sind daher teilweise hilfreich (mäßig integriert). Die *Variabilität* der inneren Bilder ist eingeschränkt, und triadische Konstellationen (Patientin, Mann, Tochter) haben keinen stabilen Bestand (mäßig integriert). Auch wenn sich *Bindungen*, insbesondere bei Abhängigkeiten, schwierig gestalten, können sie doch aufrechterhalten werden. Die Patientin hält an der Tochter fest und setzt sich für sie ein (mäßig integriert).

Die Patientin zeigt sowohl eine Neigung zum *Misstrauen* als auch dazu, sich *unkritisch anzuvertrauen* (mäßig bis gering integriert). Ihre Fähigkeit zur *Loslösung* ist durch die Tendenz zur Anklammerung (z. B. an den Ex-Ehemann) eingeschränkt und auf mäßigem Niveau anzusiedeln.

Exkurs

Strukturniveau der Gruppe

Die Gruppe ist hinsichtlich Alter und Lebenshintergrund relativ homogen. Sie versammelt sich um die Aufgabe, dass jedem Mitglied durch Zuhören und hilfreiche Hinweise bei der Bewältigung familiärer Verpflichtungen geholfen werden soll. Dabei besteht eine numerische Vorstellung von Gerechtigkeit (z. B. Redezeit) und eine normative Vorstellung von Angemessenheit (aggressionsarm, verantwortungsvoll, besorgt). Alle achten peinlich genau darauf, dass starke Affekte, Fantasien und unbekannte Wege vermieden werden. Die Gruppe ist klagsam und latent unzufrieden, der Dialog dominiert als Kommunikationsform.
Hier stellt sich die Frage nach dem Platz der Patientin in der Gruppe, denn sie stellt gerade dieses Muster von Vorsicht, Kontrolle und Überregulierung infrage. Durch sie erscheint die Gruppe weniger harmonisch, aber lebendiger und im besten Sinne konfliktreicher. Genau darin liegt die Chance, dass die Gruppe herausgefordert und weiterentwickelt wird: Durch die Interaktion mit der Patientin kann sie affektiver, integrierter und lebendiger werden. Die Gruppe braucht sie gewissermaßen, um aufgerüttelt zu werden und die eigenen unbewussten Normen und kulturellen Selbstverständlichkeiten zu reflektieren – also das, was eine „gute Gruppe" vermeintlich ausmacht.
Derzeit handelt es sich jedoch noch um eine „Grummelgruppe". In Analogie zum individuellen Strukturniveau der Beteiligten könnte man hier ein mäßiges Integrationsniveau annehmen.

7.7 Psychodynamische Überlegungen und Epikrise

Die Patientin stellt sich vor, weil sie sich zunehmend einsam fühlt und punktuell ihr Verhalten gegenüber der Tochter kritisch hinterfragt. Das Gefühl, nicht dazuzugehören, sowie die Schwierigkeit, sich emotional zu regulieren, verbunden mit interpersonellen Problemen, sind der Patientin seit Langem vertraut und lebensbegleitend. Während sie in der frühen Adoleszenz intensive Liebesaffären erlebte, war in den letzten Jahren der geborgene Kontakt zur Tochter ein stabilisierender Faktor.

Auslösend für die aktuelle Zuspitzung ihrer inneren Verfassung ist die beginnende Pubertät und zunehmende Verselbstständigung der Tochter. Dies stößt aufseiten der Patientin alte Gefühle von Verlassenheit und Ausgeschlossen-Sein an. Dadurch verschärft sich ihr Versorgungskonflikt (ich bin wieder allein) und der Selbstwertkonflikt (ich kann niemanden bei mir halten) intensiviert sich. Unter dieser erhöhten Spannung brechen brüchige Strukturen auf, was zu einer Verschlechterung insbesondere der Fähigkeiten zur Selbst-Objekt-Differenzierung, Impulskontrolle und emotionalen Kontaktaufnahme führt.

Die Patientin stößt sich seit Jahren daran, dass sie trotz ausgeprägter Bemühungen und großer Sehnsucht nach Nähe immer wieder mit anderen in Konflikt gerät und Kritik erfährt. Diese Schwierigkeiten führen auch zu einer Begrenzung ihrer Lebensentwürfe (Arbeit, Wohnung, Urlaub). Zudem geben die teilweise körperlich eskalierenden Konflikte mit der Tochter Anlass zur Selbstreflexion. Allerdings fällt es ihr schwer, hierfür Verantwortung zu übernehmen, da dies eine alte Wunde berührt – das Gefühl, falsch zu sein, was ihr ohnehin schlechtes Selbstwertgefühl zusätzlich belastet.

Da der Schwerpunkt der Symptomatik im zwischenmenschlichen Bereich liegt und sich auf ihre persönlichen und familiären Gruppenerfahrungen mit Ablehnung und Ausgrenzung bezieht, besteht eine Indikation für eine gruppentherapeutische Langzeitbehandlung. Auf diese Weise erhält die Patientin ausreichend Zeit, um Vertrauen aufzubauen und ihre interpersonellen Schwierigkeiten im Hier und Jetzt zu entfalten. So können diese sichtbar, beobachtbar und bearbeitbar werden. Da es sich um eine chronifizierte Symptomatik handelt, erscheint eine langfristige Behandlung besonders erfolgversprechend.

Exkurs

Gruppendynamik

In der Gruppentherapie stürzt sich die Patientin lebhaft ins Geschehen und wirbelt die Gruppe auf. Ausgestattet mit Feuereifer und der Überzeugung, die anderen zu verstehen und in bester Absicht auf sie zuzugehen, stößt sie auf hochgezogene Augenbrauen und überlegene Zurechtweisungen. Manchmal liegt sie in ihrer Wahrnehmung durchaus richtig, doch die Gruppe möchte sich lieber vorsichtig von der Oberfläche herantasten. Die keck-entlarvende, jugendlich-frische Art der Patientin, die vermutlich auch durch ihre Geschwisterkonstellation mit 3 älteren Brüdern geprägt ist und Freude daran findet, Autorität infrage zu stellen, trifft nicht immer auf Gegenliebe.

Dies lässt sich auch im Sinne der Matrix und des sozialen Unbewussten verstehen: Die Patientin trifft auf eine Gruppe, die stark von deutschen Normen, Werten und Umgangsformen geprägt ist, während sie selbst aus einem Einwanderungskontext stammt, in dem andere emotionale Ausdrucksformen gelten. Gelegentlich liegt sie mit ihren Unterstützungsangeboten völlig daneben und führt unbeirrt einen unerbetenen, aussichtslosen Kampf, in dem sich die anderen mehr missverstanden als unterstützt fühlen.

Die Patientin hat große Angst, nicht akzeptiert zu werden, und testet, ob die Gruppe sie ablehnen und marginalisieren wird. Diese Szenen sind aufseiten der Patientin durch ein Bündel aus mangelnder Selbst-Objekt-Differenzierung, Untersteuerung und einer Mischung aus

Selbstwertmangel und Versorgungswünschen geprägt. Aufseiten der Gruppe ist die Szene von Übersteuerung, Autarkie und Kontrolle gekennzeichnet. Beiden Seiten fällt es schwer, die Polarisierung aufzulösen und den vom anderen repräsentierten Anteil als eigenen zu integrieren.

Eine weitere Szene, die sich zwischen der Gruppe und der Patientin entfaltet, betrifft den unstillbaren Hunger nach Liebe, Versorgung und Akzeptanz. Während die Patientin ihre Wünsche in nicht enden wollenden Redebeiträgen den anderen fast gewaltsam aufzwingt, erzeugt sie gerade dadurch das, was sie am meisten fürchtet: Ablehnung. So manövriert sie sich in die Patientenrolle, während die anderen eine „reine Weste" behalten. Gleichzeitig nehmen die anderen Gruppenmitglieder sich damit die Möglichkeit, eigene verborgene Wünsche und Bedürftigkeiten zu entdecken.

Es entsteht in der Gruppe die Forderung an die Therapeutin, man möge diese „Person" zum Schweigen bringen. Die Patientin wiederum erhofft sich Schutz von der Leiterin. Erst ein offener Konflikt zwischen einem mürrischen Gruppenmitglied und der Patientin führt zu einer Entlastung der Polarisierung: Die Patientin zeigt sich berührbar und gesteht ihre unerfüllten Hoffnungen darauf, geliebt und akzeptiert zu werden. Aus der ursprünglichen Wand tritt nun eine Gruppe von unterschiedlichen Menschen mit vielfältigen Wünschen und Fantasien hervor.

Die Mitglieder erkennen hinter ihrer fordernden und anklammernden Fassade die Verletzlichkeit der Patientin, was Empathie weckt. Gleichzeitig wird ihnen bewusst, dass sie sie zunehmend ausgeschlossen hatten – teils aus Angst vor der eigenen Verletzlichkeit, aus Hilflosigkeit und vor dem Hintergrund eigener schlecht kontrollierbarer negativer Affekte. Die Patientin macht so die konkrete Erfahrung, nicht mehr abgelehnt zu werden, und zwar in einer Gruppe, die überwiegend aus deutschen Mitgliedern besteht und von diesen Normen und Umgangsformen geprägt ist (sozial unbewusst wirksam).

Ein Jahr nach Beendigung der Therapie ist zu hören, dass sich die Gruppe in größeren Abständen weiterhin trifft und die neu gewonnene Freiheit des Aussprechbaren von allen wertgeschätzt wird. Die Patientin hat durch die Aufnahme in die Gruppe Stärkung erfahren, während die Gruppenmitglieder ihre inneren und äußeren Interaktionsmöglichkeiten erweitern konnten. Die Patientin hat zudem eine berufliche Tätigkeit aufgenommen, was ihrer Tochter mehr Freiraum gibt.

8 „Überfall mit Folgen“

Johannes C. Ehrenthal

Hauptdiagnose:

ICD-10: F43.1 Posttraumatische Belastungsstörung (PTBS)

ICD-11: 6B40 Posttraumatische Belastungsstörung (PTBS)

8.1 Erstkontakt

In der psychotherapeutischen Hochschulambulanz eines universitären Institutes für Psychologie stellt sich auf Empfehlung ihres Hausarztes eine 34-jährige ledige Verkäuferin eines gehobenen Bekleidungsgeschäftes mit Symptomen von erhöhter Schreckhaftigkeit, „sehr realistischen“ Alpträumen und einem ständigen Anspannungsgefühl vor. Der Beginn der Beschwerden war vor 9 Wochen nach einem Raubüberfall, bei dem sie und ihr Filialleiter direkt nach Feierabend mit vorgehaltener Schusswaffe zur Herausgabe der Tageseinnahmen gezwungen wurden. Seitdem könne sie das Geschäft nicht mehr betreten und fühle sich von der Erinnerung an den Überfall überflutet, wenn sie nur daran denke. Tatsächlich seien die mutmaßlichen Täter bereits gefasst und in Untersuchungshaft, die Vernehmungen bei der Polizei vorerst abgeschlossen, aber trotzdem gehe es ihr nicht besser.

Im zweiten Gespräch berichtet die Patientin über das Ereignis: Sie war privat zu Ladenschluss in der Filiale, weil sie noch mit ihrem Chef auf einen Kaffee verabredet gewesen sei. Gerade, als dieser eigentlich die Filiale schließen wollte, seien zwei vermummte und mit Pistolen bewaffnete Männer in den Laden gestürmt. Der eine habe sie sofort von hinten umklammert und ihr seine Waffe an die Schläfe gedrückt, um ihren Chef dazu zu zwingen, „nicht den Helden“ zu spielen. Der andere habe den Chef hart gegen den Kopf geschlagen, weil ihm alles nicht schnell genug gegangen sei; sie hätte einfach nur noch Angst gehabt zu sterben. Diese Umklammerung und das Bild des blutenden Chefs erfülle sie auch heute noch mit einem Gefühl der Ohnmacht und des Ekels. Der Rest des Überfalls sei seltsam distanziert in ihrem Kopf, „wie durch eine Glasscheibe“, es sei dann alles innerhalb weniger Minuten vorbei gewesen.

Seit dem Ereignis ist sie krankgeschrieben. Sie vermisse ihre Arbeit, ebenso ihren Chef, der ihr viel bedeute, und schildert Angst, nun alles zu verlieren. Gleichzeitig beschäftigt sie die Sorge, dass ihr Filialleiter sie nicht mehr sehen wolle, da er vielleicht „nur ihretwegen“ die Tageseinnahmen herausgegeben habe und ohne ihre Schwäche und Angst während des Überfalls alles besser ausgegangen wäre – auch sei sie ja gar nicht „im Dienst“ gewesen. Eine Polizistin habe ihr erklärt, dass wahrscheinlich das Gegenteil der Fall sei, aber es fühle sich nicht so an.

In der Vorgeschichte gibt es keine traumatischen Erfahrungen im engeren Sinne. Im ca. 17. Lebensjahr bestanden für etwa 18 Monate lang Symptome einer Bulimie mit Körperbildstörung und mehreren Ess-Brech-Attacken pro Woche. Damals hätten sich ihre Eltern gerade getrennt. Die Beschwerden seien mit dem Auszug aus dem Elternhaus, einem neuen Freundeskreis und Beginn eines Studiums besser geworden. Keine anderen psychischen Störungen mit Krankheitswert in der Vorgeschichte, keine Suizidalität oder Fremdgefährdung, keinen auffälligen Substanzgebrauch, keine relevanten somatischen Erkrankungen, keine Medikation oder psychotherapeutische Vorerfahrung.

Im Gespräch erscheint die modisch-dezent gekleidete und akkurat geschminkte Patientin einerseits freundlich, zugewandt und ihrerseits eine beinahe angenehme Atmosphäre schaffend. Beim Berichten über den Überfall wirkt sie stark angespannt und körperlich unter Spannung, andererseits auf eine seltsame Weise traurig, beinahe so, als ob etwas, das nicht in Worte gefasst werden kann, unwiderruflich vorbei wäre.

8.2 Biografische Aspekte

Die Patientin ist als einzige Tochter zunächst mit beiden Eltern in einer benachbarten Kleinstadt aufgewachsen. Der Vater (+29 Jahre) sei früher Langzeitstudent gewesen, habe in Cafés und im Verkauf unterschiedlicher Bekleidungsgeschäfte gearbeitet und lebe nun seit 5 Jahren mit einer neuen Partnerin in Spanien. Ihre Mutter (+21 Jahre) ist seit vielen Jahren in einer Konditorei mit angeschlossenem Café in der Heimatstadt der Patientin angestellt.

Im Kontext der biografischen Anamnese berichtet sie von einer immer wieder angespannten Atmosphäre zu Hause. Geld sei knapp gewesen, die Mutter habe dem Vater oft Vorwürfe gemacht, dass sie ihm den Rücken freihalte, er aber sein Studium nicht abschließe, was dann auch genau so eingetreten sei. Sie habe die Mutter schon als Kind immer wieder als sich „für die Familie“ aufopfernd, erschöpft, unglücklich und vorwürflich erlebt, das sei eigentlich erst in den letzten Jahren mit einer neuen Partnerschaft besser geworden. Aus heutiger Sicht würde sie vermuten, dass die Mutter zumindest in ihrer Kindheit auch mal eine Depression gehabt habe. Hintergrund sei wahrscheinlich eine späte Fehlgeburt etwa im 4. Lebensjahr der Patientin gewesen und ein nachfolgender erster Auszug des Vaters; dieser sei aber dann doch wieder zurückgekommen. Einen Teil dieser Geschichte habe ihr die Mutter erzählt, an den ersten Auszug des Vaters und die Verzweiflung ihrer Mutter erinnere sie sich schemenhaft. Präsenter seien ihr ihre Versuche als Kind, es der Mutter recht zu machen und sie emotional, aber auch im Haushalt zu entlasten. Später habe sie der Mutter zugehört, wenn diese von ihren Sorgen, auch in Bezug auf ihre Ehe, erzählt habe. Das sei vor der endgültigen Trennung der Eltern in ihrem 16. Lebensjahr besonders viel gewesen, vermutlich zu viel. Aus dieser emotionalen Schwere habe sie sich als Kind oft zum Vater „gerettet“. Dieser hätte gerade früher immer ein leichtes Gemüt gehabt, auch mal verrückte Dinge getan, wie etwa spontan mit ihr am Sonntag, während die Mutter arbeitete, mit dem alten, klapprigen Familienauto dreieinhalb Stunden an die Nordsee zu fahren, die Füße ins Wasser zu halten, ein Eis zu essen und dann wieder zurückzukehren. Als Kind habe sie sich oft von seiner Lebendigkeit anstecken lassen, gleichzeitig das Gefühl gehabt, dass er immer auch irgendwie „auf dem Sprung“ sei und man aufpassen müsse, dass er nicht plötzlich weg ist. So sei es dann ja auch gekommen. Auf Nachfrage berichtet die Patientin, dass sie wahrscheinlich eher ein „Papakind“ gewesen sei, aber der Mutter im Kümmern und Bemühen um andere als Persönlichkeit ähnlicher. Die Trennung der Eltern habe sie innerlich „zerrissen“. Sie habe nicht gewusst, wem sie sich mehr zuwenden solle, es sei gefühlt ein „Entweder-oder“ gewesen. Beide hätten ihr ihre Seite der Geschichte erzählt, vielleicht aus heutiger Sicht mehr, als das ihrem Alter angemessen gewesen wäre. Die Mutter habe sie als bedürftiger erlebt, sodass sie sich damals schweren Herzens entschieden habe, nicht weiter „um den Vater zu kämpfen“. In der Zeit habe sie begonnen, mehr zu essen, gefolgt von dem oben genannten selbstinduzierten Erbrechen, um nicht weiter zuzunehmen. Beide Eltern hätten seit einigen Jahren wieder neue Partnerschaften, was sie irgendwie entlaste. Der Kontakt zur

Mutter sei immer noch regelmäßig, vor allem durch beinahe tägliche Telefonate, der Vater sei eher selten erreichbar, was sie bedauere, aber: „Hauptsache, er ist glücklich." Beide hätten „auf ihre Weise bemüht" auf den Überfall reagiert, was sie weder besonders unterstütze noch besonders belaste.

In Kindergarten und Grundschule sei sie nicht groß aufgefallen, sondern irgendwie „mitgesegelt", als Teil der Gruppe der anderen Kinder. Es sei „immer jemand dagewesen", da die Eltern ihre Arbeit zeitlich aufeinander abstimmen konnten, aber selten wäre die ganze Familie zusammen gewesen, wie ihr heute auffalle. Die Großeltern, von denen die beiden väterlicherseits noch lebten, hätten zu weit weg gelebt, um die Familie zu unterstützen. Sie glaube, dass beide Eltern auch mit Absicht auf die räumliche Distanz geachtet hätten; der Vater, um den Ansprüchen seiner, die Mutter, um der Enge ihrer Familie zu entkommen. Als Kind habe sie oft mit Nachbarskindern gespielt. Sie sei mit guten bis befriedigenden Noten auf ein Gymnasium gekommen, das Abitur wäre aufgrund ihrer Belastung durch die endgültige Trennung der Eltern etwas schlechter ausgefallen.

Nach dem Schulabschluss folgte der Umzug in ihre jetzige Stadt und der Beginn eines Studiums der Sozialen Arbeit mit dem etwas unspezifischen Wunsch, später anderen zu helfen. Die enge Eingebundenheit in ihrer Wohngemeinschaft, die neue Stadt und ihre späteren Jobs hätten jedoch wenig Zeit zum Studieren gelassen, sodass sie das Studium nach ein paar Jahren ohne Abschluss nicht fortgesetzt hätte. Sowohl sie selbst als auch ihre Eltern seien vermutlich erleichtert gewesen, auch wenn sie ein bisschen Sorge gehabt habe, wie letztere reagieren könnten, da ihre Mutter die Unsicherheit eines ungelernten Berufes und ihr Vater das Scheitern am Studium aus eigener Erfahrung kannte und sie diese mit zusätzlicher Sorge um sie nicht belasten wollte. Bedauert habe sie den Verlust mancher Freundschaften, die einfach ein anderes Leben weitergeführt hätten, aber gleichzeitig seien ja durch ihre Arbeit auch neue Kontakte dazugekommen. Aus heutiger Sicht wäre es wahrscheinlich gut gewesen, wenn sie nach dem Abitur etwas Zeit für sich gehabt hätte, auch, um die Trennung der Eltern besser zu „verdauen", aber diesen Luxus hätte sie sich letztendlich „auch nicht leisten" können.

Nach einzelnen Jobs im Einzelhandel habe sie gemerkt, dass sie eine sehr gute Verkäuferin und Beraterin für Kundinnen und Kunden sei. Sie habe sich daher getraut, auch bei „besseren" Geschäften vorzusprechen, und sei seit 8 Jahren in einem gehobenen Bekleidungsgeschäft fest angestellt. Dort gebe es ein enges und – wie die Patientin schnell betont – „rein freundschaftliches" Verhältnis zu dem Filialleiter. Dieser sei 15 Jahre älter, einerseits sehr bodenständig und verlässlich, andererseits „jung geblieben und ein bisschen verrückt", wenn man ihn besser kenne. Seit ein paar Jahren hätten sie begonnen, sich ab und zu nach der Arbeit in einem Café zu treffen. Sie erlebe ihn als fürsorglich, er helfe ihr mit Rat in manchen Lebenslagen, andererseits höre sie auch ihm zu, wenn er Sorgen habe, z. B. in einer etwas komplizierten Lebenssituation mit Konflikten mit seiner Frau und seinen beiden Töchtern. Sie wisse nicht so genau, was seine Frau von diesem Austausch halte, vielleicht sei diese darüber auch gar nicht im Bilde. Wenn sie jetzt darüber spreche, falle ihr auf, dass sich der Austausch mit ihrem Chef eigentlich „mehr wie Familie" anfühle als die Gespräche mit ihren Eltern. Vielleicht sei sie vor ein paar Jahren auch mal etwas verliebt in ihn gewesen, aber es sei „besser, eine Freundschaft zu behalten, als in einer Liebe zu scheitern", auch wolle sie seine Familie nicht gefährden. Aktuell vermisse sie ihn, es gehe ihm auch schlecht, aber er hole sich vermutlich Halt und Trost bei seiner Frau.

Bisherige, eher seltene partnerschaftliche Beziehungen seien bis auf erste Erfahrungen in der Schule mit älteren Männern gewesen, die oftmals noch in einer Ehe oder gerade in einer Trennung gesteckt hätten. Aktuell warte sie auf den Richtigen, wenngleich ihr bewusst sei, dass sie „auch nicht jünger" werde. Eigentlich würde sie irgendwann gerne ein Kind haben, aber dazu bräuchte sie erst mal den passenden Mann. Dieser müsse verlässlich sein und mit beiden Füßen fest auf dem Boden stehen, aber „auch ein wenig besonders“. Sexualität gehöre für sie zu Beziehungen mit dazu, wobei es ihr wichtiger sei, dass sich ihr Partner entspannen könne, als dass sie eigene Wünsche einbringe – vielleicht habe sie aber auch weniger Bedürfnis nach Sexualität als andere Menschen, das wisse sie nicht so genau. Sie selbst sei eine sehr verlässliche Person, die Streit vermeide, ausdauernd, wenn es drauf ankäme, und sich wünschen würde, dass andere Menschen auch so verlässlich wären wie sie. Ihr Bild von sich selbst und anderen sowie ihre Beziehungsgestaltung habe sich seit dem Überfall nicht wirklich verändert. Finanziell sei sie „solide“ aufgestellt, lebe allein in einer Mietwohnung in einer Nachbarschaft, die ihr gefalle. Außerhalb des Arbeitskontextes gebe es wenige wirkliche Freundschaften, aber sie kenne viele Menschen, die sich jetzt auch nach ihr erkundigten. Der Überfall habe sie sehr aus der Bahn geworfen und sie würde sich wünschen, dass die Beschwerden möglichst schnell wieder weg wären, damit sie ihr altes Leben wieder aufnehmen könne; dafür könne sie sich auch eine Psychotherapie vorstellen, wenn diese denn Erfolg habe. Vielleicht sei es sowieso mal Zeit gewesen, eine Therapie zu machen und „ihre Lebensgeschichte aufzuarbeiten“, aber sie sei ja nicht die Expertin, sondern vielmehr mit ihrem „Latein am Ende“.

8.3 Beurteilung von Achse I (Krankheitserleben und Behandlungsvoraussetzungen)

8.3.1 Hauptdiagnosen, Schweregrad, Dauer und Verlauf

Die Hauptdiagnose ist eine posttraumatische Belastungsstörung (ICD-10: F43.1, ICD-11: 6B40) mit aktuell insgesamt mäßig bis stark ausgeprägtem Schweregrad der Störung. Der mittlere GAF-Score in psychischen, sozialen und beruflichen Funktionsbereichen beträgt etwa 52, mit besonderen Beeinträchtigungen in Bezug auf die Arbeitsfähigkeit. Im modifizierten EQD-5D liegt nur in den Alltagstätigkeiten ein Wert von 2 vor, ansonsten 1. Die Dauer der aktuellen psychischen Störung mit Krankheitswert umfasst weniger als 6 Monate; es handelt sich um einen akuten Verlauf bei neuer Ersterkrankung. Anamnestisch besteht der Verdacht auf Bulimia nervosa im ca. 17./18. Lebensjahr.

8.3.2 Krankheitskonzept

Das Krankheitskonzept ist insgesamt eher intrapsychisch, mit einem mittleren Wert von 2–3. Das Behandlungskonzept ist primär psychotherapeutisch (Wert von 3).

8.3.3 Leidensdruck und Coping, psychosoziale Unterstützung

Der Leidensdruck ist mittel bis hoch, Coping-Ressourcen sind insbesondere durch den Wegfall des Arbeitskontextes mittel ausgeprägt. Die psychosoziale Unterstützung ist ebenfalls mittel ausgeprägt; es gibt ein soziales Netzwerk, das sich jedoch eher aus dem Berufskontext speist, der aktuell symptombezogen wegfällt.

8.3.4 Offenheit

Die Offenheit ist insgesamt eher mittel ausgeprägt, zumindest vor dem Hintergrund der Hypothese, dass es neben der reinen Symptomatik der Traumafolgestörung noch eine lebensgeschichtliche Vulnerabilität gibt, die in der aktuellen Situation aktiviert wurde und sich negativ auf den Behandlungsverlauf auswirken könnte.

8.3.5 Innere und äußere Veränderungshemmnisse

Innere Veränderungshemmnisse könnten darin bestehen, dass die Patientin – gleichsam ungeplant – durch die Traumafolgestörung auf lebensgeschichtliche Unsicherheiten und Bilanzthemen hingewiesen wird, die die Bearbeitung der PTBS-Symptomatik erschweren. Gleichzeitig könnte die akute Symptomatik einem wenig bewussten Wunsch nach Versorgung entsprechen, was einer zu großen Veränderung der Symptome entgegenstehen könnte. Zudem kann es durch ihre interaktionelle Tendenz, es anderen Menschen recht zu machen und sich selber zurückzunehmen, dazu kommen, dass sie als „pflegeleichte" Patientin in ihrer tatsächlichen Not übersehen wird. Relevanten äußere Veränderungshemmnisse gibt es nicht.

8.3.6 Sekundärer Krankheitsgewinn

Ein sekundärer Krankheitsgewinn könnte am ehesten in Versorgung und besonderer Zuwendung in einer „Krankenrolle" bestehen.

8.3.7 Psychotherapieziele

Insgesamt ist das Ziel zunächst Symptomreduktion, wobei die Patientin vorsichtig andeutet, dass es auch andere persönliche Themen aus ihrer Lebensgeschichte geben könnte, mit denen sie sich beschäftigen sollte.

8.4 Beurteilung von Achse II (Beziehung)

Die Patientin ist sehr angenehm im Kontakt; ihre Fähigkeiten, für andere Menschen eine angenehme Situation zu schaffen, werden auch in den diagnostischen Gesprächen deutlich.

Erleben der Patientin: Sie erlebt andere eher so, dass sie sich anlehnen (wie Mutter, Vater und Chef), sie dabei wenig anleiten, aber vermutete Ansprüche stellen (wie ihr Vater), worauf sie in ihrem Erleben reagiert, indem sie Konflikte vermeidet und sich besonders kümmert.

Erleben der anderen: Andere erleben dies als das starke Zurückstellen eigener Bedürfnisse und eine Art „anspruchsloses Fordern" von Zuwendung. Dies kann entweder dazu führen, mit ihr schnell besonders offen zu werden und sich wenig abzugrenzen oder aber ihre Unterstützung dankend entgegenzunehmen, aber sich dann doch nicht um sie zu kümmern, was sie einerseits als Bedürftigkeit, andererseits als Vernachlässigung erleben könnte.

8.5 Beurteilung von Achse III (Konflikt)

Versorgung vs. Autarkie: Aus Perspektive der OPD lässt sich eine Unsicherheit um das Thema der Versorgung vs. Autarkie feststellen, das die Patientin überwiegend im aktiven Modus zu bewältigen versucht. Versorgung und die Frage, wer etwas bekommt und wer etwas gibt, finden sich in den meisten der aktuellen und lebensgeschichtlich bedeutsamen Beziehungen, etwa zur Mutter, zu ihrem Chef und – in einer etwas anderen Variante – auch zu ihrem Vater. Ihr Beruf beinhaltet primär, es anderen Menschen möglichst angenehm zu machen, auch in der Sexualität findet sich ähnliches Erleben. Neben der PTBS-Symptomatik besteht vor allem die vermutlich irrationale Sorge, etwas in Beziehungen zu verlieren. Auch in der Gegenübertragung imponiert eine Traurigkeit, die am ehesten mit dem Thema des Verlustes in Verbindung gebracht werden kann.

Ödipaler Konflikt: Als zweites Lebensthema kann ein ödipales vermutet werden. Dafür spricht deskriptiv die Konstellation eines Vaters, der sich der Patientin als „Retter" in einer schwierigen Konstellation mit der Mutter anbietet, der interessanter und zugewandter als diese ist, aber gleichzeitig schwer zu erreichen und nur um den Preis einer „gefallenden Anpassung“, ebenso die spätere Hinwendung zu älteren, nicht erreichbaren Männern. Hier sind zwei Dinge zu berücksichtigen: Einerseits kann ein mögliches ödipales Thema auch im Dienste der Bewältigung des Versorgungsthemas stehen, es sich also um eine spezifische Form des Gefallens mit dem Wunsch nach Geliebtwerden handeln. Hier wird aber auch wieder ausgeklammert, ob die Patientin wirklich genug Zuwendung und Liebe von Beziehungspartnern bekommen kann, da die realen Männer in eigenen Beziehungen sind, sodass ausgeklammert bleibt, ob sie selbst liebenswert genug wäre, da aufgrund der nicht entstehenden Realbeziehung die Frage gar nicht aufkommt. Andererseits sind wichtige Aspekte, wie etwa Erotisieren oder – bei der Patientin eher zu vermutendes – Ent-Erotisieren von Beziehungen, nicht in einem Maße sichtbar, wie es bei einem relevanten ödipalen Konfliktthema der Fall wäre.

Beide Bereiche motivationaler Unsicherheiten sind vermutlich insgesamt ausreichend kompensiert gewesen und damit lebensgeschichtlich eher auf der Ebene einer Konfliktspannung zu verorten, in der sie unter zusätzlicher Belastung, wie etwa der Trennung der Eltern, auch eine Symptomatik mit bedingen und bestimmen können, aber das Leben darüber hinaus wenig beeinträchtigen.

8.6 Beurteilung von Achse IV (Struktur)

Insgesamt kann das strukturelle Integrationsniveau als mäßig, in manchen Bereichen als etwas besser als mäßig integriert eingeschätzt werden. Tendenziell mehr Einschränkungen finden sich im Bereich der Identität, der integrierten Objektwahrnehmung, der deutlichen Übersteuerung im Umgang mit Wünschen und Impulsen, dem Interessenausgleich. Im Gespräch wird eher intrapsychische Abwehr mit Reaktionsbildung, Affektisolierung, Rationalisierung und ggf. Idealisierung deutlich.

Zusatzmodul:
Beurteilung gemäß Traumamodul

Im Folgenden wird zusätzlich noch eine Beurteilung nach dem OPD-3 Manual zur Ereignis- und Traumaverarbeitung (Burgmer et al., 2024) berichtet. Es handelt sich dabei um Ergänzungen, die im Befund zu den üblichen Achseneinschätzungen hinzugefügt werden können, hier jedoch für größere Klarheit an einem Ort zusammengefasst werden.

Ergänzungen Achse I: Die Einschätzung bezieht sich auf das *Indexereignis* des bewaffneten Überfalls 9 Wochen vor der Erstvorstellung, bei dem die Patientin mit einer Waffe bedroht und ihr Chef vor ihren Augen geschlagen wurde. Die *objektive* Einschätzung der *Schwere des Ereignisses* ist mittelgradig (unvermitteltes Auftreten, einmalig, kürzere Dauer, mit Todesangst, aber ohne explizite Todesdrohung und mittelschwerer Verletzung des Chefs); dies korrespondiert mit der *subjektiven Einschätzung* der Patientin bezüglich des Schweregrades des Ereignisses. Das *Traumakriterium* nach DSM-5 für das Ereignis ist erfüllt, die *Art des Ereignisses* ist eine Gewalterfahrung.

Bezüglich der *Beteiligung* könnte diskutiert werden, ob es sich nur um eine direkte Beteiligung als betroffene Person handelt oder eine gemischte (direkt und indirekt als Zeugin), weil sich dies vielleicht in der Kürze der Zeit nicht sicher trennen lässt. Nicht zuletzt, weil die zusätzliche Gewalt gegen ihren Chef im subjektiven Erleben und einer möglichen Psychodynamik klinisch relevant ist, sollte hier die Kategorie „beides“ vermerkt werden. *Anzahl der Betroffenen* ist hier „zu zweit“, die *Nähe* zu der mitbetroffenen Person wird hier als „nah“ eingeschätzt, da der Chef zwar eine Arbeitsbeziehung beschreibt, subjektiv aber eine andere Bedeutung hat. In Bezug auf *Dauer und Verlauf* der Erkrankung/des Problems wird folgende Bewertung vorgenommen: Es handelt sich um ein einmaliges Ereignis von wenigen Minuten Dauer, subjektiv erlebte und objektive Dauer des Ereignisses stimmen überein. Seit dem Ereignis sind etwas mehr als 2 Monate vergangen. Weder spontan noch auf aktive Nachfrage werden frühere Traumaereignisse in der Vorgeschichte berichtet.

Das *Krankheitskonzept* bezüglich der PTBS-Symptomatik ist überwiegend ereignisbezogen, was auch auf eine gute Aufklärung im Kontext der Vernehmung als Zeugin bei der Polizei zurückzuführen ist. Das subjektive *ereignisbezogene Veränderungskonzept* ist als mittel bis hoch einzuschätzen, das *ereignisbezogene Behandlungskonzept* als mittel bis sehr stark, da die Patientin, wie oben benannt, insgesamt auch noch andere Herausforderungen bei sich sieht, auch wenn die Beschwerden der Traumafolgestörung im Mittelpunkt stehen. Zum Zeitpunkt der Vorstellung ist das konkrete Verständnis einer traumaspezifischen Behandlungsmethode zudem nachvollziehbarerweise nicht besonders differenziert, sodass etwaige Unsicherheiten oder Ängste, sofern vorhanden, hier noch nicht in eine Bewertung einfließen können.

Veränderungsressourcen und Veränderungshemmnisse: Die ereignisbezogene psychosoziale Unterstützung ist mittel ausgeprägt, mit einer guten Information durch die Polizei, einem schnellen Kontakt in eine Psychotherapie, aber insgesamt gibt es wenige Ressourcen im privaten Umfeld – nicht zuletzt, da der Chef, der für sie eine hohe emotionale Bedeutung hat, gerade selbst mit den Folgen des Ereignisses beschäftigt ist und sich in diesem Kontext zurückgezogen hat. Es gibt keinen fortbestehenden *Täterkontakt*. Das ereignisbezogene *Vermeidungsverhalten* ist mittel bis hoch, mit weniger generalisierter Vermeidung, aber hohen Auswirkungen hinsichtlich ihrer Arbeitsunfähigkeit. In Bezug auf *emotionales Erleben* während des Ereignisses wird ein sehr hohes Level an Angst/Bedrohung und Hilflosigkeit und vermutlich ein niedrig bis mittel ausgeprägtes Auftreten von Dissoziationen berichtet. Aktuell dominieren Gefühle von Hilflosigkeit/Kontrollverlust, aber auch Selbstvorwürfe.

Veränderungen bezüglich Achse II (Beziehungsmuster): Hier kann zum jetzigen Zeitpunkt keine vor dem Hintergrund des Ereignisses bestehende grundsätzliche Veränderung von Beziehungsmustern festgestellt werden. Möglicherweise hängt dies auch damit zusammen, dass seit dem Traumaereignis nur wenige Wochen vergangen sind: Merkliche Abweichungen oder Neuerungen können oft erst im Interview festgestellt werden, wenn es zu einer Umorganisation interpersoneller Lebensrealitäten um erlebnisbezogene Themen oder Symptome gekommen ist. Auf der anderen Seite sind kurzfristige, oftmals symptom- und ereignisbezogene direkte Auswirkungen auf Beziehungsmuster daran geknüpft, dass es ein aktives Umfeld gibt, mit dem interagiert werden kann. Die Patientin hat einerseits wenig soziale Kontakte außerhalb des aktuell nicht zur Verfügung stehenden Arbeitsumfeldes, andererseits wirkt sie noch sehr mit dem Umgang mit dem Ereignis beschäftigt, sodass eine mögliche Re-Orientierung in Beziehungen noch gar nicht Teil ihres Alltags geworden ist und daher wenig Material zur Verfügung steht.

Veränderungen bezüglich Achse III (Konflikte): Wie bereits oben beschrieben, sind lebensgeschichtliche motivationale Unsicherheiten um die Themen Versorgung und ggf. ödipale Themen im Sinne einer Konfliktspannung vorhanden, die die Lebensgestaltung einfärbt, aber nicht einschränkend bestimmt. Das Traumaereignis kann als sekundärer Auslöser für ein verstärktes Erleben eines lebensgeschichtlich angelegten neurotischen Ungleichgewichts zwischen konflikthaften Wünschen und deren Abwehr bzw. Vermeidung verstanden werden. Dabei ist die konfliktbezogene Vulnerabilität groß genug, dass die Patientin von sich aus benennt, dass es vielleicht sinnvoll sein könnte, sich mit der eigenen Gewordenheit auseinanderzusetzen: Auch aus fachlicher Sicht besteht ein genügend großes Risiko für die Entwicklung einer neurotischen Konfliktdynamik im engeren Sinne.

Veränderungen bezüglich Achse IV (Struktur): Insgesamt zeigen sich keine substanziellen Veränderungen im Zugriff auf strukturelle Fähigkeiten im Sinne der Achse IV der OPD.

8.7 Psychodynamische Überlegungen und Epikrise

Eine der zentralen Errungenschaften der Psychotraumatologie besteht darin, eine Störungskategorie verankert zu haben, die Personen mit einer posttraumatischen Belastungsstörung von einem jahrzehntelangen Rechtfertigungsdruck entbindet, indem klargestellt wird, dass ein Traumaereignis bei jedem Menschen eine PTBS nach sich ziehen kann. Gleichzeitig wissen wir, dass über die Störungsdiagnose hinaus die Person mit all ihren Ressourcen und Risikofaktoren besonders für eine individualisierte Behandlungsplanung und Prognose wichtig ist. Hier können psychodynamische Überlegungen eine wichtige Rolle spielen, wie sie z. B. im OPD-3 Manual zur Ereignis- und Traumaverarbeitung (Burgmer et al., 2024) skizziert werden.

Bei der Patientin liegt in der Kombination von Traumaereignis und Symptomebene das Vollbild einer PTBS vor. Allerdings besteht in der Vorgeschichte eine Risikokonstellation, die entweder die erfolgreiche Behandlung der Beschwerden mit traumaorientierten psychotherapeutischen Methoden erschweren oder aber durch Ereignis und Ereignisfolgen aus einem scheinbaren Gleichgewicht in eine für sich destabilisierende innere Konfliktdynamik verschoben werden kann. Hier handelt es sich aus einer psychodynamischen Perspektive in erster Linie um eine lebensgeschichtlich bestehende Konfliktspannung im Bereich Versorgung vs. Autarkie.

Biografisch ist eine Konstellation zu vermuten, in der die Patientin in einer von emotionaler Bedürftigkeit der Eltern geprägten Atmosphäre früh in eine Rolle der auch affektiven Versorgerin gekommen ist, verstärkt durch eine mutmaßliche Depression der Mutter nach Fehlgeburt. In diesem Kontext wird auch das zweite Thema der Patientin deutlich: Der Versuch der werbenden Hinwendung zu einem schwer erreichbaren Vater in der Hoffnung auf Gesehenwerden ist vermutlich als ödipal gefärbter Versuch einer Bewältigung eigener Versorgungswünsche zu betrachten, was jedoch im aktuellen Leben eher zu einer nicht ausschließlich einfachen Lebenssituation führt. In der bisherigen Geschichte hat beides nur im Kontext der Überforderung im Kontext der Trennung der Eltern zu einer bulimischen Symptomatik geführt. Während die heutige Arbeitssituation den Wunsch nach Teilhabe und Aufgehobensein in einer familienartigen Struktur partiell befriedigt, trägt diese gleichzeitig zum Zurückstellen persönlicher Beziehungen bei. Dies ruft ebenso wie die bisherige Partnerwahl älterer, unerreichbarer Männer die Frage hervor, ob es möglich ist, sich ohne ein versorgendes In-Vorleistung-Gehen in Beziehungen ausreichend liebeswert zu fühlen. Hier ist auch die Freundschaft mit ihrem Chef einzuordnen. Diesem wird vermutlich in idealisierender Weise eine Rolle zugebilligt, die einerseits sehr nahe an ihre Vorstellungen eines Partners kommt; andererseits steht er aber durch seine Unerreichbarkeit (Vorgesetzter mit eigener Familie) als ein realer Mann an ihrer Seite nicht zur Verfügung. Dies hat in der aktuellen Situation eine zusätzliche Bedeutung, da er erstens als ebenfalls Betroffener als reales Objekt der Unterstützung wegfällt, zweitens nochmals deutlicher wird, dass er sich in der aktuellen Situation nicht bei ihr, sondern bei seiner Familie Zuwendung holt, und drittens die Frage im Raum steht, ob dessen Frau nun beginnen könnte, Fragen zu stellen, warum er sich denn mit einer seiner Angestellten nach Feierabend trifft.

Alle diese Aspekte beinhalten Anteile von auf ihre Lebensthemen wirksamen Versuchungs- und Versagenssituationen, was aus einer psychodynamischen, konfliktbezogenen Perspektive einen Risikofaktor für den weiteren Verlauf darstellt: Nun werden die inneren Themen bewusstseinsnäher und damit funktioniert auch ihre „Verschleierung" – lebensgeschichtlich hinsichtlich der Unsicherheit in Bezug auf Versorgung aktiv, in Bezug auf das ödipale Thema eher passiv – nicht mehr gut, was schwer aushaltbare Wünsche, Einsichten und zugehörige Affekte nach sich ziehen kann. Die bisherige Kompensation hat wie weiter oben bereits angemerkt dazu beigetragen, dass die Risikokonstellation in der Vorgeschichte eher als Konfliktspannung wirksam geworden und das Leben nur eingefärbt, aber nicht nachhaltig eingeschränkt hat. Vor dem Hintergrund der Verstärkung der Wünsche und Sehnsüchte und der parallel notwendigen verstärkten Regulations- oder Abwehrbemühung kann es nun dazu kommen, dass die Konfliktspannung sich in einen „neurotischen" intrapsychischen Konflikt verwandelt, der gewissermaßen ein Eigenleben entwickelt und selbst Symptomatik erzeugt.

Auf der anderen Seite sollte bezüglich der Behandlung bedacht werden: Die Konstellation kann auch dazu führen, dass die Patientin in einer rein traumafokussierten Behandlung bei aktvierten Versorgungswünschen in Reaktionsbildung die therapeutische Person mit besonders schneller Gesundung „versorgt" oder versucht, durch eine Verschleierung der eigenen Person, die auch Beziehungswünsche hat, nicht aufzufallen. Durch beide Bewegungen würde sie sowohl in ihrem traumaspezifischen Leid übersehen und real nicht genügend versorgt, aber auch mit den Lebensthemen, deren Ahnung sich im bilanzierenden allgemeinen Wunsch der Patientin nach einer Psychotherapie verdeutlichen, alleine gelassen werden. Die therapeutische Aufgabe besteht also insbesondere darin, weder die Traumasymptomatik zu verleugnen noch die parallelen Lebensthemen zu vernachlässigen.

Die Behandlung wird initial als eine Kurzzeittherapie geplant, die sowohl traumaspezifische Methoden (Stabilisierung wie auch Traumabearbeitung mit EMDR [Eye Movement Desensitization and Reprocessing]) als auch eine psychodynamische Fallkonzeptualisierung und Einordnung im oben beschriebenen Sinne beinhaltet. Die PTBS-Symptomatik ist bereits in den stabilisierungsorientierten Sitzungen – interpersonell vermutlich im Kontext von Versorgungserleben – rückläufig und nimmt in drei EMDR-Sitzungen weiterhin ab. Im Kontext der EMDR-Behandlung entwickeln sich zum Schluss Assoziationsketten in Richtung von Lebensthemen bezüglich ihrer Eltern und ihres Chefs, die von der Patientin nicht als im engeren Sinne belastend erlebt, aber als behandlungsrelevant eingeschätzt werden, sodass gemeinsam beschlossen wird, sich diesen Themen in den verbleibenden Sitzungen der Kurzzeittherapie 1 und insbesondere der Kurzzeittherapie 2 zuzuwenden. Die Patientin kann beginnen, sich ihrer eigenen Geschichte auch in betrauernder Weise zuzuwenden, und fängt an, aktiv den Kontakt zu Freunden von früher wieder aufzunehmen: „Wenn ich Freundschaften und Beziehungen haben möchte, dann muss ich mich auch außerhalb der Arbeit darum kümmern."

9 „Zwischen Nähe und Verlust"

Susanne Hörz-Sagstetter

Hauptdiagnose:

ICD-10: F60.31 Borderline-Persönlichkeitsstörung

ICD-11: 6D11.5 Borderline-Muster

9.1 Erstkontakt

Zum Erstgespräch erscheint eine 24-jährige, gepflegt wirkende Frau, die zunächst unsicher, dann zunehmend lebhaft und offen wirkt. Sie berichtet, seit mehreren Wochen kaum noch zu schlafen, sich ausgebrannt und „völlig leer" zu fühlen. Immer wieder kommt sie ins Stocken, fängt an zu weinen, nur um im nächsten Moment mit energischem Ton fortzufahren. Ihre Affektivität ist unmittelbar spürbar und schafft schon im ersten Kontakt eine intensive, fast vertraute Atmosphäre. Wenn die Patientin über wichtige Beziehungen spricht, ist sie klagsam und verletzlich, springt aber immer wieder in Gefühle der Enttäuschung. Der Therapeutin fällt es schwer, den Darstellungen zu folgen, da sich turbulente Szenen entfalten und Frau S. häufig die eigenen Gefühle und die der anderen schnell wechselnd darstellt. Verwirrung macht sich bei der Therapeutin breit, worauf die Patientin schnell ungeduldig wird („Das war meine wichtigste Beziehung, das müssen Sie doch verstehen, dass es mir richtig dreckig geht!!"). Sie vermittelt in dieser ersten Begegnung schon, dass sie unbedingt bei der Therapeutin bleiben wolle („Ich habe nicht vor, woanders hinzugehen"). Bei der Therapeutin entstehen im Wechsel Gefühle des intensiven Einlassens und dann wieder einer Überforderung und der Wunsch nach Abstand. In der Gegenübertragung empfindet sie einen Druck, die junge Frau halten und beruhigen zu müssen. Die erste Stunde ist nur mit Mühe zum Abschluss zu bringen, die Patientin will sich mehrfach versichern lassen, in der nächsten Woche einen Folgetermin zu erhalten.

Frau S. wurde durch ihre Hausärztin überwiesen, nachdem sie in einer akuten Krise nach einer Trennung Selbstverletzungen vorgenommen hatte. Sie beschreibt die knapp ein Jahr andauernde Beziehung als „meine große Liebe", zugleich aber als „ständig anstrengend, weil ich nie wusste, woran ich bin". Die Beziehung sei sehr turbulent gewesen, es sei eigentlich durchgängig darum gegangen, ob sie zusammenbleiben sollten oder ob es „uns beiden besser gehen könnte ohne einander". Seit der Trennung schwanke sie zwischen Verzweiflung und Wut. „Ich bin so enttäuscht von ihm, dass er mich verlassen hat – aber ich kann ihn nicht loslassen. Ich träume jede Nacht, dass er zurückkommt." Bei der Beschreibung der Beziehung und des Ex-Freundes entsteht ein recht blasses Bild von ihm. Frau S. beschreibt ihn als „sehr nett, eigentlich den fürsorglichsten Typ überhaupt, der ein totaler Seelenverwandter war". Sie schildert, dass er „extrem gut" auf sie „aufpassen konnte" und sie „wirklich gut verstehen konnte, wie sonst keiner", aber sich dann aus für sie nicht nachvollziehbaren Gründen häufig plötzlich von ihr abgewendet hätte. Auf Nachfrage überlegt sie, dass es ihm mit ihr „vielleicht manchmal einfach zu viel" geworden sei. So richtig verstehe sie aber nicht, was da immer wieder – und nun auch mit der Trennung – passiert sei.

In den folgenden Sitzungen wird deutlich, dass die Patientin seit Jahren wiederkehrend unter Phasen intensiver innerer Anspannung, depressiver Verstimmung, innerer Leere, Selbsthass und aggressiven Impulsdurchbrüchen leidet. Selbstverletzungen treten in Krisen auf („damit ich mich wieder spüre“). Suizidgedanken seien „immer da, aber ich mach's nicht – ich will ja leben“.

Im Kontakt ist Frau S. lebendig, manchmal charmant, oft auch konfrontativ. Auf kleine Missverständnisse reagiert sie heftig, zieht sich dann gekränkt zurück, um später beschwichtigende Nachrichten zu schreiben. Ihre Ambivalenz zwischen Nähewunsch und Abwehr von Abhängigkeit ist in der therapeutischen Begegnung früh präsent.

Ihre Lebenssituation zeigt auch einige Schwankungen: Sie habe seit Auszug von der Familie mit 18 Jahren in verschiedenen WGs gewohnt, aus denen sie wegen wiederholter Konflikte oft sehr schnell wieder auszog. Derzeit wohne sie alleine in einer kleinen Wohnung, in der sie „endlich Ruhe habe“, aber sich auch oft sehr einsam fühle.

9.2 Biografische Aspekte

Frau S. wächst als ältestes von 3 Kindern in einer süddeutschen Kleinstadt auf. Der Vater, Mechatroniker, trinke seit ihrer frühen Kindheit regelmäßig Alkohol; er sei „mal supernett, mal völlig unberechenbar“ gewesen. Die Mutter, Krankenschwester, beschreibt sie als „lieb, aber immer müde“. Mit 12 Jahren erinnert sich Frau S. an eine Situation, in der sie nachts den betrunkenen Vater von der Straße holen musste, nachdem er aus einer Kneipe geworfen worden war. „Ich hab' ihn nach Hause gebracht, und meine Mutter hat nur gesagt, das soll ich niemandem erzählen.“

Nach der Trennung der Eltern (Frau S. war 13) blieb sie bei der Mutter, übernahm früh Verantwortung für die jüngeren Geschwister. Das habe sie aber oft überfordert („Ich wollte eigentlich, dass jemand für mich da ist, stattdessen musste ich den anderen helfen, das war mir echt zu viel!“). Mit 14 begannen die ersten Selbstverletzungen – zunächst oberflächlich, später massiver. „Das war meine Art, klarzukommen. Ich konnte den großen Druck in mir nur so stoppen.“ Mit dem Vater habe sie keinen Kontakt mehr, was sie auch nicht bedaure. Mit der Mutter sei die Beziehung über die Jahre wechselhaft, sie fühle sich von ihr wenig unterstützt und verstanden. Sie deutet an, dass die Mutter mit der familiären Situation sehr überfordert war. In der Schule war Frau S. leistungsstark, zugleich emotional labil. Sie habe nach dem Abitur in einer Event-Agentur gearbeitet, wo sie aufgrund von Konflikten kündigte. Nach einer abgebrochenen Ausbildung zur Einzelhandelskauffrau habe sie in verschiedenen Bars und Restaurants gearbeitet, derzeit jobbe sie in einem Café und wisse nicht, „was ich eigentlich machen will in meinem Leben“.

Paarbeziehungen beschreibt sie als „intensiv, aber kompliziert“. Meist dauerten sie nur wenige Monate. Auf Nachfrage berichtet sie, dass sie sich in Beziehungen „komplett verliere“ und nach einem Streit „wie ausgelöscht“ fühle. Es gebe eine enge Freundin, mit der sie über alles reden könne, sie hätten sich in einer Klinik kennengelernt und seien sich sehr ähnlich („eigentlich sind wir wie Zwillinge“).

9.3 Beurteilung von Achse I (Krankheitserleben und Behandlungsvoraussetzungen)

9.3.1 Hauptdiagnosen

Hauptdiagnose gemäß ICD-10 ist eine emotional-instabile Persönlichkeitsstörung vom Borderline-Typ (F60.31; ICD-11: 6D11.5).

Die depressiven Einbrüche, die von der Patientin beschrieben werden, sind als Stimmungslabilität und -schwankungen im Rahmen der

Persönlichkeitspathologie zu verstehen, da sie hinsichtlich Dauer und Durchgängigkeit nicht die Kriterien für eine depressive Episode oder Dysthymia erfüllen.

9.3.2 Schweregrad, Dauer und Verlauf

Die Patientin wird als sozial und beruflich relativ stark beeinträchtigt eingeschätzt mit einer Einschätzung nach der Global Assessment of Functioning Scale (GAF) im Bereich von 50. Die Symptomatik besteht seit einigen Jahren, begann im Jugendalter und ist seit der Trennung noch stärker ausgeprägt. Psychopharmakologische Behandlungen lehnt die Patientin ab.

9.3.3 Krankheits- und Behandlungskonzept

Die Patientin nimmt ihre Beschwerden als Folge äußerer Umstände wahr. Sie sieht die Trennung und die „ständigen Enttäuschungen" als Hauptursache ihres Leidens. „Ich war früher ja stabiler, aber irgendwann hatte ich keine Kraft mehr." Psychodynamische Deutungen kann sie zunächst nur begrenzt aufnehmen, reagiert jedoch auf empathische Spiegelungen schnell mit Interesse und Zustimmung.

Frau S. glaubt, dass eine Psychotherapie nun „das Passende" für sie sei, und hofft auf eine schnelle Besserung ihrer Schwierigkeiten.

9.3.4 Leidensdruck und Coping, psychosoziale Unterstützung

Der Leidensdruck ist erheblich. Neben der inneren Leere dominieren Anspannung, Selbstabwertung und Angst vor Alleinsein. Die Patientin zeigt ein wechselndes Verständnis für ihre Symptomatik: teils externalisierend („Die anderen machen mich fertig"), teils selbstanklagend („Ich bin einfach zu viel"). Sie hat wenig Bewältigungsstrategien, oft trinke sie „zur Beruhigung" viel Alkohol und ziehe sich dann aus allen Kontakten zurück.

Die psychosoziale Unterstützung ist begrenzt. Der Kontakt zur Mutter ist schwankend („Sie meint es gut, aber ich hasse ihre Ratschläge"). Zu den Geschwistern besteht sporadischer Kontakt. Bis auf die beste Freundin bleiben Freundschaften eher oberflächlich und werden häufig abgebrochen.

9.3.5 Offenheit

Frau S. ist daran interessiert, sich besser kennenzulernen und auf die Therapie einzulassen. Sie verfügt über eine begrenzte Einsicht in ihren Beitrag an Beziehungskonflikten und zeigt eine ambivalente Haltung gegenüber einer psychodynamischen Arbeit („kann ja eh nichts mehr ändern daran, wie es früher war").

9.3.6 Innere und äußere Veränderungshemmnisse, sekundärer Krankheitsgewinn

Die Motivation zur Behandlung ist ambivalent: Einerseits zeigt sie eine tiefe Sehnsucht nach Halt und Verständnis, andererseits eine ausgeprägte Angst, sich abhängig zu machen. In Krisen fordert sie vehement Unterstützung, reagiert aber auf therapeutische Grenzen mit Enttäuschung oder Rückzug.

Es besteht ein gewisser sekundärer Krankheitsgewinn. Aufgrund ihrer Erkrankung könne sie „nicht richtig arbeiten". Sie lässt sich aber auf Absprachen ein und möchte auch versuchen, sich mehr auf eine Arbeit zu fokussieren.

9.3.7 Psychotherapieziel

Die Patientin hat das Ziel, „wieder stabiler" zu werden, die Trennung gut zu verarbeiten und etwas zu finden, was ihr beruflich Freude mache. Sie wünscht sich, dass ihr die Therapeutin

Tipps gebe, wie es ihr besser gehen könne und wie sie den „Schmerz ablege“. Sie ist bereit, der Therapie „eine Chance zu geben“.

9.4 Beurteilung von Achse II (Beziehung)

Im Beziehungsleben von Frau S. zeigen sich rasch zwei komplementäre Tendenzen: die intensive Suche nach Nähe und die gleichzeitige Angst vor Zurückweisung. Diese Ambivalenz prägt ihre Interaktion auch im therapeutischen Kontakt.

Erleben der Patientin: In typischer Weise erlebt sie sich in Beziehungen hin- und hergerissen. „Wenn ich jemanden liebe, ist das alles. Und wenn er mich negativ sieht oder geht, bin ich nichts.“ Sie erlebt sich somit, dass sie sich bei Zuneigung anderer völlig verliert, sich sehr anlehnt, dann aber auch wieder den Kontakt völlig abweist und sich selbst hasst. Sie erlebt andere oft als schwankend zwischen Zuwendung und Rückzug. Andere kümmern sich viel um sie, aber dann vernachlässigten sie sie plötzlich. Auf diese erlebten Änderungen ziehe sie sich dann stark zurück.

Erleben der anderen: Andere erleben die Patientin oft als sie mit Zuneigung bedrängend, nach anfänglicher starker Nähe und Idealisierung folgt meist eine Phase massiver Kränkung und Rückzug. In diesen Phasen treten bei der Patientin Selbstverletzungen oft auf, häufig verbunden mit der Vorstellung, „endlich in meinem Elend ernst genommen zu werden“. Dieses wechselhafte Erleben zeigt sich sowohl in Beziehungsepisoden außerhalb der Therapie als auch in der therapeutischen Interaktion: Bei anderen entsteht in der Gegenübertragung zunächst Mitgefühl, der Wunsch sich stark zu kümmern, gefolgt von Müdigkeit und dem Gefühl, „es nie richtig machen zu können“ und schließlich dem Bedürfnis, sich zurückzuziehen.

9.5 Beurteilung von Achse III (Konflikt)

Individuation vs. Abhängigkeit: Der zentrale lebensbestimmende Konflikt liegt im Bereich Individuation versus Abhängigkeit (K1, Verarbeitungsmodus vorwiegend passiv). Die Patientin erlebt Autonomie als Bedrohung und Beziehung als potenziell zerstörerisch. Ihr inneres Erleben schwankt zwischen dem Wunsch nach vollständiger Verschmelzung und der Angst, in der Nähe des anderen das eigene Selbst zu verlieren. Dieser Konflikt zeigt sich in nahezu allen Lebensbereichen: Beruflich kann sie anfangs Verantwortung übernehmen, bricht aber Projekte ab, sobald sie sich „allein gelassen“ fühlt. Sie verliert sich dann in den Aufgaben und benötigt ein Gegenüber, das sie strukturierend unterstützt. In Beziehungen klammert sie sich an den Partner, reagiert aber auf zu starke Nähe oder angedeutete Kritik mit Kränkung oder Rückzug. In der Therapie oszilliert sie zwischen intensiven Nähewünschen und Rückzug sowie Abwertung und Infragestellung der Therapie. In der Primärfamilie drehte sich vieles um die Themen „alleingelassen werden“ vs. „ganz eng mit dem anderen sein“. Sie neidet die Nähe, die zwischen dem Vater und der jüngeren Schwester entstand. Gleichzeitig entstand durch ihre starken Enttäuschungen und auch Vorwürfe eine distanzierte Beziehung zwischen Frau S. und ihrem Vater. Bei körperlichen Erkrankungen ist es für Frau S. wichtig, dass sie von anderen Hilfe und Strukturierung erhält, sie meidet Arztbesuche und benötigt hier Impulse von außen, um ihre körperlichen Probleme nicht zu übersehen und Termine zu vereinbaren und wahrzunehmen. Durch alle Beziehungen und Lebensbereiche zieht sich die Frage, wie nah und intensiv die Beziehung sein kann, bis der Beziehungspartner meist abrupt auf Distanz gebracht werden muss. Frau S. sehnt sich nach der Nähe, aber beschreibt auch, sie häufig zu fürchten. So schildert sie sich oft „überrollt von dem anderen“ und auch, dass es für sie „gefährlich ist, anderen zu vertrauen“. Entsprechend ist hinter dem Leitaffekt der

Angst (allein zu sein) spürbar der unbewusste Kernaffekt der existenziellen nicht aushaltbaren Angst vor Verschmelzung (wechselnd mit überflutender Angst vor Trennung, wenn die Beziehungsnähe nur schwer reguliert werden kann).

Selbstwertkonflikt: Sekundär imponieren Themen um einen sehr fragilen Selbstwert, Schwankungen zwischen Idealisierung und Entwertung sowie Stabilisierung des Selbst durch Auf- und Abwertung anderer. Somit zeigt sich ein Selbstwertkonflikt (K4, Verarbeitungsmodus vorwiegend passiv): Frau S. empfindet sich als grundsätzlich defizitär („Ich bin nicht liebenswert.") und sucht Bestätigung von außen. Dieses Erleben beschreibt sie als ein Hauptproblem in ihren Partnerschaften, beispielsweise habe ihr Ex-Freund es „sattgehabt, mir ständig zu sagen, wie wichtig ich ihm bin". Auch in beruflichen Kontexten wünscht sie sich kontinuierliche Rückmeldung und Bestätigung von Vorgesetzten und Kolleg:innen. Sie beschreibt, dass ihre letzte Chefin ihr immer wieder gesagt habe, sie könne ihren Fähigkeiten ruhig trauen. In Freundschaften ist es ihr besonders wichtig, positive Rückmeldungen zu erhalten von ihrer besten Freundin, bei der viele Kommentare „auf die Goldwaage gelegt" werden, gerade hinsichtlich ihres Aussehens. Der Wunsch nach Bestätigung entsteht besonders intensiv nach interpersonellen Auseinandersetzungen: Nach aggressiven Durchbrüchen („Da knallt schon mal eine Tür!") folgen Schuldgefühle und Selbstabwertung, die sie durch Selbstverletzung kompensiert. Sie neigt immer wieder zu massiven Selbst- und Fremdabwertungen. Im Bereich der Objektbeziehungen komme es auch regelmäßig zur Idealisierung von wichtigen Personen, die dann wiederum von dem „Podest fallen". Sie schildert, dass sie ihrem Vater gegenüber auch in einer Lebensphase sehr anhänglich war, sich aber durch seinen ständigen Rückzug („Der hat sich einfach nicht interessiert!") schließlich eine massive Enttäuschung und Entwertung verfestigte („dann lieber keinen Vater als so einen").

Beide Konflikte sind trotz gering integriertem Strukturniveau (s.u.) deutlich erkennbar und werden als therapeutische Foki abgeleitet.

Versorgung vs. Autarkie: Darüber hinaus deuten sich Konfliktschemata an im Bereich „Versorgung-Autarkie" (K3, Verarbeitungsmodus gemischt, eher passiv). Bei Frau S. geht es in Beziehungen häufig darum, wer für den anderen da ist und den anderen versorgt (beispielsweise beschreibt sie, dass die Mutter sie vernachlässigt habe, sie wiederum sehr viel für die Geschwister da sein musste). Auch von der besten Freundin erwartet die Patientin, dass sie viel für sie mache, sie bei organisatorischen Dingen unterstütze, und diese regelmäßig ihre Erwartungen enttäusche, wenn sie diese Unterstützung nicht zufriedenstellend erledige. Allerdings wird es deutlich, dass es bei ihr weniger um Bedürfnisse nach Versorgung, sondern um das existenzielle Thema der Nähe in Beziehung und der Bindung geht, welches durch das Kümmern der anderen gesichert wird. Gerade in ihren Partnerschaften verdeutlicht sich das in dem Spagat dazwischen, im Beziehungsalltag die Nähe auszuhalten versus bei Überflutung den Kontakt abzubrechen (hier kreisen die Bedürfnisse also weniger um die Versorgungswünsche).

Kontrolle vs. Unterwerfung: Auch das Spannungsfeld zwischen Kontrolle und Unterwerfung (K2, Verarbeitungsmodus vorwiegend aktiv) kann als wichtiges Konfliktthema erkannt werden: Aus ihrer Not heraus neigt Frau S. dazu, in Beziehungen Kontrolle auszuüben (beispielsweise durch kontrollierende und fordernde Handynachrichten, wenn ihr Beziehungspartner nicht zur Verfügung steht), auch in der therapeutischen Beziehung inszeniert sich immer wieder ein starkes Kontrollbedürfnis (Vergewissern und Einfordern von Terminbestätigungen, starke Verunsicherung bei verzögerter Rückmeldung), welches aber insbesondere durch ihr Bedürfnis, die Beziehungsnähe zu sichern und zu kontrollieren, erklärbar wirkt. Dieses Verhalten wird somit gut durch den Individuation-Abhängigkeit-Konflikt erklärt und ist nicht Teil einer zwanghaften Persönlichkeitsakzentuierung. In anderen Lebensbereichen (Beruf, Freundschaften), in denen die Beziehungen weniger eng sind (und werden dürfen), ist folgerichtig dieses Kontrollbedürfnis nicht so deutlich. Somit durchzieht der Wunsch nach aktiver Kontrolle nicht alle ihre Beziehungen so deutlich wie die beiden Hauptkonflikte.

9.6 Beurteilung von Achse IV (Struktur)

Das Strukturniveau von Frau S. ist deutlich beeinträchtigt, liegt im gering integrierten Bereich mit einzelnen mäßig integrierten Facetten.

9.6.1 Selbstwahrnehmung

Die *selbstreflexiven Fähigkeiten* sind relativ stark beeinträchtigt, bei kritischen Rückmeldungen zeigen sich massive Abwehrbewegungen, um den Selbstwert zu stabilisieren (wird von der besten Freundin oder dem Ex-Partner Kritik an Frau S. geäußert, entwertet sie die anderen: „Sie ist ja nur neidisch, wie ich aussehe!“). Zu ihren starken Gefühlen kann Frau S. schwer inneren Abstand gewinnen und somit liegen große Schwierigkeiten in der *Affektdifferenzierung* vor („Manchmal weiß ich auch nicht, was das ist: Ich fühle mich leer, platt, unglücklich und irgendwie ist alles zu viel!“). Hinsichtlich der *Identität* kann eine deutliche Identitätsdiffusion festgestellt werden. Die Patientin zeigt wechselnde und fragmentierte Selbstbilder. In einem Moment beschreibt sie sich als stark und unabhängig, im nächsten als wertlos und bedürftig. Ihre Identität bleibt diffus, insbesondere in emotionalen Krisen. Die Identitätsprobleme durchziehen alle Lebensbereiche: Partnerschaften, Beziehungen zu anderen sowie vor allem das Gefühl für sich in Abgrenzung zu anderen, es wirkt wenig stabil über Zeit und Situationen hinweg. Die Dimension der Selbstwahrnehmung wird insgesamt auf einem „gering integrierten“ Niveau eingestuft: In allen drei Facetten können die Beeinträchtigungen zeitlich stabil und beziehungsübergreifend eingeschätzt werden, insbesondere die Identitätsproblematik kann bei der Patientin als schwerwiegend eingestuft werden.

9.6.2 Objektwahrnehmung

Andere Menschen werden häufig in extremen Kategorien erlebt – entweder vollkommen verlässlich oder völlig ablehnend. Das Bild des anderen kippt und ist stark determiniert von den eigenen Bedürfnissen und Stimmungsschwankungen, beispielsweise werden Objekte entwertet, wenn sie nicht zur Verfügung stehen und wohlwollend wahrgenommen werden. Ambivalenz ist schwer auszuhalten und weist auf eine *gering integrierte Objektwahrnehmung* hin. (So ist es erst im Lauf der Therapie möglich zu erarbeiten, dass bei der Freundin unterschiedliche Seiten unter „einen Hut“ gebracht werden können.) Facetten und Affekte des Selbst werden oft den Objekten zugeschrieben („Du hast mich genervt angesehen!“), was Schwierigkeiten in der *Selbst-Objekt-Differenzierung* sowie *objektbezogenen Affektdifferenzierung* verdeutlicht. Insgesamt wird auch die Dimension der Objektwahrnehmung auf einem „gering integrierten“ Niveau eingestuft.

9.6.3 Selbst- und Beziehungsregulation

Selbstverletzungen dienen der Spannungsreduktion und weisen auf Defizite der *Impulssteuerung* hin. Durch die seit Jahren bestehenden Selbstverletzungen ist dies eine zentrale Strukturfacette, die auch therapeutisch in den Vordergrund rückt. Die Patientin leidet darunter, da sie sich für die Narben an den Armen vor anderen auch schämt. Die *Affekttoleranz* ist gering. Emotionen werden rasch überflutend, häufig körperlich erlebt („Mein Herz explodiert dann."). Die *Selbstwertregulation* ist stark abhängig von externer Bestätigung, Lob führt zu Hochstimmung, Kritik zu emotionalem Einbruch. Die Dimension der Selbstregulation wird in Summe auf dem gering integrierten Niveau eingestuft.

Beziehungen können bei starken Emotionen *wenig geschützt* werden, die Patientin zieht sich nach Gefühlsausbrüchen komplett zurück, ist wenig versöhnlich und es gelingt ihr nur mit Mühe, die *Interessen* der anderen Person *zu antizipieren* und *auszugleichen*. Grundsätzlich ist Frau S. jedoch in der Lage, ihre wichtigsten Beziehungen (Ex-Partner, beste Freundin) aufrechtzuerhalten und die Beziehungskonflikte auch mit sehr viel emotionalem Aufwand zu klären. Sie beschreibt diese beiden Bezugspersonen als die wichtigsten, für die sie „viel mehr bereit ist zu machen als für andere". Somit wird diese Dimension der Beziehungsregulation als mäßig integriert eingestuft und die Bindungsbeziehungen als Ressource gewertet.

9.6.4 Abwehrmechanismen

Die *Abwehrorganisation* ist vorwiegend unreif. Spaltung, Wendung gegen das Selbst, projektive Identifizierung und Idealisierung/Entwertung bestimmen die psychische Verarbeitung. Mit der ehemaligen Chefin ergaben sich massive Streitigkeiten um das Thema der Wertschätzung. Als die Chefin kritischere Rückmeldungen zur Arbeit von Frau S. gab, führte das zu einer deutlichen Entwertung (Spaltung) und dem intensiven Bedürfnis, die Arbeit und Beziehung zur Chefin zu beenden. Reifere Mechanismen wie Intellektualisierung oder Humor treten nur selten und situativ auf, meist in stabileren Phasen. Die spaltungsbasierte und *interpersonelle Abwehr* trägt zur Verfestigung von Konflikten und Beziehungsabbrüchen bei („In der Person hatte ich mich schwer getäuscht und es ist gut, dass sie aus meinem Leben raus ist!"). Auch bei dieser Dimension wird deutlich, dass die Beziehungen zu den wichtigsten Bindungspersonen nicht durchgängig von den Spaltungsprozessen betroffen sind, es hier zwar abwehrbedingte Verzerrungen gibt, aber diese im Nachgang auch geklärt werden können. Auch gibt es hier zeitweise stabilere Phasen („Wenn ich mich bei ihr sicher fühle, dann ändern sich meine Gefühle auch nicht so viel."). Bei weniger signifikanten Beziehungen kommt es jedoch häufig zu schweren Konflikten und Beziehungsabbrüchen. Insgesamt wird die Dimension der Abwehr als mäßig bis gering integriert eingeschätzt.

9.6.5 Kommunikation nach innen und außen

Affekte werden unmittelbar und expressiv erlebt und gezeigt, es überwiegen negative Affekte wie Enttäuschung, Ärger, Trauer, Wut. Im Gespräch mit anderen, auch der Therapeutin, zeigt sich eine gewisse emotional bezogene *Kontaktaufnahme* zum Gegenüber, insbesondere, wenn die andere Person einen hohen Stellenwert innehat. Gleichwohl können im Sinne eines Verständnisses die Affekte des anderen oft schwer nachempfunden werden, und es kommt dann zu eher holzschnittartigen Zuschreibungen („Manchmal hab ich echt keine Ahnung, was der andere fühlt, und irgendwie ist mir das in dem Moment auch egal!"). Frau S. beschreibt eine gewisse Fähigkeit, in engen Beziehungen das *Lustvolle* der Sexualität zu genießen: Sie gibt an, insbesondere die Nähe zu genießen, aber wenig sexuelle Erregung zu spüren. Es wirkt, als ob Sexualität oft zum „Beziehungskitten" genutzt wird nach Streitigkeiten in der Partnerschaft. Häufig schildert sie, dass das vorübergehende Gefühl der *intimen Verbundenheit,* das sie während der Sexualität erlebt, im Nachgang in Ekelgefühle umschwenkt. Das führt dann auch zu Selbstverletzungen, um den Körper wieder mehr spüren zu können („Das ist mir dann manchmal danach einfach zu viel, ich weiß nicht, was da alles passiert – und durch die Selbstverletzungen ist der Schmerz dann das stärkste und wichtigste Gefühl.“). Die beiden Dimensionen werden somit etwas unterschiedlich bewertet. „Kommunikation nach innen“ wird als gering integriert, „Kommunikation nach außen“ als mäßig bis gering integriert eingeschätzt.

9.6.6 Bindung an innere und äußere Objekte

Es besteht eine ausgeprägte Angst vor Verlassenwerden bei gleichzeitigem Bedürfnis nach Kontrolle. Frau S. kann positive Beziehungserfahrungen nur schwer *internalisieren* und in Zeiten von Belastungen nur bedingt auf positive *Introjekte zurückgreifen* („Ich vergesse manchmal, dass meine Freundin mir schon viel geholfen hat, ich fühle mich dann superschnell ganz verloren und allein.“). Ängste, vom anderen verlassen oder im Stich gelassen zu werden, stehen im Vordergrund. Eingegangene Beziehungen scheinen sich wenig zu unterscheiden und wirken oft wie prototypische Beziehungen („mit ihm kann man Pferde stehlen“), auch bevorzugt Frau S. eher dyadische Beziehungen und somit wenig *variable Bindungen*. Die Intensität und *Stabilität von Bindungen* sind bei ihr sehr wechselhaft und werden insbesondere zur Stabilisierung des Selbstwerts bei geringem *Vertrauensaufbau* genutzt. Vertrauen in andere zu setzen, ist für Frau S. bedrohlich („Man weiß nie, was der andere als Nächstes tut!“). Auf der anderen Seite war Frau S. in der Lage, sich auf eine längere Partnerschaft einzulassen und hier trotz schwerer Konflikte und angedrohter Trennungen die Bindung über ein Jahr lang aufrechtzuhalten. Frau S. überspringt oft Abschiede (*Bindung lösen* gering integriert) und vermeidet es, sich mit Verlusten emotional tiefer zu befassen. Auch hier werden die beiden Dimensionen etwas unterschiedlich bewertet. „Bindung an innere Objekte“ wird als gering integriert, „Bindung an äußere Objekte“ als mäßig bis gering integriert eingeschätzt.

Aus der Zusammenschau der Dimensionen wird ein gering integriertes Gesamtstrukturniveau vergeben, aus dem sich sowohl therapeutische Schwerpunkte als auch Ressourcen ableiten lassen (Abbildung 9-1).

OPD-3 Ratingbogen Achse IV: Struktur (Forschungsversion).

Zeitfenster: ☐ 5 Jahre ☐ verkürzt/verlängert auf: ____________

	gut ①	gut bis mäßig 1,5	mäßig ②	mäßig bis gering 2,5	gering ③	gering bis desintegriert 3,5	desintegriert ④	nicht beurteilbar ⑨
Selbstwahrnehmung	①	○	②	○	⊗	○	④	⑨
ST1.1 Selbstreflexion	①	○	②	○	⊗	○	④	⑨
ST1.2 Affektdifferenzierung	①	○	②	○	⊗	○	④	⑨
ST1.3 Identität	①	○	②	○	⊗	○	④	⑨
Objektwahrnehmung	①	○	②	○	⊗	○	④	⑨
ST1.4 Selbst-Objekt-Differenzierung	①	○	②	⊗	③	○	④	⑨
ST1.5 Objektbezogene Affektdifferenzierung	①	○	②	○	⊗	○	④	⑨
ST1.6 Integrierte Objektwahrnehmung	①	○	②	○	⊗	○	④	⑨
Selbstregulation	①	○	②	○	⊗	○	④	⑨
ST2.1 Impulssteuerung	①	○	②	○	⊗	○	④	⑨
ST2.2 Affekttoleranz	①	○	②	○	⊗	○	④	⑨
ST2.3 Selbstwertregulierung	①	○	②	○	⊗	○	④	⑨
Beziehungsregulation	①	○	⊗	○	③	○	④	⑨
ST2.4 Beziehungen schützen	①	○	⊗	○	③	○	④	⑨
ST2.5 Antizipation	①	○	②	⊗	③	○	④	⑨
ST2.6 Interessenausgleich	①	○	⊗	○	③	○	④	⑨
Abwehr	①	○	②	⊗	③	○	④	⑨
ST3.1 Erlebensmöglichkeiten	①	○	②	○	⊗	○	④	⑨
ST3.2 Interpersonalität	①	○	②	⊗	③	○	④	⑨
ST3.3 Mechanismen	①	○	②	⊗	③	○	④	⑨
Kommunikation nach innen	①	○	②	○	⊗	○	④	⑨
ST4.1 Affekte und Fantasien nutzen	①	○	②	○	⊗	○	④	⑨
ST4.2 Lustvolles Erleben	①	○	②	⊗	③	○	④	⑨
ST4.3 Körperselbst	①	○	②	○	⊗	○	④	⑨
Kommunikation nach außen	①	○	②	⊗	③	○	④	⑨
ST4.4 Emotionale Kontaktaufnahme	①	○	⊗	○	③	○	④	⑨
ST4.5 Intimität	①	○	②	⊗	③	○	④	⑨
ST4.6 Empathie	①	○	②	⊗	③	○	④	⑨
Bindung innere Objekte	①	○	②	○	⊗	○	④	⑨
ST5.1 Internalisierung	①	○	②	○	⊗	○	④	⑨
ST5.2 Introjekte nutzen	①	○	②	⊗	③	○	④	⑨
ST5.3 Variabilität	①	○	②	○	⊗	○	④	⑨
Bindung äußere Objekte	①	○	②	⊗	③	○	④	⑨
ST5.4 Bindungsfähigkeit	①	○	⊗	○	③	○	④	⑨
ST5.5 Vertrauen	①	○	②	⊗	③	○	④	⑨
ST5.6 Bindung lösen	①	○	②	○	⊗	○	④	⑨
Struktur gesamt	①	○	②	○	⊗	○	④	⑨

Abbildung 9-1: OPD-3 Ratingbögen Achse IV Struktur für Fall 9 „Zwischen Nähe und Verlust“.

9.7 Psychodynamische Überlegungen und Epikrise

Die Patientin hat sich nach dem Auslöser einer aktuellen Trennung und Verlust einer ihr zentralen Bindungsperson selbstmotiviert auf die Suche nach einer Psychotherapie gemacht. Es wird deutlich, dass Frau S. biografisch bedingt eine tiefe, kaum symbolisierte Angst vor Selbstverlust trägt. Frühkindliche Erfahrungen von Unzuverlässigkeit, Alkoholmissbrauch des Vaters und emotionaler Vernachlässigung – gepaart mit Erfahrungen der Parentifizierung (Elternrolle gegenüber den jüngeren Geschwistern, Unterstützung der Mutter im Umgang mit dem alkoholkranken Vater) sind zentrale Momente in ihrer Entwicklung. Sie haben zwar früh zu einer Verantwortungsübernahme, aber insgesamt durch die chronische Mangelerfahrung an Zuwendung und Spiegelung zu einem brüchigen Selbst geführt, das Halt vor allem in intensiven Beziehungen sucht.

Es kann eine Indikation für eine psychodynamische Psychotherapie gestellt werden. Frau S. zeigt trotz ihrer Instabilität ein deutliches Potenzial für eine psychotherapeutische Arbeit. Ihre Fähigkeit zur Affektäußerung, ihr Leidensdruck und ihr Wunsch nach Verfestigung ihrer Beziehungen bilden günstige Voraussetzungen. Gleichzeitig sind die Risiken hoch: Beziehungsabbrüche, Selbstverletzungen, eine spaltungsbasierte Abwehr.

Empfohlen wird eine tiefenpsychologisch fundierte oder übertragungsfokussierte Psychotherapie mit strukturstützender Ausrichtung. Der *therapeutische Fokus* liegt auf

- Bearbeitung der charakteristischen Beziehungsmuster innerhalb der Übertragung,
- Bearbeitung des Individuation-Abhängigkeit-Konflikts sowie insbesondere
- Verbesserung und Integration der strukturellen Defizite, vor allem die Bearbeitung und Integration der abgespaltenen Selbst- und Objektanteile, Affektregulation und Förderung der selbstregulativen Fähigkeiten.

Für den Behandlungsverlauf entscheidend ist ein klar strukturierter, haltgebender Rahmen. Die Patientin reagiert sensibel auf Unklarheiten und (scheinbare) Nichtverfügbarkeit der Therapeutin, kann aber an klaren Grenzen und verträglichen Vereinbarungen mehr innere Sicherheit entwickeln. Die Beziehung zur Therapeutin wird zunächst idealisiert – „endlich jemand, der mich versteht“ – und kippt in Momenten notwendiger Grenzsetzung in Wut und Enttäuschung. Dieses Muster ermöglicht jedoch den Zugang zum zentralen Konflikt (Individuation-Abhängigkeit): Die unerträgliche Spannung zwischen dem Bedürfnis nach Verbindung und der Furcht vor dem Verlust des anderen und somit des Selbst. Im Verlauf gelingt es, diese Ambivalenz zunehmend zu verbalisieren. „Ich weiß, dass ich Sie manchmal testen will, ob Sie bleiben, wenn ich fies bin“, sagt sie im fortgeschrittenen Behandlungsverlauf. Solche Momente markieren Fortschritte in der Mentalisierungsfähigkeit und in der Integration widersprüchlicher Selbst- und Objektrepräsentanzen.

Therapeutisch steht die Strukturstabilisierung im Vordergrund: Förderung von Affektdifferenzierung, Selbstwahrnehmung und Impulskontrolle. Die Haltung der Therapeutin bleibt zugleich haltend und konfrontativ, mit klaren Grenzen und technischer Neutralität. In akuten Krisen (nach Streit mit dem Ex-Partner, in Prüfungsphasen nach Beginn einer weiteren Ausbildung) muss die Patientin engmaschig begleitet werden durch Krisentermine und viel Klärung und Stabilisierung.

Langfristig zeigt sich eine deutliche Reduktion der Selbstverletzungen und eine zunehmende Fähigkeit, innere Spannungen zu benennen. Frau S. entwickelt ein neues Verständnis ihres Beziehungserlebens: „Früher dachte ich, wenn jemand mich verlässt, sterbe ich. Jetzt merke ich, dass ich traurig bin – aber ich bleibe da.“ Diese Aussage spiegelt den therapeutischen Fortschritt wider. Die ehemals externalisierte Affektregulation wird zunehmend internalisiert. Das Gefühl eines kohärenteren

Selbst wächst, und das Bedürfnis nach stabilen Beziehungen wird mehr anerkannt.

Im Verlauf der Behandlung zeigt Frau S. zunehmend die Fähigkeit, innere Zustände differenzierter wahrzunehmen und symbolisch zu verarbeiten. Die Intensität der erlebten Affekte bleibt Teil ihres Wesens, verliert aber ihren zerstörerischen Charakter. Sie ist in der Lage, eine Ausbildung aufzunehmen und trotz eines launenhaften Vorgesetzten aufrechtzuerhalten, und baut nach einiger Zeit eine neue Paarbeziehung auf. Die emotionalen Schwankungen innerhalb der Partnerschaft lassen sich therapeutisch begleiten.

Am Beispiel von Frau S. wird deutlich, wie die OPD-Diagnostik das Verständnis der Borderline-Persönlichkeitsstörung vertiefen kann. Über die deskriptive Ebene hinaus erfasst sie das Zusammenspiel von konflikthaften Beziehungsmustern, Strukturpathologie und Affektregulationsdefiziten. Die Patientin leidet an einer tief verankerten Spannung zwischen Bindungssehnsucht und Angst vor Autonomie- und Selbstverlust. Ihre psychische Struktur ist fragil, doch die therapeutische Beziehung eröffnet die Möglichkeit einer schrittweisen Integration.

10 „Der Körper als Bühne“

Isa Sammet

Hauptdiagnose:

ICD-10: F50.01 Anorexia nervosa

ICD-11: 6B80.1 Anorexia nervosa mit kritisch erniedrigtem Körpergewicht

10.1 Aktuelle Symptomatik

Frau A. ist eine 22-jährige ledige Auszubildende. Sie kommt zur stationären Behandlung. Es handelt sich um eine blasse, relativ kleingewachsene und trotz starkem Untergewicht attraktive junge Frau, die ihren dünnen Körper in weiter Kleidung verhüllt. Sie hatte im Vorgespräch wegen ihrer schlechten Befindlichkeit dringend um eine rasche Aufnahme gebeten und zeigt sich im Aufnahmegespräch vor allem dankbar, dass sie trotz vorher vielfach gescheiterter Behandlungsversuche erneut aufgenommen und durch das Behandlungsteam nicht aufgegeben wird. Es handelt sich um den 5. stationären Aufenthalt innerhalb von 4 Jahren. Sie wurde in dieser Zeit insgesamt 80 Wochen in 3 verschiedenen Kliniken behandelt. Seit dem 11. Lebensjahr besteht eine Essstörung mit restriktivem Essverhalten. Der Schweregrad hat in den letzten Jahren immer weiter zugenommen. Zum Aufnahmezeitpunkt hat sie einen Body Mass Index (BMI) von 13,7 kg/m². Dies entspricht einem Gewicht von 37,5 kg bei einer Größe von 165 cm. Sie beklagt eine starke innere Unruhe und damit verbunden einen massiven Bewegungsdrang. Sie läuft nach eigenen Angaben selten unter 40 000 Schritte pro Tag. Bleibt sie darunter, erlebt sie sich als „faul“ und des Essens nicht wert. Das ganze Denken dreht sich um Essen. Sehr berührend ist, dass sie einen übermächtigen, fast unstillbaren physischen und emotionalen Hunger beschreibt, dem sie aber keinen Raum gibt. Im Gegenüber entsteht sofort starkes Mitgefühl. Sie schildert sich als motiviert, die Essstörung endlich hinter sich zu lassen, und bittet die Behandlerin immer wieder fast flehentlich, an sie zu glauben. Diesmal werde sie es schaffen, die Essstörung zu überwinden, von der Krankheit loslassen, beteuert sie. Trotz erheblicher Zweifel in Anbetracht des schwer chronifizierten Verlaufs stellt sich durch die überzeugend vorgetragene Motivation in der Behandlerin zunächst ein gewisser Optimismus ein, der Patientin auf ihrem Weg aus der Essstörung helfen zu können. Es entsteht schnell eine positive therapeutische Beziehung, in der sich die Therapeutin sehr um die Patientin bemüht. Allerdings zeigt sich rasch, dass die Patientin die ausgehandelten vertraglichen Vereinbarungen zur Gewichtssteigerung und Bewegungsreduktion nicht einhält. Sie wird immer wieder beobachtet, wie sie viel zu wenig isst und sich heimlich viel zu viel bewegt. Darauf angesprochen, streitet sie dies entweder ab oder zeigt sich reuevoll und gelobt Besserung. Im Zusammenhang damit, dass sie sich in den Therapien stets freundlich, aber nur eingeschränkt emotional öffnungsfähig zeigt, entsteht im Laufe der Behandlung der Eindruck, dass die immer wieder demonstrierte hohe Behandlungsbereitschaft und der dadurch im Gegenüber evozierte Optimismus dysfunktional dazu dienen, das Gegenüber auf Distanz zu halten, Diskussionen, um die Einhaltung von Regeln zu vermeiden und dadurch die höchstmögliche Autonomie zu behalten. Entsprechend wird auch das Bemühen um die Patientin seitens des Behandlungsteams allmählich geringer, was durch die fortlaufende Team-Supervision immer wieder bearbeitet werden muss.

10.2 Biografische Aspekte

Die Lebensgeschichte wird nach den Angaben und dem Erleben der Patientin berichtet. Sie wurde aus Datenschutzgründen an einigen Stellen verfremdet. Die Patientin wuchs bis zum 10. Lebensjahr mit ihren Eltern und ihren zwei jüngeren Brüdern (-1 Jahr und -4 Jahre) auf. Eine eineiige Zwillingsschwester verstarb kurz nach der Geburt. Die Kinderjahre waren aus Sicht der Patientin durch große finanzielle Sorgen der Eltern geprägt. Es war nie erlaubt, sich etwas zu gönnen, beispielsweise sich ein Eis zu kaufen. Die Eltern hat sie beide ihr gegenüber immer als fürsorglich und wohlwollend erlebt. Untereinander hatten sie oft Streit, den die Patientin als Kind oft zu schlichten versuchte. Sie trennten sich als die Patienten 10 Jahre alt war, was sie sehr schmerzlich erlebte. Sie fühlte sich mehr als „Papas Kind“, verblieb aber mit dem Bruder bei der Mutter. Zu ihr entwickelte sich danach eine bis heute währende sehr innige Beziehung. Sie besucht den Vater regelmäßig an den Wochenenden, fühlt sich aber durch diese Konstellation immer noch stark hin- und hergerissen. Beide Elternteile fanden schnell neue Lebenspartner, die eigene Kinder mit in die jeweilige Partnerschaft brachten, jeweils etwa gleichaltrig zur Patientin. Die Patientin fühlte sich insbesondere in Bezug auf die Zuwendung durch den Vater zu kurz gekommen, da er aus ihrer Perspektive seiner Stieftochter relativ zu viel Aufmerksamkeit widmete. Die Patientin konzentrierte sich ausgleichend auf ihre neue Rolle, die Mutter „an Vater statt“ bei vielen Aufgaben in der Familie und vor allem emotional zu unterstützen. Sie übernahm oft die Aufsicht für die 3 (Halb-) Geschwister. Wegen der weiterhin knappen finanziellen Situation trat sie ihr Essen manchmal an die Geschwister ab. Die Patientin tut sich gegenwärtig wegen der häufigen Abwesenheiten durch Klinikaufenthalte schwer, ihren Platz in der Familie zu finden. Sie hat oft das Gefühl, keinen Platz in der Familie mehr zu haben. Die Entwicklung eigener Freundschaften stellte sie zugunsten der Übernahme von Verpflichtungen in der Familie zurück, weswegen sie sozial isoliert ist. Ihr Freund betrog sie mit ihrer besten Freundin, als sie etwa 19 war. Dies stellte eine riesige Enttäuschung dar. Danach brach sie Beziehungen zu Gleichaltrigen fast ganz ab.

10.3 Beurteilung von Achse I (Krankheitserleben und Behandlungsvoraussetzungen)

10.3.1 Hauptdiagnosen

Symptomatisch liegen ein niedriger von 13,7 kg/m^2, ein wegen der Selbsteinschätzung als zu „dick“ absichtlich herbeigeführter Gewichtsverlust durch geringe Nahrungsmenge sowie eine Amenorrhö und ein sehr hoher Bewegungsdrang vor. Es handelt sich damit um die typischen Kriterien einer Anorexia nervosa vom restriktiven Typ mit aktiven Maßnahmen der Gewichtsabnahme nach ICD-10 F50.01 oder ICD-11 6B80.1.

10.3.2 Schweregrad, Dauer und Verlauf

Es besteht ein sehr ausgeprägter Schweregrad der Erkrankung. Es liegt eine mittelgradige körperliche Gefährdung durch starvationsbedingte Herzfrequenzabfälle vor. Die Patientin war in den letzten Wochen weder arbeitsfähig noch hatte sie soziale Kontakte. Sie benötigt stationäre Behandlung. In der Global Assessment of Functioning Scale GAF zeigt sie auf allen 3 Skalen der psychischen, sozialen oder beruflichen

Funktionen sehr stark ausgeprägte Einschränkungen mit Werten zwischen 31 und 40. Die Essstörung besteht chronifiziert seit über 10 Jahren. Sie zeigt einen fluktuierend progredienten Verlauf, da sich bessere mit schlechteren Phasen der körperlichen und psychischen Befindlichkeit abwechseln, aber insgesamt eine Tendenz zur Verschlechterung besteht.

10.3.3 Krankheitskonzept

Das Krankheitskonzept ist ganz überwiegend intrapsychisch orientiert. Das heißt, die Patientin hat die Vorstellung, dass ihre Erkrankung mit ihren Familienverhältnissen im Zusammenhang steht. Sie fühlt sich im Vergleich mit den Geschwistern leistungsmäßig unterlegen und ist der Auffassung, dass ihr wenigstens die Erkrankung eine eigene Identität des perfekten Verzichtens verleiht.

10.3.4 Behandlungskonzept

Entsprechend des Krankheitskonzepts besteht der subjektive Wunsch nach einer psychotherapeutischen Behandlung und nach einer Veränderung der eigenen Denk- und Verhaltensweisen. Außerdem hat sie den Wunsch, dass somatische Behandlungsmöglichkeiten wie etwa die Verabreichung von Leptin zur Reduktion des Bewegungsdrangs geprüft werden sollen. Sie hat auch die Vorstellung, dass eine Arbeitstätigkeit, die sie so rasch wie möglich wieder aufnehmen will, sie stabilisieren wird. Insofern steht der Wunsch nach Psychotherapie im Vordergrund. Es gibt aber auch die Hoffnung auf somatische Behandlung und unterstützende soziale Veränderung.

10.3.5 Leidensdruck

Die Patientin hat einen sehr hohen Leidensdruck, der sich schon im drängenden Wunsch nach stationärer Behandlung äußert. Er begründet sich hauptsächlich aus körperlichen Komplikationen wie Schwäche und Schwindel und nächtlichen Herzrhythmusstörungen, aber auch aus sozialer Ausgrenzung durch lange Hospitalisierungen und Arbeitsunfähigkeit. Ressourcen, die in Zuverlässigkeit am Arbeitsplatz und Versorgung anderer bestehen, wofür sie früher viel Wertschätzung erfahren hat, kann sie krankheitsbedingt zurzeit kaum aktualisieren.

10.3.6 Psychosoziale Unterstützung

Sowohl auf materieller als auch emotionaler Ebene werden beide Elternteile, insbesondere die Mutter, als hilfreich und unterstützend erlebt. Auf Freundschaften kann sie nicht bauen, und auch die Beziehung zu den Geschwistern wird nur mit Einschränkung als Unterstützung erlebt, da das Verhältnis zu ihnen insbesondere am Esstisch durch Vergleich und Konkurrenz geprägt sei. Es fällt der Patientin allgemein schwer, jemanden um Hilfe zu bitten.

10.3.7 Offenheit

Die Patientin ist bereit, über ihr inneres Erleben zu sprechen und Zusammenhänge zu reflektieren. Allerdings handelt es sich mehr um ein rationales Berichten. Emotionale Beteiligung wird nur ansatzweise spürbar. Stattdessen kommt sie auf eine rigide Weise immer wieder auf die Symptome ihrer Störung zurück.

10.3.8 Innere und äußere Veränderungshemmnisse

Innere Veränderungshemmnisse bestehen in der Konfliktdynamik. Die Symptomatik des Sich-Aushungerns hält tiefgreifende Verlassenheitsängste in Schach, was bewusstseinsfähig ist und von der Patientin verbalisiert wird: „Wenn ich niemanden mehr habe, bleibt mir wenigstens der Hunger als verlässlicher Begleiter.“ Dies hat zur Folge, dass sie sich nur ambivalent auf vorgeschlagene Behandlungen einlassen kann. Kognitive Veränderungen, wie sie bei tiefem BMI bei der Anorexia nervosa bekannterweise auftreten, sind bei der Patientin nicht feststellbar.

Äußere Behandlungshemmnisse bestehen vor allem in der unzureichenden Verfügbarkeit einer kontinuierlichen essstörungsspezifischen Therapie. Eine ambulante längerfristige spezifische Therapie konnte noch nicht gefunden werden. Stationäre Einrichtungen, die sowohl medizinische Komplikationen wie die krankheitsimmanente Ambivalenz ausreichend behandeln können, haben nur begrenzte Kapazitäten.

10.3.9 Sekundärer Krankheitsgewinn

Es besteht dadurch ein deutlicher sekundärer Krankheitsgewinn, dass ihre Bedürftigkeit insbesondere von den Eltern mehr wahrgenommen wird. Beide akzeptieren die Krankheit und bieten Unterstützung an, wollen sie wieder bei sich aufnehmen. Es bestehen jedoch auch Einschränkungen im Krankheitsgewinn, dadurch dass die Patientin weiterhin nicht arbeitsfähig ist, was sie aber glaubhaft auch zur eigenen Stabilisierung ansteuert.

10.3.10 Psychotherapieziel

Der Wunsch nach einer Symptomreduktion ist vorhanden, aber ambivalent besetzt. Die Patientin tut sich sehr schwer, die Essstörung abzulegen, da diese für sie in dysfunktionaler Weise Sicherheit herstellt. Die Ambivalenz, die Essstörung aufzugeben oder zu behalten, ist das von der Patientin und dem Behandlungsteam gemeinsam erarbeitete primäre Therapieziel.

An der reflektierenden Klärung der Hintergründe ihrer Erkrankung ist sie interessiert, wichtiger ist aber ihr Wunsch nach emotionaler Unterstützung. Aktive Anleitung zur Symptombewältigung, etwa in Form von behandlungsüblichen Verträgen zur Gewichtszunahme und Bewegungseinschränkung, wird einerseits gesucht, aber andererseits vornherein durch Versuche des Aushandelns von Ausnahmen infrage gestellt.

10.4 Beurteilung von Achse II (Beziehung)

Erleben der Patientin: In Bezug auf die Beziehungsdynamik fallen Beziehungsepisoden auf, in denen sich die Patientin durch andere vernachlässigt oder im Stich gelassen oder geschädigt fühlt. So nahmen sich die Eltern aus Sicht der Patientin viel mehr Zeit für die nur wenig jüngeren Geschwister. Sie hatten wegen der Streitigkeiten mehr mit sich selbst zu tun und sie fühlte sich deswegen oft einsam. Der geliebte Vater verließ die Familie und wendete sich vermehrt der Stieftochter zu. Freund und Freundin haben sie hintergangen. Auch erlebte sie andere, wie etwa die Mutter nach der Trennung vom Vater oder auch die Eltern in ihrer Streitsucht, als hilfsbedürftig.

Die Patientin erlebt sich selbst habituell so, dass sie sich zu viel um andere kümmert, dass sie versucht, Harmonie herzustellen, aber auch viel Freiraum für sich braucht. Als die Eltern noch zusammenlebten und viel stritten, erlebte sie sich als zwischen ihnen vermittelnd. Schon als Kind fürchtete sie deren Scheidung, da sie sie beide sehr liebte. Nach der Trennung der Eltern unterstützte sie die traurige und überforderte Mutter. Sie versuchte in Abgrenzung zu ihren Geschwistern, die „Brave“ zu sein und keinen Ärger zu machen. Insbesondere habe sie versucht, zur Entlastung der Mutter zu sparen und nichts für sich zu beanspruchen. So habe sie sich frühzeitig im Verzicht geübt. In den letzten Jahren sei ihr der persönliche Freiraum immer wichtiger geworden. Sie lasse sich von niemandem in ihrer Freiheit einschränken.

Erleben der anderen: Andere erleben die Patientin so, dass sie sich oft widersetzt und zu sehr auf Unabhängigkeit besteht, keine Bedürfnisse zeigt und keine Hilfe beansprucht sowie sich selbst schädigt. Die Selbstschädigung besteht im restriktiven Ess- und exzessiven Bewegungsverhalten, woraus Untergewicht mit kurz- und mittelfristigen körperlichen Komplikationen, aber auch negativen sozialen Folgen resultiert. Hungergefühle werden vor anderen negiert. Als Unterstützung gedachte und gemeinsam verhandelte Anweisungen, etwa in Form von Gewichtsverträgen, hält sie regelmäßig nicht ein. Trotz glaubwürdiger Bemühungen, die Regeln zu ihrem eigenen Wohle beachten zu wollen, erlebt sie diese als unerträgliche Einschränkung ihrer persönlichen Freiheit.

Im Gegenüber, bei Angehörigen und Behandlern, entsteht das Gefühl, die Patientin in Bezug auf Ess- und Bewegungsverhalten kontrollieren und bevormunden zu wollen bzw. zu müssen, da bei Fortbestehen der Symptomatik mit schweren Folgeschäden zu rechnen ist. Das trotzige Widersetzen der Patientin gegen die wohlmeinenden Anweisungen führt zu Ärger und Kritik an ihr, weil der Umgang mit ihr schwierig wird und Zweifel daran entstehen, dass sie wirklich ausreichend für eine positive Veränderung motiviert ist. Dies kann bis zum Abbruch der Beziehung führen, wie z.B. einer Entlassung aus der Klinik oder Verwehrung einer Rückkehr ins häusliche Umfeld, wie zunächst von der Mutter der Patientin beabsichtigt. Diese Reaktionen entstehen aus Hilflosigkeit und Ohnmacht, ihr nicht helfen zu können, und führen teilweise zu einer Abkehr von der Patientin.

Dadurch schließt sich der Kreis: Falls die Dynamik nicht erkannt wird und andere sich entsprechend der ihnen von der Patientin nahegelegten Reaktion verhalten, erlebt die Patientin die Brüchigkeit von Beziehungen und das Im-Stich-gelassen-Werden auf pathogene Weise wieder neu. Resultat kann sein, dass sie sich nur auf sich alleine verlässt und keine Hilfe erwarten und erhalten kann.

10.5 Beurteilung von Achse III (Konflikt)

Die Patientin ist hineingeboren in eine familiäre Situation, in der die elterliche Freude über ihre Geburt vom postpartalen Tod der Zwillingsschwester überschattet gewesen sein wird. Insofern mag das familiäre Klima gleichzeitig von Freude und Trauer in Kombination mit einer vermehrten Sorge um das Überleben der Patientin gekennzeichnet gewesen sein. Existenzielle Themen dürften auf diese Weise bereits von Geburt an in der Eltern-Kind-Interaktion eine Rolle gespielt haben. Bereits ein und drei Jahre später kamen die Brüder zur Welt. Obwohl die Eltern als grundsätzlich liebevoll wahrgenommen worden sind, dürfte ihre Kapazität zur emotionalen Versorgung der Patientin besonders in den ersten Lebensjahren der Patientin – nach Trauerjahr und Geburt des nur ein Jahr jüngeren Bruders – begrenzt gewesen sein. Spätere Streitigkeiten der Eltern und der spätere Weggang des geliebten Vaters aus der Familie dürften das Erleben emotionaler Sicherheit beeinträchtigt und frühe existenzielle Ängste aktualisiert haben.

Individuation vs. Abhängigkeit: Da das Verlangen nach emotionaler Nahrung durch die Eltern unabsichtlich und unverschuldet, aber kontinuierlich in bedrohlich erlebter Weise enttäuscht wurde, kommt es zu einem „Aufhören des Wünschens und Etwas-Brauchens" bei der Patientin. Eigene körperliche Bedürfnisse, immenser Hunger, werden ignoriert und übermäßige körperliche Leistungsfähigkeit als Ideal kultiviert. Durch diese Form der Abwehr wird relative Unabhängigkeit von enttäuschenden anderen und eigenen Bedürfnissen erreicht. Die übermäßige (Pseudo-)Autonomie, die in der Nahrungsverweigerung ihren stärksten Ausdruck findet, führt andererseits – über den Weg der lebensbedrohlichen Erkrankung unbewusst herbeigeführt – zu ausgeprägter Abhängigkeit von haltgebenden Klinik-Behandlungen und dann überfürsorglichen Angehörigen (Konflikt Individuation versus Abhängigkeit K1, gemischter Modus).

Kontrolle vs. Unterwerfung: Das in der Interaktion ständig präsente Thema der Selbst- und Fremdkontrolle (Konflikt K2, aktiver Modus) dient dazu, die Konfliktdynamik des Individuation-Abhängigkeit-Konflikts (K1) mit den enormen Ängsten vor Trennung und Enttäuschung in Schach zu halten (OPD-3, S. 130). Die erlebte Hilflosigkeit und das Erleben enttäuschender Beziehungserfahrungen werden durch ein teilweise aggressives und trotzig vertretenes Recht auf Selbstbestimmung abgewehrt. Zum Beispiel werden lebenserhaltende Regelungen zur Nahrungsaufnahme und Bewegungseinschränkung abgelehnt oder heimlich boykottiert. Dadurch inszenieren sich beständige Machtkämpfe.

Der Körper ist dabei ein Objekt, an dem durch Selbstdisziplinierung Macht ausgeübt wird, bis hin zur kompletten Selbstausbeutung. Körperliches Training hat zum Ziel, den Körper zu beherrschen, und immer mehr an Gewicht abzunehmen. Aushungern führt gleichzeitig zu Macht über andere, die sich nun krampfhaft dafür zuständig fühlen, das Leben und die Gesundheit der Patientin zu erhalten, ein Ziel, das die Patientin selbst verleugnet.

Die Patientin zeigt ein ausgeprägt altruistisches Verhalten, wobei sie andere wie die Geschwister oder die Mutter – an Vater statt – versorgt. Dies geht so weit, dass sie bei finanzieller Knappheit Nahrungsmittel an die Geschwister abtritt. Dieses Verhalten dient der Aufrechterhaltung der Beziehung und damit der Angst vor dem Verlassenwerden und ist somit dem Individuation-Abhängigkeit-Konflikt (K1) zuzuordnen. Es geht nicht um die Dynamik des „Gebens und Nehmens“, d. h. der Beziehungsgestaltung, die mit dem Konflikt K3 (Versorgung vs. Autarkie) zu erfassen wäre.

Andere Konflikte: Andere Konflikte sind in geringem Ausmaß vorhanden. Beispiele sind der Selbstwertkonflikt in Form von „des Essens nicht wert sein“ oder die Überlebensschuld gegenüber der Zwillingsschwester. Diese sind vorhanden, spielen aber weder in den verbalen Äußerungen noch in der Inszenierung oder der Gegenübertragung eine entscheidende symptomrelevante Rolle. Der starke präödipale Wunsch nach emotionaler „Nachnährung“ durch den Vater, den sie viel vermisst hat und der sich mehr seiner Stieftochter zuwendete, ist nicht mit dem ödipalen Konflikt K6 abzubilden. Abbildung 10-1 zeigt hierfür den OPD-3 Ratingbögen Achse III: Konflikt.

10.6 Beurteilung von Achse IV (Struktur)

Sowohl in der Interaktion als auch durch die Symptomatik zeigen sich erhebliche strukturelle Defizite.

10.6.1 Selbst- und Objektwahrnehmung

Die Fähigkeit zur *Selbstreflexion,* insbesondere in Bezug auf das Körperbild, ist sehr stark eingeengt. Die Patientin kann kein differenziertes oder realistisches Bild von sich und insbesondere ihrem Körper entwerfen. Sie kann kognitiv nachvollziehen, dass sie untergewichtig ist, andererseits möchte sie weiter abnehmen, da sie sich dick fühlt. Ambivalente *Affekte,* z. B. gegenüber den gleichermaßen geliebten wie enttäuschend erlebten Eltern oder ihrem manchmal dünn und meistens dick empfundenen Körper, können schwer integriert werden. Es kommt zu Reizbarkeit und affektiver Überschwemmung oder affektiver Leere, die nicht situativ zugeordnet werden kann. In Bezug auf die *Identität* kommt es zu fragilen Einbrüchen des Selbstbilds in Abhängigkeit von der Gewichtsentwicklung, aber auch in Phasen der Realisierung niedriger Leistungen im Bereich Arbeitsleben.

OPD-3 Ratingbogen Achse III: Konflikt.

	Biografisch repetitiv-motivationale Konfliktthemen						Biografisch dominanter Verarbeitungsmodus				
	• Konfliktspannungen (KS) • neurotische Konflikte (NK) • konflikthaft-motivationale Schemata (KMS)	nicht vorhanden/ nicht sichtbar	wenig bedeutsam	bedeutsam	sehr bedeutsam	bitte noch nachexplorieren	vorwiegend passiv	gemischt eher passiv	gemischt wechselnd	gemischt eher aktiv	vorwiegend aktiv
K1	Abhängigkeit vs. Individuation	0	1	2	**X**	9	p+	**X**	p/a	a	a+
K2	Unterwerfung vs. Kontrolle	0	1	2	**X**	9	p+	p	p/a	a	**X**
K3	Versorgung vs. Autarkie	0	1	**X**	3	9	p+	p	**X**	a	a+
K4	Selbstwertkonflikt	0	**X**	2	3	9	p+	p	p/a	a	a+
K5	Schuldkonflikt	0	**X**	2	3	9	p+	p	**X**	a	a+
K6	Ödipaler Konflikt	0	1	2	3	9	**X**	p	p/a	a	a+
K7	Identitätskonflikt	0	**X**	2	3	9	p+	p	p/a	a	a+
K0	Abgewehrte Konflikt- und Gefühlswahrnehmung	**X**	1	2	3	9	p+	p	p/a	a	a+

Aktueller Hauptkonflikt (AKH)/Bedeutsamkeit		Struktur				Aktueller Verarbeitungsmodus				
						vorwiegend passiv	gemischt eher passiv	gemischt wechselnd	gemischt eher aktiv	vorwiegend aktiv
AHK 1	K1 .... /	KS	NK	**X** (KMS)		p+	p	**X**	a	a+
AHK 2	K2 .... /					p+	p	p/a	a	**X**

Sicherheit der Konflikteinschätzung	unsicher				sehr sicher
	1	2	3	4	**X**

Abbildung 10-1: OPD-3 Ratingbögen Achse III: Konflikt für Fall 10 „Der Körper als Bühne".

Die Fähigkeit der *Selbst- und Objektdifferenzierung* ist stark beeinträchtigt, was sich beispielsweise darin ausdrückt, dass es im Erleben der Patientin nur die anderen sind, die Hunger haben und bekocht werden müssen, während sie selbst keinen Hunger spürt und nichts vom Gekochten isst. Insgesamt sind die Fähigkeiten zur Selbstwahrnehmung auf gering integriertem Niveau bei andererseits gut bis mäßig integriertem Niveau der Objektwahrnehmung. Der Patientin gelingt es recht gut, ein realistisches Bild anderer zu entwerfen.

10.6.2 Selbstregulation

In Bezug auf die *Impulssteuerungsfähigkeit* besteht ein gemischtes Bild. Einerseits besteht häufig eine Untersteuerung, z. B. in Bezug auf den Bewegungsdrang oder in Bezug auf ein Scheitern bei der Einhaltung vereinbarter Regeln. Andererseits dominiert meistens eine erhebliche Übersteuerung mit Verzicht auf Nahrung und Unterdrückung von physischen sowie emotionalen Hungergefühlen, sodass insgesamt von einem mäßigen bis geringen Niveau der Impulssteuerung auszugehen ist. Auch in Bezug auf die *Selbstwertregulierung* liegen erhebliche Defizite vor, was sich vor allem in Scham und Selbstentwertung in Situationen zeigt, in denen die Patientin ihren eigenen perfektionistischen Ansprüchen nicht gerecht werden kann, beispielsweise aus Anlass einer „eigentlich“ gewollten, aber ambivalent besetzten Gewichtszunahme.

10.6.3 Abwehr

Die Abwehr ist einerseits durch *Verleugnung der Krankheitsschwere* gekennzeichnet. Dies führt zu Fehleinschätzungen des Risikos medizinischer Komplikationen und wiederholt zu vorzeitigen Abbrüchen stationärer Behandlungen. Es kommt außerdem vor allem zu *projektiver Identifikation:* Die Notwendigkeit zu essen und zuzunehmen wird in Therapeuten und Angehörigen wahrgenommen, während sie selbst nichts braucht.

10.6.4 Kommunikation nach innen, Bindung an Objekte

Ganz besonders beeinträchtigt ist das Erleben des *Körperselbst.* Der Körper wird zur offensichtlichen Bühne von übermäßigem Verzicht und dauerhafter Selbstschädigung. Entsprechend bestehen auch ausgeprägte Defizite in der Fähigkeit des *sinnlichen Erlebens.*

Bedeutsam ist auch die gering integrierte *Bindungsfähigkeit.* Die langen Abwesenheiten von der Familie durch die Klinikaufenthalte sind auch als Vermeidung von schwierig erlebten Kontakten zu den Geschwistern zu verstehen. Ihnen gegenüber fühlt sie sich einerseits als emotional benachteiligt, andererseits erlebt sie sich im Vergleich zu ihnen als minderwertig, weswegen sie die Kontakte begrenzt. Die Fähigkeit, auf die Unterstützung anderer zu *vertrauen,* ist aufgrund der Enttäuschungserfahrungen eingeschränkt. Dies beeinflusst die behandlungsnotwendige Bereitschaft zur Annahme von Hilfe negativ.

Zusammenfassend: Es handelt sich insgesamt um ein mäßig bis gering integriertes Strukturniveau. Die beschriebenen Konflikte sind deswegen jeweils auf der Ebene des neurotischen Konflikts zu betrachten. Es liegen erhebliche strukturelle Defizite vor. Ihre Behandlung sollte einen wesentlichen Fokus der Therapie darstellen.

10.7 Psychodynamische Überlegungen und Epikrise

Frau A. kommt mit einer chronifizierten schweren restriktiven Anorexia nervosa mit körperlicher Gefährdung durch nächtliche Herzfrequenzabfälle in stationäre Behandlung. Mehrere stationäre Aufenthalte sowie ambulante Behandlungen bei verschiedenen Therapeutinnen hatten bisher jeweils intermittierend zu Besserungen in Bezug auf das Körpergewicht und die allgemeine Befindlichkeit geführt. Allerdings kam es jeweils nach kurzer Zeit zu Rückfällen in Bezug auf die Nahrungsrestriktion und Gewichtsabnahme.

Die Anorexia nervosa gilt als eine sogenannte metabo-psychiatrische Erkrankung. Es ist vielfach empirisch belegt, dass neben psychischen und systemischen Aspekten die biologischen Faktoren eine große Rolle bei Entstehung und Aufrechterhaltung der Erkrankung spielen. Spezifische Befunde liegen beispielsweise zu (epi-)genetischen Faktoren, zu Auffälligkeiten des Mikrobioms, der Sättigungshormone oder des Dopaminsystems vor. Entsprechend sind biologische Behandlungsmethoden in Erprobung. Dies sei vorweggenommen, um den Stellenwert psychodynamischer Überlegungen für die Behandlung einordnen zu können. Insbesondere soll dadurch bewusst gemacht werden, dass die oft als fehlende Veränderungsmotivation bewertete Ambivalenz anorektischer Patientinnen starke biologische Determinanten haben kann.

Die psychodynamischen Überlegungen werden im Folgenden kurz zusammengefasst. Wie im Abschnitt zu Achse III aus der Lebensgeschichte und aus dem Beziehungsverhalten hergeleitet, wird die Konfliktdynamik maßgeblich durch existenziell bedrohliche Ängste vor dem Verlassen- und Verloren-Sein bestimmt. In Abwehr dieser Ängste kommt es im Bemühen um haltgebende innere Sicherheit zu Verhaltensweisen, die dem Konflikt um Kontrolle und Unterwerfung zuzuordnen sind. Dieser bestimmt vordergründig überwiegend die Interaktion. Es entwickelt sich ein ständiger Machtkampf um die Kontrolle von Gewicht und Nahrungsaufnahme zwischen Patientin und Behandler:innen oder Angehörigen. Die Selbstbestimmtheit über den Körper in Form von Hungern dient dem Sieg über den physischen und psychischen Hunger und lässt die Patientin von bedrohlichen Enttäuschungen in zwischenmenschlichen Beziehungen so unabhängig wie möglich werden.

Das Bedürfnis nach Nahrung ist eines der basalsten menschlichen Grundbedürfnisse. Es nicht ausreichend zu befriedigen, bedeutet einerseits maximale Unabhängigkeit von der Welt. Andererseits aber stellt sich bei der Patientin und bei anderen aufgrund wiederholter prekärer medizinischer Komplikationen durch Herzrhythmusstörungen die Angst vor dem Tod ein, der die extreme Form davon ist, nichts mehr zu brauchen. Dadurch kommt es zu intensivsten Anstrengungen von Behandler:innen und Angehörigen, die Patientin wieder zur Gewichtszunahme zu bewegen. Das Am-Leben-bleiben-Wollen wird in projektiver Identifikation in den anderen untergebracht. Es entsteht dadurch paradoxerweise eine starke Abhängigkeit, etwa durch die Verpflichtung zur stationären Behandlung oder die enge Anbindung an die Versorgung durch die Mutter zuhause, die von der Patientin aber unbewusst ersehnt wird. Die funktionale Herstellung befriedigender Beziehungen ist ihr anderweitig nicht möglich, da wichtige strukturelle Fähigkeiten der Selbstwahrnehmung, der Affektwahrnehmung und -regulation sowie der Kommunikation und Bindung nicht ausreichend ausgebildet werden konnten.

Behandlung und Verlauf: Auf der störungsspezifischen Station wird mit der Patientin zunächst ein Gewichtsvertrag mit vorgegebener wöchentlicher Gewichtszunahme und Mahlzeitenstrukturen ausgehandelt. Dieser enthält auch von der Patientin vorab akzeptierte Konsequenzen bei Nichterreichen der Gewichtsziele in Form von Bewegungseinschränkungen, um Kalorien einzusparen. Nach vorübergehender Stabilisierung verliert sie in der Klinik trotz des Vertrags bald wieder an Gewicht aufgrund einer fortgesetzten stark restriktiven Nahrungsaufnahme mit teilweise kompletter Essensverweigerung und kaum zu durchbrechendem Bewegungsdrang. Sie manipuliert die Gewichtsmessungen durch Auftrinken und hält sich trotz ihrer Versprechungen nicht an die vereinbarten Bewegungseinschränkungen, akzeptiert keine Nahrungsergänzungsmittel.

Im Behandlungsteam lösen die ständigen Regelverstöße und die damit verbundenen emotionalen Ausnahmezustände abwechselnd Hilflosigkeit, Ärger sowie die Tendenz, sie aufzugeben, aus. Damit stellt sich spontan das der Patientin bekannte und sie in der Vergangenheit immer wieder enttäuschende Beziehungsverhalten anderer erneut ein. Die negativen Reaktionen der Teammitglieder können aber durch die Team-Supervision verstanden, eingeordnet und kontrolliert werden. Auf diese Weise bleibt es möglich, sie trotz der Regelverstöße zu akzeptieren, sodass die Behandlung fortgesetzt werden kann. Die Patientin wird seitens des Teams immer wieder darin unterstützt, an ihren Behandlungszielen trotz ihrer inneren Ambivalenz festzuhalten. Damit stellt sich eine positive Beziehung zum Behandlungsteam ein, die ein kleiner Schritt im langen Weg zur Korrektur stark verwurzelter negativer Beziehungserfahrungen werden kann.

Im Vordergrund der Einzel- und Gruppentherapie steht eine Fokussierung auf die Verbesserung der strukturellen Defizite. Ziel ist es, die Selbstwahrnehmung, insbesondere die Körperschemastörung und das brüchige Selbstbild, zu verbessern. Außerdem wird an der defizitären Affektwahrnehmung und -kommunikation gearbeitet, mit der Absicht, eine funktionalere und damit befriedigendere Beziehungsgestaltung zu ermöglichen. Dies gelingt in Ansätzen so weit, wie es in einer stationären Kurzzeittherapie möglich ist.

Schon nach 4 Wochen verlangt die Patientin trotz noch unzureichenden Therapieerfolgs zunächst die Entlassung, nachdem der Vater ihr den Umzug in seine Familie und seine bestmögliche Unterstützung angeboten hat. Dies hatte sich die Patientin gewünscht, da sie einerseits große Sehnsucht nach dem Vater hatte und sich andererseits mit ihrer Erkrankung als starke Belastung für die Mutter erlebt hatte und fürchtete, bei ihr nicht mehr willkommen zu sein. Als die Mutter ihr die Rückkehrmöglichkeit in ihr bisheriges Zuhause zusichert, bessert sich die Befindlichkeit etwas. Die Patientin kann noch weitere 4 Wochen in der Klinik bleiben und sich gewichtsmäßig leicht stabilisieren. Sie tritt schließlich nach 8 Wochen mit einem BMI von 14,9 kg/m^2 auf eigenen Wunsch aus. Dies, weil sie bereits über ein Jahr arbeitsunfähig ist und nun wieder in der Gastronomie arbeiten wolle, um nicht weiter „faul“ zu sein. Der ärztlichen Argumentation, dass ein solcher bewegungsintensiver Job kontraproduktiv ist, ist sie nicht zugänglich.

Aufgrund der Schwere und Chronifizierung der Störung ist eine ambulante Weiterbehandlung dringend erforderlich. Es ist aufgrund der psychodynamischen Konflikte und strukturellen Defizite zu erwarten, dass die Patientin noch lange ambulante und wiederholte stationäre Aufenthalte benötigen wird. Für die Patientin wird es wichtig bleiben, dass sie trotz ihrer Widerständigkeit gegen Veränderung und Behandlungspläne nicht aufgegeben wird. Denn das ist ihre größte pathogene Angst.

11 „Ein schweres Erbe“

Claudia Subic-Wrana

Hauptdiagnose:

ICD-10: F41.0 Panikstörung

ICD-11: 6B01 Panikstörung

Der Zugangsweg von Herrn M. zum psychotherapeutischen Erstgespräch ist ungewöhnlich: Sein Vater ruft während der Telefonsprechzeit an, bezieht sich auf die Empfehlung einer Kollegin der Therapeutin und bittet um „Betreuung“ seines Sohnes. Die Therapeutin sagt, der Sohn könne sich gerne melden – kurz darauf ruft der Patient zur Vereinbarung eines ersten Termins an.

11.1 Erstkontakt

Zum Erstgespräch kommt ein sehr leise und höflich auftretender 29-jähriger Mann, der verzweifelt und leicht beschämt berichtet, warum er – vielleicht – Therapie brauche. Er habe seit wenigen Monaten eine erste Stelle als Anwalt in einer renommierten und sehr begehrten, international agierenden Wirtschaftskanzlei gefunden. Nachdem er über eine Woche „fast nonstop“ inklusive des Wochenendes an dem ersten ihm zugewiesen Fall für einen wichtigen Klienten gearbeitet habe, sei er bei der Fallbesprechung mit der ihn supervidierenden Senior-Partnerin „zusammengebrochen“, als diese einen wesentlichen Teil seiner Argumentation in dem mühsam erarbeiteten Schriftsatz als unpassend kritisiert und ihn zur Überarbeitung aufgefordert habe. Er habe das Büro der Senior-Partnerin fluchtartig verlassen müssen, habe in den Waschräumen der Kanzlei einen Weinkrampf bekommen und hyperventiliert. Am nächsten Tag sei er wieder zur Arbeit gegangen, habe den Tag nur mühsam durchgestanden und habe dann am Folgetag seine fristlose Kündigung eingereicht: Bei der Kündigung sei er geblieben, auch wenn der Chef der Kanzlei, der auch einen Lehrstuhl an der Universität bekleide, und die Senior-Partnerin alles getan hätten, um ihn zum Bleiben zu veranlassen.

Er frage sich, ob er „hypersensibel“ sei, seit Beginn der Tätigkeit in der Kanzlei habe er nachts mehrfach sehr heftige Panikattacken gehabt. Er komme anscheinend mit „dem oft unmenschlichen Arbeitsdruck“ in einer Kanzlei dieser Größe nicht zurecht. Ihm fällt noch ein, dass auch die Gespräche mit dem Klienten, für den er den Schriftsatz erarbeitet habe, extrem schwierig gewesen seien. Seine Fragen seien kaum beantwortet worden und er habe sich abgewiesen und abgewertet gefühlt. Habe sich die Senior-Partnerin eingeschaltet, sei diese vom Klienten sehr entgegenkommend behandelt worden. Als einziges biografisches Detail erwähnt er, dass er seine Mutter, selbst habilitierte Wirtschaftsjuristin, nach 5-jähriger Krankheitsgeschichte wegen einer Krebserkrankung verloren habe; bei ihrem Tod sei er 23 Jahre alt gewesen. Vielleicht habe ihn das Gespräch über den von ihm verfassten Schriftsatz mit der Senior-Partnerin an Gespräche mit der Mutter erinnert, die seine Hausarbeiten im Studium extrem kritisch bewertet habe.

Im Kontakt bleibt Herr M. sehr reserviert. Es ist ihm anzumerken, dass er überhaupt nicht sicher ist, ob eine Therapie für ihn das Richtige ist – vielleicht ist für ihn die Situation auch durch den Anruf des Vaters bei der Therapeutin „kontaminiert“. Er besteht darauf, die Stunden zunächst aus eigener Tasche zu bezahlen – die Therapeutin versteht das als Bemühen, die Kontrolle zu behalten, ist jedoch über Herrn M.s Begründung erstaunt: Er wolle sich durch eine krankenkassenfinanzierte Behandlung nicht den Weg in eine mögliche Universitätskarriere und die damit einhergehende Verbeamtung verbauen; ein scheinbarer Gegensatz zu seinen Klagen über das „gnadenlose Ausgebeutet-Werden als Junior-Anwalt“. In diesem Zusammenhang erwähnt er, dass auch seine Freundin eine Universitätskarriere anstrebe, das Zusammenleben mit ihr gebe ihm großen Halt. Im Lauf der Vorgespräche wird auch deutlich, dass Herr M. einen konkreten Gegenentwurf zur Karriere als Wirtschaftsanwalt hat: Er schreibt Gedichte und Kurzgeschichten, hat bei Lesungen im privaten Kreis und einer Schreibwerkstatt positive Resonanz erfahren und fragt sich, ob er das Schreiben zum Beruf machen soll.

11.2 Biografische Aspekte

Die Biografie löst den scheinbaren Widerspruch zwischen der Ablehnung des „ausbeuterischen Systems im Jura-Studium und in der Tätigkeit als Junior-Anwalt“ und dem Wunsch, in eben diesem System zu glänzen (Universitätskarriere), auf. Herr M. ist das mittlere von drei Kindern von Eltern, die ihr ganzes Leben ihren Karrieren als Juristen gewidmet haben und dabei beide sehr erfolgreich gewesen sind. Juristische Themen seien das alles beherrschende Gesprächsthema gewesen, die Kinderbetreuung sei viel an Tagesmütter delegiert worden; hätten beide Eltern gleichzeitig hohen Arbeitsdruck gehabt, sei er zum Übernachten zu einer der Tagesmütter gebracht worden und habe große Angst gehabt, dort nie mehr abgeholt zu werden. Kindergarten und Grundschulzeit verliefen ohne äußere Auffälligkeiten.

Zu Beginn der Adoleszenz schloss er sich einer Gruppe von Mitschülern an, die in der Öffentlichkeit aggressiv agierten und Cannabis und Alkohol konsumierten. Nach einem schlecht vertragenen Joint blieb er in einem Derealisations-/Depersonalisationszustand stecken. Das löste massive Angst und den völligen Rückzug aus der Clique aus, er kam sich mit den ihn verstärkt interessierenden musischen Themen (Schauspielen, Schreiben) einsam und allein vor. Zu einer eher geisteswissenschaftlichen oder musischen Berufswahl konnte er sich nicht durchringen, ging nach dem Abitur für einige Zeit ins Ausland und kam zurück, nachdem sein Vater sich für ihn auf die Suche nach der „optimalen“ Jura-Fakultät begeben hatte. Während des sehr erfolgreich absolvierten Studiums blieb er dem Jurist-Sein gegenüber extrem ambivalent, konnte sich jedoch nicht für einen Studienwechsel entscheiden.

In der Beziehung zu den Eltern dominieren eine große Verehrung gegenüber der als streng, fordernd und eher emotional kühl beschrieben Mutter sowie Wut, eine vorwurfsvolle Haltung und Misstrauen gegenüber dem als „immer abwesend“ erlebten Vater. Er beschreibt eine große seelische Übereinstimmung zwischen sich und der Mutter, die auch musische Interessen gehabt habe, und deutet öfter an, dass der Vater die Mutter nicht habe glücklich machen können. Eine als traumatisch erlebte Phimosen-Operation im 6. Lebensjahr, von der Herr M. erst bei fortgeschrittener Therapie berichten kann, scheint das Erleben der Beziehung zu beiden Eltern stark (mit)bestimmt zu haben: Die Mutter hatte für ihn einen OP-Termin bei einer befreundeten Urologin vereinbart und ihn bis in den Raum, in dem er für die OP vorbereitet wurde, begleitet. Sie habe ihm aber kaum erklärt, was auf ihn zukomme, sodass er nach der OP von den Schmerzen und von Scham über die Inspektion seines verletzten Penis durch das gesamte Behandlungsteam bei der Visite überwältigt war. Die Verehrung der Mutter scheint die

Angst vor der „kastrierenden" Mutter zu verdecken, dem Vater gebührt der Vorwurf, „nicht dagewesen" zu sein und ihn nicht geschützt zu haben. Hier bekommt die Eingangsszene und Herrn M.s Bemühen, als Selbstzahler die Kontrolle über die therapeutische Situation zu behalten, auch einen Bezug zum angstauslösenden Trauma: Der Vater überlässt ihn wieder einer „Mutter", die ihm Schmerz zufügen und ihn beschämen wird.

11.3 Therapieverlauf

Herr M. konnte sich nach ca. 6 Monaten selbst finanzierter, wöchentlicher einstündiger Behandlung auf eine kassenfinanzierte analytische Behandlung einlassen. Ein neuerlicher Versuch, sich auf eine Junior-Position in Vollanstellung in einer weiteren renommierten Kanzlei einzulassen, mündete nach einigen Monaten in einer erneuten, jedoch nicht in Panik erfolgten Kündigung. Mit sehr viel Angst setzte er daraufhin den Plan um, sich intensiv dem Schreiben zu widmen und zunächst nur in Teilzeit als Anwalt in einer kleinen Kanzlei tätig zu sein.

11.4 Beurteilung von Achse I (Krankheitserleben und Behandlungsvoraussetzungen)

11.4.1 Hauptdiagnosen

Auf Achse I können nach ICD-10 eine Panikstörung und eine Flugangst als spezifische Phobie diagnostiziert werden (Abbildung 11-1). Im Therapieverlauf ist deutlich geworden, dass neben den Angstspitzen (Panikattacken) eine Grundängstlichkeit vorliegt, die sich in innerer Anspannung oder innerer Unruhe äußern kann und die vom Schweregrad her meist keine Angstdiagnose rechtfertigt. Diese ängstlichen Spannungszustände intensivieren sich in Belastungssituationen (z. B. erste Wochen in der neuen Arbeitsstelle). Es kann nicht ausgeschlossen werden, dass bereits in der Kindheit eine kindliche Angststörung – z. B. Trennungsangst – hätte diagnostiziert werden können.

Eine erste Krankheitsepisode gab es zu Beginn der Adoleszenz nach einem „bad trip" bei Cannabiskonsum. Der darauf einsetzende Depersonalisationszustand kann als prolongierte Angstreaktion gewertet werden – Depersonalisation- und Derealisationserleben gehört zu den klassischen Paniksymptomen.

Eine Achse-II-Diagnose kann nicht gestellt werden, auch wenn der Patient akzentuierte Persönlichkeitszüge im Sinne einer neurotischen Gehemmtheit sowie einer erhöhten narzisstischen Verletzlichkeit aufweist.

Der Patient ist körperlich gesund, er hat einen gesundheitsbewussten Lebensstil, raucht nicht und konsumiert nur gelegentlich Alkohol.

11.4.2 Schweregrad, Dauer und Verlauf

Die Beeinträchtigung des Patienten ist meist nur gering ausgeprägt, die Teilhabe am sozialen und beruflichen Leben ist meist ohne Einschränkungen möglich. Die Panikepisode, die zur Behandlungsaufnahme geführt hat, ist unter der Behandlung nach wenigen Wochen abgeklungen. Eine Einschätzung des Global Assessment of Functioning (GAF) liegt außerhalb von Panikepisoden bei 85 bis 90, kann aber bei Exazerbation der Panik (z. B. im Rahmen einer Beziehungskrise im 3. Behandlungsjahr) vorübergehend auf 45 bis 50 absinken. Grundsätzlich lehnt der Patient eine medikamentöse Behandlung mit SSRI (Selektive Serotonin-Wiederaufnahmehemmer; Leitlinienempfehlung bei Angststörungen) ab, kommt jedoch auch – mit Ausnahme der Exazerbation der Angstsymptomatik im Rahmen der oben erwähnten Beziehungskrise – ohne Medikation gut zurecht.

OPD-3 Ratingbogen Achse I:
Psychische Störungen, Krankheitserleben und Behandlungsvoraussetzungen.

2.3	**Psychische und Psychosomatische Störungen**	
	1A Psychische Störungen/ Verhaltensstörungen	ICD oder DSM
	Hauptdiagnose (Referenzdiagnose)	F 41.0: Panikstörung
	weitere Diagnose 1	F 40.2: spezifische Phobie (Flugangst)
	weitere Diagnose 2	
	weitere Diagnose 3	
	weitere Diagnose 4	
	weitere Diagnose 5	
	1B Körperliche Erkrankungen	ICD
	Hauptdiagnose	Keine bekannten körperlichen Erkrankungen
	weitere Diagnose 1	
	weitere Diagnose 2	
	weitere Diagnose 3	
	weitere Diagnose 4	
	weitere Diagnose 5	
	Alter: 29 Jahre	Geschlecht: ☒ m / w / d — Erhebungszeitpunkt ___/___

2.4	**Gegenwärtige Schwere der Symptomatik/Störung**		
2.4.1	globale Schwere der Störung	(0) (1) ☒(2) (3) (4)	(9)
2.4.2	GAF: Maximalwert der letzten 7 Tage Symptomatik Berufliche Funktionen soziale Funktionen	 75-80 45-50 75-80	(9)
2.4.3	EQ-5D-Modifiziert Summe: ____ Itemwerte →	1. ____ 2. ____ 3. ____ 4. ____	☒(9)
2.5	**Dauer und Verlauf der Erkrankung/des Problems**		
2.5.1	Dauer der aktuellen psychischen Störung	☒ < 6 Monate ○ 6–24 Monate ○ 2–10 Jahre ○ > 10 Jahre	(9)
2.5.2	andere Vorerkrankungen	Gab es psychische Vorerkrankungen? Welche? F 48.1 im 16. Lj	(9)
2.5.3	chronischer Verlauf der aktuellen psychischen Symptomatik (wenn Symptomatik länger als 6 Monate besteht)	Verlauf der Symptomschwere (Trend) ○ gleichbleibend ○ abnehmend ○ progredient Weitere Angaben zum Verlauf: ○ ohne Schwankungen ○ fluktuierend ○ phasenhaft-remittierend ○ schubförmig progredient	(9)

Abbildung 11-1: OPD-3 Ratingbogen Achse I: Psychische Störungen, Krankheitserleben und Behandlungsvoraussetzungen (9 = nicht beurteilbar) zu Fall 11 „Ein schweres Erbe“.

2.6	**Krankheitskonzepte**						
2.6.1	somatisches Krankheitskonzept	0 ✗	1	2	3	4	9
2.6.2	externale Krankheitskonzepte	0 ✗	1	2	3	4	9
2.6.2.1	sozial orientiertes Krankheitskonzept	0 ✗	1	2	3	4	9
2.6.2.2	alternative Krankheitskonzepte	0 ✗	1	2	3	4	9
2.6.3	intrapsychische Krankheitskonzepte	0	1	2	3	4 ✗	9
2.7	**Veränderungs- und Behandlungskonzepte**						
2.7.1	somatisches Behandlungskonzept	0 ✗	1	2	3	4	9
2.7.2	äußeres und soziales Behandlungskonzept	0 ✗	1	2	3	4	9
2.7.3	alternatives Behandlungskonzept	0 ✗	1	2	3	4	9
2.7.4	psychotherapeutisches Behandlungskonzept	0	1	2	3	4 ✗	9
2.8.1	**Veränderungsressourcen**						
2.8.1.1	Leidensdruck	0	1	2	3	4 ✗	9
2.8.1.2	Umgang mit der Erkrankung (Coping)	0	1	2 ✗	3	4	9
2.8.1.3	psychosoziale Unterstützung	0	1	2	3	4 ✗	9
2.8.1.4	Offenheit	0	1	2 ✗	3	4	9
2.8.2	**Veränderungshemmnisse**						
2.8.2.1	äußere Veränderungshemmnisse	0 ✗	1	2	3	4	9
2.8.2.2	innere Veränderungshemmnisse	0	1	2	3 ✗	4	9
2.8.2.3	sekundärer Krankheitsgewinn	0	1	2	3 ✗	4	9
2.9	**Psychotherapie – Veränderungsstrategien und Ziele**						
2.9.1	Symptomreduktion	0	1	2	3	4 ✗	9
2.9.2	Reflexion und Klärung	0	1	2	3 ✗	4	9
2.9.3	emotionale Unterstützung	0	1	2 ✗	3	4	9
2.9.4	aktive Anleitung	0	1 ✗	2	3	4	9

Abbildung 11-1: Fortsetzung

11.4.3 Krankheitskonzept

Der Patient hat ein psychisches Krankheitskonzept: So war ihm z. B. deutlich, dass die Panikanfälle, die ihn zum Aufsuchen des psychotherapeutischen Erstgesprächs veranlasst hatten, durch die Angst ausgelöst worden waren, der Arbeit als Junior-Anwalt in einer renommierten, Bestleistungen fordernden Kanzlei nicht gewachsen zu sein und eventuell Fehler zu machen.

11.4.4 Behandlungskonzept

Dem Patienten ist klar, dass eine – auch seinem eigenen Verständnis nach – psychische Erkrankung am ehesten auf eine psychotherapeutische Behandlung anspricht. Trotz dieser Einsicht ist er einer Psychotherapie gegenüber skeptisch, auch wenn er sie nicht so stark ablehnt wie eine Behandlung mit Psychopharmaka. Dieser Behandlungswiderstand steht einerseits mit seinem grundsätzlichen Zweifel in Zusammenhang, ob er elterlichen Autoritäten, zu denen auch eine Psychotherapeutin in dem Augenblick wird, in dem ein Patient den Behandlungsraum betritt, vertrauen kann; andererseits wird er jedoch auch von der Scham befeuert, den die Angsterkrankung im Patienten auslöst.

11.4.5 Leidensdruck und Coping

Wie bei jedem Patienten mit akuten Paniksymptomen ist der Leidensdruck bei Herrn M. hoch – das mit Panikattacken verbundene Erleben existenzieller Bedrohung und die dadurch ausgelöste Angst, dass sich die kaum auszuhaltenden Attacken wiederholen könnten, führen zu massiver Hilflosigkeit. Wie der Bericht von Herrn M. im Erstgespräch zeigt, haben gelegentliche Panikattacken unmittelbar nach Antritt seiner ersten Stelle als Junior-Anwalt eingesetzt; er hat zunächst versucht, sich ihnen nicht zu beugen, und ist weiter zur Arbeit erschienen. Nach der massiven Angstattacke bei dem Gespräch mit der ihn kritisierenden Senior-Partnerin ist er jedoch einem Fluchtimpuls gefolgt und hat in einem impulsiven Beschluss seine Stelle mit sofortiger Wirkung gekündigt – auch ohne das Anlaufen der Behandlung und eine damit eventuell verbundene Beruhigung abzuwarten.

11.4.6 Psychosoziale Unterstützung

In der psychischen Krise bei Behandlungsbeginn konnte der Patient am ehesten seiner Partnerin vertrauen und fühlte sich von dieser vorbehaltlos unterstützt. Dies galt und gilt auch für seine Schwester, zu der er ein sehr enges Verhältnis hat. Er versucht auch auf die Hilfe des Vaters zurückzugreifen und kann sich dem Vater in seinem hilflosen Zustand zeigen. Die Hilfsangebote des Vaters betrachtet er jedoch mit Skepsis und Zurückhaltung; er ist sich nicht sicher, ob ihm die väterliche Hilfe nicht doch schaden könnte. Grundsätzlich hat Herr M. einen großen Freundes- und Bekanntenkreis – in der Not psychischer Krisen ist er, am ehesten aus Scham, jedoch sehr zurückhaltend, sich den anderen anzuvertrauen.

11.4.7 Offenheit

Der Patient hat einen sehr differenzierten Zugang zu seinem inneren Erleben und kann dieses auch grundsätzlich gut in Worte und Bilder fassen, es ist von einer gut entwickelten Fähigkeit zur Introspektion auszugehen. Eingeschränkt wird seine Offenheit jedoch durch eine hohe, Über-Ich-gesteuerte Scham, die ihn daran hindert, über Gedanken, Wünsche und Impulse frei zu sprechen, die er seiner Meinung nach nicht haben sollte oder nicht haben dürfte. Neben dieser inneren Zensur gilt für die therapeutische Beziehung Ähnliches wie für die Beziehung zum Vater: Er erwartet Hilfe, ist sich aber nicht sicher, ob das, was ihm angeboten wird, ihm guttut oder eher schadet – auch dies schränkt seine grundsätzlich vorhandene Offenheit ein.

11.4.8 Innere und äußere Veränderungshemmnisse

Herr M. hat ein abgeschlossenes Studium, steht aber noch am Beginn seiner beruflichen Laufbahn, die ihm viele verschiedene Möglichkeiten bietet. Er ist noch jung genug, um sein Leben beruflich ganz neu auszurichten, und ist noch nicht durch die Verantwortung für eine Familie gebunden – so sind grundsätzlich keine äußeren Veränderungshemmnisse vorhanden. Die vom Über-Ich diktierte Pflicht, sich der in der Familie idealisierten Tätigkeit als Jurist würdig zu erweisen, stellt jedoch ein massives inneres Veränderungshemmnis dar. Das wird auch nicht dadurch relativiert, dass ihm seine Abneigung gegen eine Arbeit in als „gnadenlose Maschinen“ erlebten international tätigen, großen Kanzleien bewusst ist.

11.4.9 Sekundärer Krankheitsgewinn

Die Lebenspartnerin reagiert auf psychische Krisen und Angstsymptome des Patienten mit intensiver Zuwendung, dies stellt eine gewisse Verlockung dar, im Hier-und-Jetzt etwas von der mütterlichen Versorgung zu erhalten, die bei der realen, ganz auf ihren Beruf fixierten Mutter knapp war, und deshalb in der Ängstlichkeit zu verharren. Der damit verbundene sekundäre Krankheitsgewinn kann als Veränderungswiderstand aufgefasst werden.

11.4.10 Psychotherapieziel

Wie für alle Patienten mit Paniksymptomen besteht ein wichtiges Therapieziel für Herrn M. darin, möglichst angstfrei zu werden. Er ist jedoch auch sehr durch die Ambivalenz gequält, die ihm bei der Wahl seiner beruflichen Ziele im Wege steht – zu verstehen, warum das so ist und sich dadurch verändern zu können, ist für Herrn M. ein wesentliches Motiv gewesen, sich für eine analytische Therapie zu entscheiden.

11.5 Beurteilung von Achse II (Beziehung)

Erleben des Patienten: Der Patient erlebt sich selbst – besonders in der Situation des Erstgesprächs, das auch den Charakter einer Kriseninterventionen hat – als hilflos, klein, schuldig am eigenen Versagen und daran, die von anderen in ihn gesetzten Erwartungen nicht zu erfüllen. Er tendiert dazu, wichtige andere – wie z. B. die verstorbene Mutter oder die Lebenspartnerin – zu idealisieren; er fühlt sich auf deren Hilfe angewiesen und fordert diese auch ein. Zugleich erlebt er deren Hilfsangebote als tendenziell übergriffig und bedrängend. Hinter der Idealisierung der anderen übt er eher versteckt Kritik, z. B. wenn er die Arbeit in „High-End-Kanzleien", die den Lebensmittelpunkt der Eltern gebildet haben, als ein für ihn kaum zu ertragendes, menschenverachtendes System beschreibt.

Erleben der anderen: Andere, auch die Therapeutin, erleben den Patienten als Hilfe und Anleitung suchend. Dies kann sich in zugespitzten Situationen zur Anklammerung steigern, die als einengend erlebt werden kann und den Impuls auslöst, ihn abzuschütteln und darauf zu verweisen, für sich selbst einzutreten. Diese Dynamik kann dazu führen, die Einfühlung in die innere Not des Patienten abzuwehren und ihn so seiner Verzweiflung und Schuld allein zu überlassen. Zugleich führt die Angst des Patienten, dass die anderen ihm unter dem Deckmantel des Helfen-Wollens schaden oder ihn zur Erfüllung eigener Interessen benutzen könnten, zu innerem Rückzug – dieser wird für die anderen als unter großer Höflichkeit verborgenes Misstrauen spürbar.

Das Beziehungsgefüge, das sich zwischen dem Patienten und für ihn wichtigen anderen herstellt, erscheint auf den ersten Blick „einfach" zu sein – ein sich selbst als ängstlich und unsicher erlebender Mensch lehnt sich an andere an, von denen er sich Unterstützung und Richtungsweisung erwartet. Wird jedoch nicht reflektiert, dass der Anlehnungswunsch mit Misstrauen durchsetzt ist, und wird dieses Misstrauen nicht angesprochen, besteht die Gefahr, dass die durch das Misstrauen ausgelösten Schuldgefühle den Patienten zunehmend verschlossener und die therapeutische Beziehung zunehmend unfruchtbar machen.

11.6 Beurteilung von Achse III (Konflikt)

In der Biografie des Patienten, so wie sie sich zu Behandlungsbeginn darstellt, bildet die mit der Berufswahl verbundene Ambivalenz spätestens seit der Adoleszenz einen roten Faden. Sie zeigt sich im Hadern mit dem Jurist-Sein trotz eines erfolgreichen Studiums und im Hin- und Hergerissen-Sein zwischen einer juristischen und vielleicht auch wissenschaftlichen Karriere (in den Fußstapfen der habilitierten Mutter) und einer künstlerischen Tätigkeit. Sie zeigt sich auch im Abgestoßen-Sein vom Betrieb in der großen Kanzlei bei gleichzeitig hoher Versagensangst und kulminiert schließlich in den aus der Berufssituation erwachsenen Panikanfällen, die den Patienten zu einer überstürzten Kündigung veranlassen.

Individuation vs. Abhängigkeit: In den dieser Ambivalenz zugrunde liegenden motivationalen Themen schwingt das bei Angsterkrankungen häufig zu findende quälende Lavieren zwischen Individuation und Abhängigkeit mit, ist aber auf die innere Bühne des Selbstwertkonflikts verlegt: Auch wenn Herr M. weiß, dass die Eltern bzw. der noch lebende Vater ihren Kindern bei der Berufswahl keine Steine in den Weg legen wollten, fürchtet er, die Liebe und Anerkennung der verinnerlichten Eltern (Über-Ich und Ich-Ideal) zu verlieren und ein „Nichts“ zu sein, wenn er sein Leben nicht den diesen zugeschriebenen Idealen (z. B. Jurist-Sein aus Berufung) opfert. Zugleich sind die im Über-Ich verankerten Anforderungen der inneren Eltern so erdrückend, dass er sich von ihnen losreißen und etwas „ganz Eigenes“ aus seinem Leben machen möchte; eine wie auch immer geartete künstlerische Laufbahn steht für höchstmögliche Individuation. Für Herrn M. ist der mögliche Verlust der Anerkennung der verinnerlichten Eltern eine existenzielle innere Gefahr, die über das Ich-Ideal vermittelt wird – beugt er sich dessen Forderungen nicht, ist er in seinen eigenen Augen ein Versager, der von Scham und Schuld erdrückt ist.

Selbstwertkonflikt: Eine im Bereich künstlerischen Schaffens gelegene, aber auch eine mit wissenschaftlichem Schaffen verbundene Individuationsvorstellung bei gleichzeitig erhöhter narzisstischer Verwundbarkeit begünstigt die Bildung eines Selbstwertkonflikts. Der Selbstwert von Herrn M. wird eng mit der Anerkennung durch andere verknüpft – wird eines seiner Produkte abgelehnt, so entspricht dies einer Ablehnung seiner gesamten Person. Die enge Koppelung von Produktivität und Selbstwert hemmt Kreativität und Spontanität und fördert Prokrastination, Scham- und Schuldgefühle.

Ödipaler Konflikt: Die leichte Aktivierung von Schamgefühlen und die schnell aktivierbare Angst, ungenügend oder inkompetent zu sein, sowie eine im Behandlungsverlauf zutage tretende Schwierigkeit, gelassen und auch lustvoll in Konkurrenz zu anderen zu gehen, lassen die Vermutung zu, dass der Selbstwertkonflikt durch ein ödipales Konfliktthema verstärkt wird, das auf die traumatischen Erfahrungen bei der Phimose-Behandlung zurückgeht, die Zweifel an der „Vollwertigkeit“ als Mann hinterlassen haben.

11.7 Beurteilung von Achse IV (Struktur)

Im Hinblick auf die psychische Struktur finden sich bei Herrn M. viele Stärken, aber auch problematische Bereiche.

11.7.1 Selbst- und Objektwahrnehmung

Herr M. ist feinfühlig und an *Selbstreflexion* interessiert sowie zu ihr in differenzierter Weise fähig; auch die Fähigkeit zur *Affektdifferenzierung* ist gut entwickelt. Sein Selbstbild ist über die Zeit hinweg stabil und facettenreich. Indem jedoch aversive Affekte tendenziell aus der Selbstwahrnehmung gedrängt und eher als Scham- und Schuldgefühle erlebbar werden, ist das *Selbstbild* besonders bei der Aktivierung innerer Konflikte zum negativen Pol hin leicht verzerrt. Die *Selbst-Objekt-Differenzierung* bleibt auch unter Druck stabil; grundsätzlich können die Affekte anderer differenziert und farbenreich wahrgenommen und mit den Beziehungssituationen, in denen sie entstehen, verbunden werden. Unter Konfliktdruck besteht jedoch die Tendenz, negative, auf Herrn M. zentrierte Affekte überstark wahrzunehmen. Dadurch kann es zu paranoid eingefärbten Verzerrungen in der Objektwahrnehmung kommen, die jedoch – z. B. durch reflektive Prozesse oder im therapeutischen Dialog – zurückgenommen werden können, wodurch – sozusagen im zweiten Schritt – eine *integrierte Objektwahrnehmung* möglich wird.

11.7.2 Selbst- und Beziehungsregulation

Herrn M.s Selbstregulation ist nicht nur unter Konfliktdruck, sondern durchgängig übersteuert. Besonders aggressive Impulse werden gehemmt, der Umgang mit sexuellem Begehren, Alkohol oder anderen Rauschmitteln ist restriktiv. Zwar kann Affektambivalenz erlebt und auch ein Stück ausgehalten werden, intensiverer negativer Affekt wie z. B. Ärger, Wut, Neid und Eifersucht kann jedoch kaum ertragen werden, ohne dass eine dysfunktionale Gegenregulation durch Schulderleben einsetzt. So ist die *Selbstwertregulierung* schwierig, geringfügige Enttäuschungen aktivieren schnell gegen das Selbst gerichteten starken negativen Affekt, eher alltägliche Erfolgserlebnisse können zur Selbstidealisierung führen – das *Selbstwerterleben* ist instabil. Die Regulation von Beziehungen ist für Herrn M. deutlich leichter als die Selbstwertregulation. Andere werden als eigenständig wahrgenommen, bei Konflikten gelingen Klärungen und Wiedergutmachungen; die Einfühlung in andere ist möglich. Seine langjährige Partnerschaft sowie langjährige Freundschaften zeigen, dass Herr M. sein Verhalten in Bezug auf andere antizipiert und daran interessiert ist, ihm wichtige Beziehungen zu schützen. Die stark ausgeprägte Tendenz, sich wegen des eigenen Verhaltens beschämt und schuldig zu fühlen, sowie die Verinnerlichung hoher Ideale und starker Verbote (Über-Ich und Ich-Ideal) befähigen Herrn M. zum *Interessenausgleich*; tendenziell besteht die Gefahr, die eigenen Interessen zu stark in den Hintergrund zu stellen.

11.7.3 Abwehr

Grundsätzlich verfügt Herr M. über ein reiches Spektrum von *Lebens- und Erlebensmöglichkeiten*, auch wenn Impulse und Affekt im Ausleben gehemmt werden, so werden sie doch wahrgenommen. Die Abwehr ist überwiegend intrapsychisch, Humor und Sublimierungsfähigkeit erlauben psychische Flexibilität; in der Regel dominieren reife *Abwehrmechanismen* wie Verkehrung ins Gegenteil oder eine Neigung zur Zwanghaftigkeit. Eine starke Konfliktaktivierung kann interpersonelle Abwehrmechanismen, insbesondere projektive Identifizierungen, in Gang setzen.

11.7.4 Kommunikation nach innen und außen

Die Kommunikation nach innen ist gut ausgeprägt; Herr M. hat Zugang zu *Fantasien,* Träumen, Gefühlen und Stimmungen; Sexualität kann *lustvoll erlebt* werden, das *Körpererleben* ist differenziert; der Körper ist ins Selbstbild integriert – körperliche Aktivität wird positiv erlebt und körperliche Bedürfnisse werden wahrgenommen und befriedigt.

Einschränkungen gibt es dagegen in der Kommunikation nach außen: Zwar ist Herr M. zu einer lebendigen *Kontaktaufnahme* fähig, die durchgängige Übersteuerung zeigt sich hier jedoch als leicht zu aktivierende Gehemmtheit, bei Konflikten kommt es zu Rückzug, das Kontaktverhalten wird defensiv und retentiv. Sexualität und Zärtlichkeit können verbunden und *Intimität* so geschaffen und aufrechterhalten werden. Die durchgängig vorhandene Angst vor Verletzung in intimen Beziehungen kann insbesondere in Krisensituationen zur Anklammerung an die Intimpartnerin bei gleichzeitiger Unerträglichkeit der erlebten Abhängigkeit führen; Geben und Nehmen sind oft unausgeglichen. In solchen Krisen ist auch die grundsätzlich vorhandene Fähigkeit zur *Empathie* eingeschränkt; Einfühlung in das Gegenüber und Anteilnahme sind dann stark behindert. Insgesamt ist die Kommunikation nach außen gut bis mäßig.

11.7.5 Bindung an innere und äußere Objekte

Die primären Liebesobjekte konnten *internalisiert* werden, sind aber hochambivalent besetzt. Das macht es Herrn M. sehr schwer, in Belastungs- und Krisensituationen bei diesen inneren Objekten Trost und Beruhigung zu finden. Obwohl die Bilder der verinnerlichten Eltern facettenreich sind, kann es in Belastungssituationen dazu kommen, dass Beziehungssituationen durch die „Brille“ negativer verinnerlichter Elternstereotype wahrgenommen werden und deshalb nicht flexibel bewältigt werden können.

Herr M. hat den Wunsch und die *Fähigkeit sich zu binden;* in Krisensituationen besteht allerdings die Tendenz, die emotionale Bedeutung des Bindungsobjekts zu überhöhen und dadurch Abgrenzung oder eine flexible Konfliktklärung zu verfehlen. Herrn M. fällt es schwer, von einer wohlwollenden Haltung anderer ihm gegenüber auszugehen und ihnen deshalb *Vertrauen* zu schenken. Er sucht Unterstützung und ist oft zugleich ambivalent, ob das Angebotene hilfreich oder schädlich ist. Sein schwer zu beruhigendes Misstrauen behindert ihn beim *Lösen* nicht mehr zufriedenstellender *Bindungen* oder beim Abschluss von Trauerprozessen. Er kann nicht darauf vertrauen, dass es „woanders“ wieder eine gute Beziehung geben kann und so klammert er sich an Bindungen, die nicht mehr funktional sind oder die in der Realität nicht mehr existieren; insgesamt ist die Fähigkeit zur Bindung an äußere Objekte gut bis mäßig.

11.8 Psychodynamische Überlegungen und Epikrise

Herr M. ist in vielerlei Hinsicht ein „klassischer“ Panik-Patient: Angstanfälle sind seit Beginn der Pubertät bekannt; die Krankheitsepisode, die ihn in die Behandlung geführt hat, tritt in einer belastenden Schwellensituation auf. Er muss sich in einer ersten Anstellung in einer Kanzlei mit hohem Arbeitsdruck und der Erwartung von Bestleistungen bewähren, es gibt extrem viel Arbeit und wenig Anleitung. Einerseits drückt ihn massive Versagensangst, anderseits ist er voller unterdrückter Wut auf diejenigen, auf die er sich angewiesen und von denen er sich zugleich alleingelassen fühlt. Dazu gehören der Vater, von dem er sich in das Jurastudium gedrängt fühlt, und die „Elternstellvertreter“, Inhaber der Kanzlei und Senior-Partnerin, von denen er sich in einer prekären Situation alleingelassen und durch die Korrektur seiner anwaltlichen Argumentationslinie als „Versager“ bloßgestellt fühlt. Angst und Wut lösen eine massive Panikattacke aus; der Entschluss, seine Stelle sofort zu kündigen, lässt sich als phobische Vermeidungsreaktion verstehen.

Bei der dem Panikgeschehen unterliegenden Konfliktdynamik greifen die Aktualisierung des Selbstwertkonflikts und des Schuldthemas ineinander. Nicht nur das tatsächliche Eingreifen (aktive Suche nach der geeigneten juristischen Fakultät) haben es für Herrn M. unübersehbar gemacht, dass der Vater sich wünscht, dass er ihm in die Tätigkeit als Wirtschaftsjurist folgt – das Verfolgen seiner künstlerischen Neigungen ist mit der Angst verbunden, Achtung und Unterstützung des Vaters zu verlieren und dann „ganz allein“ dazustehen. Der Vater und die verstorbene Mutter haben Herrn M. das Jurist-Sein als „Berufung“ vorgelebt; dieser kaum zu erreichende Maßstab hat sich in Herrn M.s Über-Ich und Ich-Ideal verankert; nur wenn er immer der Beste ist, ist er gut genug in den Augen der verinnerlichten Eltern. Die vielen Möglichkeiten des „Nicht-Wissens“ am Anfang einer Tätigkeit als Junior-Anwalt haben sein Selbstwerterleben extrem labilisiert.

Die Entscheidung, dieses innere Konfliktmuster in einer analytischen Psychotherapie zu bearbeiten, ist wesentlich durch die strukturellen Probleme im Bereich der Selbstregulation und der Bindung bestimmt worden. Die Regulationsprobleme betreffen besonders die massive Aggressionshemmung, die es Herrn M. schwer macht, die darin liegende Kraft in den Dienst der Individuation zu stellen. Das Kleben an den ambivalent besetzten verinnerlichten Elternobjekten macht es ihm sowohl schwer sich selbst Zuspruch zu geben wie auf die Suche nach Hilfe zu gehen, da die Ambivalenz den verinnerlichten Objekten gegenüber die Blaupause ist, nach der er seine aktuellen Beziehungen führt, in denen deshalb Angst und misstrauischer Rückzug leicht zu aktivieren sind. Das übertragungszentrierte Durcharbeiten seiner Beziehungsängste in der analytischen Therapie hat die Erinnerung an traumatische Aspekte der Mutter-Sohn-Beziehung (Phimosen-Behandlung) möglich gemacht, die sich in einer ödipalen Konfliktthematik (Zweifel, als Mann genug zu sein) niedergeschlagen haben.

Ein wesentlicher Fortschritt in der noch laufenden analytischen Therapie liegt in der veränderten Einstellung zum Tätigsein als Anwalt, das Herrn M. erlaubt hat, eine Teilzeitstelle anzunehmen und sich zuzugestehen, dass er noch lernt und nicht alles wissen und können muss. Die sich dadurch ergebende freie Zeit nutzt er, um herauszufinden, ob sein Wunsch zu schreiben Realisierungschancen hat. Die sich im Verlauf der analytischen Therapie zuspitzende Flugangst, die besonders bei Reisen mit der Freundin zunimmt, scheint mit Ambivalenzen in der Beziehung verbunden zu sein, deren Bearbeitung noch ansteht.

12 „Gefährliche Freundschaften“

Claudia Subic-Wrana

Hauptdiagnose:

ICD-10: F40.2 Spezifische Phobie

ICD-11: 6B03 Spezifische Phobie

12.1 Erstkontakt

Die 38-jährige Frau C. kommt über eine Kollegin, bei der ihr Ehemann seit einiger Zeit in Therapie ist. Zum Erstgespräch erscheint eine große, poppig gekleidete Frau, im Kontakt freundlich und sehr eloquent. Seit 3 Jahren sei sie mit „der Liebe ihres Lebens“ zusammen, vor einigen Monaten hätten sie geheiratet und eine neue Wohnung bezogen, die sie von einer ihrer Freundinnen übernommen hätten. Es sei nun also alles bereit für eine Familiengründung, seit mehr als einem Jahr habe sich jedoch spontan keine Schwangerschaft eingestellt und deshalb habe sie sich nun für eine bald beginnende Fertilitätsbehandlung entschieden. Sie wisse, dass dies psychisch sehr anstrengend sei, und suche deshalb psychotherapeutische Unterstützung. Eher nebenbei bemerkt Frau C., dass sie seit dem Einzug in die neue Wohnung von ihr irrational erscheinenden Ängsten gequält werde, die ihr die Freude an ihrer neuen Lebenssituation verderben würden.

Beim dritten Vorgespräch berichtet Frau C. freudestrahlend, dass sie schwanger sei. Auch wenn die Fertilitätsbehandlung nun nicht mehr stattfinden werde, wolle sie auf jeden Fall weiter zur Therapie kommen, weil sie mit ihren Ängsten allein nicht fertig werde – diese rücken nun ins Zentrum der therapeutischen Gespräche. Im Zentrum der Ängste steht die Befürchtung, die Freundin, von der sie die Wohnung übernommen habe, könne plötzlich auftauchen und die Rückgabe der Wohnung einfordern. Wo sollten sie und ihr Mann dann etwas Neues finden? Und gerade in der Schwangerschaft brauche sie doch unbedingt ein Dach über dem Kopf! Die Freundin sei in eine weiter entfernte Stadt gezogen, in der ihr Mann arbeite, könne sich dort nicht richtig einleben und spreche bei Telefonaten immer wieder davon, dass sie eventuell in ihre Heimatstadt zurückkehren wolle. Diese Telefonate würden sie angespannt machen und ihr Albträume bereiten. Auch tagsüber sehe sie in Fantasien die Freundin vor sich, die sich gewaltsam Eintritt in „ihre (ehemalige) Wohnung“ verschaffe und versuche, sie mit verbaler und körperlicher Gewalt zu vertreiben. Auch wenn sie wisse, dass das ihre Fantasien seien, seien sie so „wirklich“, dass sie vor Angst zittere und weinen müsse, oft könne sie über Stunden an nichts anderes denken. Sie vermeide es inzwischen ans Telefon zu gehen aus Angst, es sei die Freundin; Treffen in ihrer Freundinnen-Clique sage sie ab, wenn sie wisse, dass die Freundin in der Stadt sei und auch kommen könne. All diese Vermeidung helfe ihr jedoch nicht, ihre Angstvorstellungen zum Verschwinden zu bringen.

Bei der Exploration der phobischen Fantasie stellt sich heraus, dass es vor einigen Jahren über die „Vertreibung aus gemietetem Raum“ zum Bruch mit Frau C.s damaliger besten Freundin gekommen war. In dieser Freundschaft waren die Rollen sehr einseitig verteilt, die Freundin habe vielfältige Lebens- und Liebesprobleme gehabt. Frau C. habe sich – wie sie es häufig in Freundschaften mache – im Kümmern um die Freundin sehr verausgabt. Unaushaltbar sei es für sie geworden, als sie den Bitten der Freundin nachgekommen sei und ihr zur Untermiete einen Arbeitsplatz in ihrer Bürogemeinschaft besorgt habe. Nun sei sie ohne jede Rückzugsmöglichkeit den ständigen Klagen der Freundin ausgesetzt gewesen, auch die beiden anderen Kolleginnen in der Bürogemeinschaft hätten es mit der Freundin kaum noch aushalten können. Schließlich hätten sie und die beiden anderen Büroinhaberinnen sich geeinigt, ihrer klagsamen Freundin den Untermietvertrag zu kündigen. In Reaktion darauf habe die – ehemalige – Freundin sie extrem aggressiv angegriffen; auch der Bruder dieser Freundin, der damals im gleichen Haus wie sie gewohnt habe, habe sie mit aggressiven Vorwürfen bedrängt. Oft habe sie sich aus Angst, den Bruder zu treffen, gar nicht aus ihrer Wohnung in den Hausflur gewagt. Als es möglich ist, die Umstände des Bruchs mit der ehemals besten Freundin mit der Angst zu verbinden, von der ehemaligen Mieterin (und Freundin) äußerst aggressiv aus ihrer Wohnung vertrieben zu werden, kommt es zu einer ersten Minderung der phobischen Angst. Frau C. kann sehen, dass die aktiv betriebene „Vertreibung“ der ehemaligen Freundin in ihrer Fantasie in die Angst vor dem Vertrieben-Werden verkehrt worden ist: In ihren Angst-Fantasien wird sie unerbittlich für ihre Abgrenzung von der damaligen „besten“ Freundin bestraft.

12.2 Biografische Aspekte

Auch der biografische Hintergrund ist von schwierigen Beziehungen zwischen Frauen geprägt. Frau C. stammt aus einem dörflichen Umfeld; die Männer der Familie erscheinen als verlässlich, ruhig und hart arbeitend. Sie ist im Haus der Großeltern mütterlicherseits aufgewachsen und erinnert sich gut, wie die Mutter von der Großmutter kontrolliert und gegängelt worden ist. Auf Höhenpunkten der Auseinandersetzung mit der Großmutter habe die Mutter mehrfach gedroht, sich das Leben zu nehmen, und habe dann tief depressiv für einige Tage im Bett gelegen – ein Auszug aus dem Elternhaus sei aber für die Mutter keine Option gewesen. Nach dem Tod der Großmutter – Frau C. war damals 20 Jahre alt – seien die psychischen Krisen der Mutter nicht mehr aufgetreten.

Frau C. ist die jüngere von zwei Schwestern (Schwester +2 Jahre); abgesehen von den dramatischen Szenen zwischen Mutter und Großmutter sind ihre Kindheitserinnerungen überwiegend positiv. Sie kam gut in der Schule mit, hatte gute Freundinnen und begann nach zwei schnell abgebrochenen Studienversuchen eine künstlerisch orientierte Ausbildung; in ihrem Beruf ist sie erfolgreich und zufrieden.

Erst in der zweiten Hälfte der tiefenpsychologisch fundierten Langzeitbehandlung wird die äußerst schwierige und angespannte Beziehung zur Schwester Thema: Diese sei im Alter von 5 Jahren beinahe an einer Blutvergiftung, ausgelöst durch einen nicht rechtzeitig behandelten Abszess, gestorben. Die Eltern hätten sich größte Vorwürfe gemacht, die Behandlung verschleppt zu haben, und hätten, zumindest aus Sicht von Frau C., die Schwester verwöhnt und geschont – sie selbst hätte „vernünftig sein“ und zurückstehen müssen. Heute sei die Schwester Lehrerin und Mutter dreier Kinder – das fordere sie extrem und dauernd bitte sie die Eltern um Unterstützung. Von ihr als der kinderlosen der beiden Schwestern sei „selbstverständlich“ erwartet worden, dass sie zurückstecke oder gar der Schwester helfe. Oft fühle sie sich durch die Schwester geringschätzig oder gleichgültig behandelt: Sie würden sich einfach nicht gut verstehen – seien sie zusammen in einem Raum, gebe es nach kurzer Zeit Streit. Das Durcharbeiten der Beziehung zur Schwester zeigt, dass Frau C. zwar die Eifersucht auf die Schwester bewusst ist, dass jedoch deren emotionale Wucht zu großen Teilen aus ihrem Bewusstsein gedrängt war. Das innere „Drehbuch“, nach dem ihre Beziehung zu ihrer ehemals besten Freundin erst über Jahre gelaufen und dann gescheitert war – auf ein ständiges Sich-Zurücknehmen folgt ein hartes Sich-Befreien, das als extrem aggressiv erlebt wird und Angst vor Vergeltung auslöst –, hat seine Wurzeln im von den Eltern geforderten Sich-Zurücknehmen zugunsten der Schwester und der zurückgedrängten Wut über diese ungerechte und ungleiche Behandlung. Ihre Angst, dass ihre glückliche Lebenssituation – zusammen mit einem geliebten Mann in einer schönen Wohnung, in der bald auch das gemeinsame Kind leben würde – durch die aggressive Vertreibung aus diesem Heim zerstört würde, erscheint wie eine Bebilderung der grausamen Bestrafung, die ihr droht, sollte sie in der Familie Gerechtigkeit einfordern und Konflikte mit den Eltern ausfechten wollen. Hatte doch die Mutter vorgelebt, dass sie sich eher selbst das Leben nehmen würde, als einen separierenden Konflikt mit ihrer Mutter auszufechten.

12.3 Therapieverlauf

Das Durcharbeiten des durch die Andeutung der Vormieterin, dass sie den Auszug aus der Wohnung bereue, aktualisierten Kernkonflikts um das Helfen und Zurückstecken-Müssen hat die Patientin deutlich entlastet und ihre Ängste in den Hintergrund treten lassen. Die Patientin konnte sehen, dass sich dieser ungelöste innere Konflikt bereits einmal in der psychischen Krise aktualisiert hatte, in die sie nach der Aufkündigung der Bürogemeinschaft mit der damaligen besten Freundin geraten war. Die insgesamt 100 Sitzungen umfassende tiefenpsychologisch fundierte Psychotherapie (TP) hat die Schwangerschaft von Frau C., die ersten anderthalb Jahre ihres Mutter-Seins und ihren Entschluss zu einer zweiten Schwangerschaft begleitet.

Der Fokus der Behandlung auf eine zuträglichere Lösung des Individuation-Abhängigkeit-Konflikts konnte über die gesamte Spanne der Behandlung beibehalten werden, da es nach der Bewusstmachung der Eifersucht auf die Schwester und die damit verbundene Wut auf die Eltern darum ging, sowohl die Beziehung zu den Eltern wie das Verhältnis zur Schwester neu zu justieren. Frau C. konnte mehr Konflikt mit den Eltern wagen, ohne sofort von Schuldgefühlen erdrückt zu werden. Es gelang ihr besser zu akzeptieren, dass die Schwester deutlich anders „tickt“ als sie, ohne dies automatisch als gegen sich gerichtet zu erleben. Auch mehr als 2 Jahre nach Behandlungsende ist die Angstsymptomatik nicht wieder aufgetreten.

12.4 Beurteilung von Achse I (Krankheitserleben und Behandlungsvoraussetzungen)

12.4.1 Hauptdiagnose

Die spezifische, die Patientin quälende Angst-Fantasie, dass die Vormieterin/Freundin sie mit Gewalt aus ihrer Wohnung vertreiben werde, um diese selbst wieder in Beitz zu nehmen, hat sich wenige Monate vor dem Aufsuchen der Psychotherapie eingestellt und ist durch Bemerkungen der Freundin, dass sie gerne wieder in ihre Heimatstadt zurückkehren würde, ausgelöst worden. Die Spezifität und differenzierte Ausgestaltung der Angst-Fantasie, aber auch die von Frau C. geschilderten Vermeidungsstrategien – z. B. nicht mehr ans Telefon gehen aus Angst, die Vormieterin könne anrufen, oder Treffen mit ihrer Freundinnen-Clique absagen, wenn sie befürchtete, auch die Vormieterin/Freundin könnte kommen – rechtfertigen die Diagnose einer spezifischen Phobie nach ICD-10 Kriterien: F40.2.

12.4.2 Schweregrad, Dauer und Verlauf

Die Angst-Fantasien sind mit Einzug in die neue Wohnung erstmals aufgetreten und bestehen damit beim psychotherapeutischen Erstgespräch erst wenige Monate. Sie beeinträchtigen die Patientin nicht in ihrem Funktionieren im beruflichen Alltag, im sozialen Bereich kommt es durch das Vermeidungsverhalten zu mäßigen Beeinträchtigungen. Das innere Erleben der Patientin wird durch die Ängste jedoch stark beeinträchtigt (Weinen, „kann an nichts anderes denken“) – Einschätzung nach der Global Assessment of Functioning Scale bei 67 bis 70. Durch die Kündigung der damaligen besten Freundin aus der Bürogemeinschaft einige Jahre vor der Exazerbation der jetzigen Symptomatik ist es schon einmal zu starker Angstentwicklung gekommen, allerdings waren damals die Auslöser real (Anschuldigungen durch Freundin und Bruder), auch wenn das Ausmaß der Angst und die Unfähigkeit, sich zur Wehr zu setzen, auf eine eher neurotische Verarbeitung der „äußeren Bedrohung“ hindeuten.

12.4.3 Krankheits- und Behandlungskonzept

Frau C. hat ein eindeutig psychisches Krankheitskonzept – sie selbst schätzt ihre Ängste als irreal ein, kann sich aber trotzdem deren emotionaler Kraft nicht entziehen – und sucht deshalb auch nach einer psychotherapeutischen Behandlung. Bemerkenswert ist jedoch, dass Frau C. im Erstgespräch ihren Behandlungswunsch auf die psychische Unterstützung bei der gerade aufgenommenen Fertilitätsbehandlung zentriert hat, obwohl zu diesem Zeitpunkt die sie quälende Angst-Fantasie bereits bestand. Es ist anzunehmen, dass die Patientin ihre Unfähigkeit, die selbst als irreal erlebten Ängste zu beruhigen, als beschämend erlebt und deshalb nicht in den Mittelpunkt des Erstgesprächs gestellt hat. Mit der spontan entstandenen Schwangerschaft rücken dann die phobischen Ängste und die nicht erfolgreichen Strategien zu ihrer Vermeidung ins Zentrum der psychotherapeutischen Gespräche. Überlegungen zu einer somatischen Ursache ihrer Angststörung oder Wünsche nach einer medikamentösen Behandlung gibt es – insbesondere nach dem Einsetzen der Schwangerschaft – bei Frau C. nicht.

Hervorzuheben ist, dass die Patientin zwar ein psychisches Krankheitskonzept hat, jedoch keine Hypothesen zu den inneren Auslösern der Ängste aufstellen kann. Das psychische Krankheitskonzept begründet sich auf ihre Beurteilung der Angstinhalte als irreal, die inneren Auslöser der Angstinhalte sind jedoch durch Abwehrprozesse verdeckt.

12.4.4 Leidensdruck und Coping

Der Leidensdruck von Frau C. ist hoch, da die Beschäftigung mit den Angstvorstellungen sie innerlich bindet, in Aufruhr versetzt und ihre Stimmung drückt. Sie geht zwar ihrer Arbeit und ihren Alltagspflichten nach und sucht Trost bei ihrem Mann, hat jedoch das Gefühl, dass die Ängste ihr die Zufriedenheit rauben, die sie sich nach Eheschließung und Aussicht auf Mutterschaft ersehnt hat. Außer den wenig wirkungsvollen Vermeidungsstrategien hat sie keine Mittel, um die Ängste aus eigener Kraft zu beruhigen.

12.4.5 Psychosoziale Unterstützung

Frau C. fühlt sich vor allem durch ihren Ehemann unterstützt und in ihrem Leiden an den Angstvorstellungen verstanden. Aufgrund der untergründig konfliktreichen Beziehung zu Eltern und Schwester vermeidet sie hier die Selbstoffenbarung und erfährt folglich keine Unterstützung. Auch den Freundinnen kann sie sich kaum öffnen, da sie selbst die Inhalte ihrer Angst-Fantasien als irreal und teils auch als beschämend empfindet – ihr kommt es so vor, als ob sie über die Vormieterin/Freundin vor den anderen schlecht reden würde, wenn sie die Inhalte ihrer Ängste offenbaren würde.

12.4.6 Offenheit

Frau C. ist für psychotherapeutische Behandlungsansätze sehr aufgeschlossen, zumal sie erlebt hat, dass ihr Mann durch seine Psychotherapie profitiert hat. Da sie introspektionsfähig ist und bereits auf erste Deutungen in den Vorgesprächen positiv reagiert hat, kann auch von ihrer Offenheit für ein aufdeckend arbeitendes Verfahren wie die TP ausgegangen werden.

12.4.7 Innere und äußere Veränderungshemmnisse

Äußere Veränderungshemmnisse gibt es nicht, der Ehemann unterstützt die Entscheidung der Patientin, sich in Therapie zu begeben. Innere Veränderungshemmnisse gibt es zunächst nicht, da es aus Sicht der Patientin darum geht, einen sehr unangenehmen Zustand - das innere Ausgefüllt-Sein mit Angst - loszuwerden. Wenn die Therapie jedoch auf die hinter den Ängsten verborgenen negativen Affekte - Eifersucht auf die Schwester, Wut auf die Eltern - stößt, hängt das Auftreten von inneren Veränderungswiderständen davon ab, ob die Patientin eher das Weiterbestehen der phobischen Ängste oder die Konfrontation mit ihren negativen Gefühlen und Gedanken fürchtet, die auf die bei Therapiebeginn noch eher idealisierte Familie gerichtet sind.

12.4.8 Sekundärer Krankheitsgewinn

Frau C. ist von den Ängsten sehr gequält, dies ändert sich auch nicht - im Gegensatz beispielsweise zu einer Panikstörung - durch eine stärkere Anklammerung an eine Bindungsperson wie z. B. den Ehemann. So gibt es keine Hinweise auf Veränderungswiderstände durch sekundären Krankheitsgewinn.

12.4.9 Psychotherapieziele

Primäres Psychotherapieziel von Frau C. ist das Nachlassen der Angstsymptomatik, die ihre ganze Aufmerksamkeit auf sich zieht und deshalb sehr quälend ist. Frau C. ist jedoch auch neugierig und möchte verstehen, welchen inneren Quellen diese merkwürdigen Fantasiegebilde haben. Dies wird es ihr erleichtern, sich vor dem Hintergrund einer in den Vorgesprächen entstandenen guten therapeutischen Allianz auf eine Exploration ihrer Gedanken, Fantasien und Gefühle einzulassen.

12.5 Beurteilung von Achse II (Beziehung)

Erleben der Patientin: Frau C. beschreibt und erlebt sich einerseits als kompetent, belastbar, mutig und selbstsicher - ihre erfolgreiche berufliche Selbstständigkeit und die eigenständige Lebensführung sowie die Fähigkeit, lange auf eine partnerschaftliche Beziehung warten zu können, die sie dann auch als passend und zufriedenstellend erlebt, verweisen auf die Fähigkeit zur realistischen Selbsteinschätzung. Andererseits beschreibt und erlebt sie sich in Beziehung zu anderen, insbesondere zu engen Freundinnen, als über ihre Grenzen hinaus versorgend und unterstützend; sie erlebt zwar diese Selbstüberforderung, vermeidet aber eine Abgrenzung aus Angst, die anderen zu enttäuschen, und behält die daraus resultierende Frustration für sich.

Erleben der anderen: Auch als Gegenüber erlebt man Frau C. als freundlich und bemüht, im Miteinander eine positive Stimmung herzustellen; zugleich kommt jedoch immer wieder das Gefühl auf, wenig Raum in der eigenen Gestaltung des Miteinanders zu haben. Dies stellt sich besonders dadurch ein, dass Frau C. kaum Pausen zulässt und sehr viel redet - auf diese Weise erreicht Frau C. eine gewisse Kontrolle ihres Gegenübers, die jedoch nicht so stark ist, dass sie aversive Gefühle auslöst. Anstelle aversiver Gefühle macht sich im Gegenüber eher Skepsis breit, ob die in den Schilderungen oft sehr positiv erscheinenden anderen nicht zu sehr durch eine „rosa Brille" gesehen werden, die es Frau C. ermöglicht, über das hinwegzugehen, was sie an den anderen irritiert oder ärgert.

Im Kontakt mit Frau C. ist lebendig erlebbar, dass die „rosa Brille“ ihr ermöglicht, ein angenehmes, leicht oberflächliches Miteinander herzustellen – so kommt sie leicht in Kontakt und sichert sich das Wohlwollen der anderen. Kann sie Beziehungen jedoch nicht mit diesen Mitteln regulieren, weil sich Konflikte anbahnen oder das Gegenüber sich nicht mit Freundlichkeit steuern lässt, wird Frau C. hilflos und ängstlich. Den dann als übermächtig und verfolgend erlebten anderen kann sie außer Vermeidung nichts entgegensetzen.

12.6 Beurteilung von Achse III (Konflikt)

Für Frau C. gibt es zwei bisher nicht adaptiv bewältigte motivationale Themen, die eng miteinander verbunden sind und die wesentlich zur Entstehung der Angstsymptomatik beigetragen haben.

Autarkie vs. Versorgung: Vordergründig und ihrem bewussten Erleben nahe beschäftigt sie das Thema Autarkie versus Versorgung: Es dominiert die Versorgung im aktiven Modus – damit kann Frau C. eigene Versorgungsdefizite kompensieren (Zurückstehen hinter der Schwester, deren nur knapp verhinderten Tod die Eltern sich vorwarfen und durch Überversorgung zu kompensieren suchten). Indem sie in altruistischer Abtretung andere, insbesondere „Schwestern“, d.h. die Bedürftigen unter ihren Freundinnen, überversorgt, kann sie zugleich auf dem Wege altruistischer Abtretung eigene Versorgungswünsche befriedigen: Durch eine Art der Verkehrung ins Gegenteil kann sie die eigene Eifersucht auf die, die versorgt werden, ins Kümmern um andere umwandeln und so aus der bewussten Wahrnehmung schieben.

Individuation vs. Abhängigkeit: Die Grenzenlosigkeit dieser Versorgung wird durch das zweite, der Patientin schwerer bewusst zugängliche Konfliktthema – Individuation versus Abhängigkeit – befeuert, das eng mit der Beziehung zu ihren primären Bezugspersonen, insbesondere zur Mutter, verknüpft ist. Die „ewige“ Rücksichtnahme auf andere, die ihr Sozialverhalten als Erwachsene prägt, wurde ihr zunächst von der Mutter, gestützt durch die Billigung des Vaters, abverlangt – die basale, lebenswichtige Akzeptanz durch die Mutter war an das Zurückstecken gegenüber der Schwester und die Verleugnung der dadurch ausgelösten negativen Gefühle (Eifersucht, Wut, Trauer, Verzweiflung) gebunden. Die Mutter hat ihr vorgelebt, dass die Trennung von wichtigen anderen nicht bzw. nur durch absolute Selbstaufgabe möglich ist (wiederholte Suizidkrisen der Mutter als Folge von massiven Konflikten mit der Großmutter der Patientin). An der Stelle einer schrittweisen, zur Individuation nötigen Ablösung steht die Wahl zwischen der Abhängigkeit von einem tyrannischen Objekt oder dem Verlust der eigenen Existenz: In der ursprünglichen familiären Konstellation konnte Frau C. nicht offen gegen das Zurückstecken-Müssen gegenüber der Schwester revoltieren, wollte sie nicht den Zorn oder gar das Verlassen-Werden durch die Mutter riskieren. Hier liegt die Quelle des Verharrens der Patientin in der Abhängigkeit von wichtigen anderen weit über ihre „Schmerzgrenze“ hinaus, verfestigt durch die Vorstellung, dass sich das Objekt beim Versuch der Abgrenzung grausam rächen wird – in den Angst-Fantasien der Patientin illustriert durch die Vorstellung, von der Vormieterin/Freundin als schwangere, vulnerable Person aus der Wohnung in die Obdachlosigkeit vertrieben zu werden.

12.7 Beurteilung von Achse IV (Struktur)

Frau C. verfügt über alle Strukturdimensionen und deren Facetten hinweg über ein gutes Strukturniveau, das nur bei Aktualisierung der oben beschriebenen maladaptiv bewältigten Konfliktthemen in den Bereich mäßiger Strukturiertheit absinken kann.

12.7.1 Selbst- und Objektwahrnehmung

Der schnelle Aufbau einer guten therapeutischen Arbeitsbeziehung verweist auf eine gut ausgeprägte Fähigkeit zur *Selbstreflexion,* grundsätzlich kann Frau C. ihre *Affekte differenziert wahrnehmen,* auch wenn die Wahrnehmung aversiver Affekte eher gescheut wird. Sie hat eine stabile *Identität,* die ganzheitliche Wahrnehmung des Selbst wird ergänzt durch differenzierte, jederzeit abrufbare Selbstvorstellungen als Kind, Jugendliche und Erwachsene, als freiberuflich Tätige und als Privatperson im Familien- und Freundeskreis. Grundsätzlich kann sie *andere* sowohl affektiv wie kognitiv *differenziert und integriert wahrnehmen.* Die grundsätzlich intakte *Selbst-Objekt-Differenzierung* wird jedoch unter Konfliktdruck fragil – zwar war ihr bei der Exazerbation der Angsterkrankung durchgängig bewusst, dass die Vorstellung, die Vormieterin/Freundin könne sie aus ihrer Wohnung vertreiben, eine Fantasie ist. In der Fantasie sind jedoch abgewehrte Aggressionen in die Freundin verschoben und werden dann als verfolgend erlebt, dies kann als eine Durchlässigkeit der Selbst-Objekt-Grenzen verstanden werden.

12.7.2 Selbst- und Beziehungsregulation, Abwehr

Frau C. kann ihre *Impulse* und ihren *Selbstwert* angemessen regulieren, grundsätzlich kann sie ein breites Spektrum an eigenen *Affekten tolerieren,* es gibt hier jedoch eine eingeschränkte Fähigkeit, das freie Erleben aggressiver Affekte zuzulassen. Außerhalb der mit den maladaptiv gelösten Konfliktthemen verbundenen Schwester- bzw. Mutterübertragungen kann Frau C. *Beziehungen schützen,* die Auswirkungen ihres Verhaltens auf andere *antizipieren* und – beispielsweise in der Partnerschaft oder mit ihren Kolleginnen – durch Geben, aber auch Fordern einen *Interessenausgleich* herbeiführen. Werden jedoch die genannten Übertragungsmuster aktiviert, kann sie ihre eigenen Interessen nicht schützen und die Auswirkungen ihrer „Selbstverpflichtung", die anderen versorgen bzw. schonen zu müssen, nicht mehr realitätsorientiert einschätzen. Dies führt dazu, dass sie das Scheitern dieser auf Ungleichheit basierenden Beziehung nicht antizipieren und damit auch die Beziehung nicht schützen kann. Die Übertragungsbereitschaften bei Aktivierung der maladaptiven inneren Konfliktmuster (überversorgen zu müssen und am Objekt kleben zu müssen) erschienen bei Aufnahme der Behandlung wie unberührte Relikte aus Kindheit und Jugend, die durch ein breites Spektrum reifer *Abwehrmechanismen* „konserviert" worden sind – besonders zu nennen sind hier Verschiebung, Verkehrung ins Gegenteil und Verdrängung, besonders von aggressiven Fantasien und Impulsen. Dies bringt konfliktzentrierte Einengungen eigener *Erlebensmöglichkeiten* und *interpersonellen Austauschs* mit sich.

12.7.3 Kommunikation nach innen und außen

Mit Einschränkung negativer, konfliktgebundener Gedanken, *Fantasien und Affekte* ist Frau C.s Fähigkeit zur Kommunikation nach innen und nach außen gut ausgeprägt. Insbesondere eine *emotionale, empathische Kontaktaufnahme* fällt ihr leicht und ermöglicht ihr, *Intimität* in Beziehungen zuzulassen.

12.7.4 Bindung an innere und äußere Objekte

Frau C. hat ihre primären Bezugspersonen grundsätzlich als gute Objekte *internalisiert,* die ihr in Belastungssituationen Zuversicht geben können. Abgespalten, aber lebendig in ihrem Inneren sind die verfolgenden Aspekte in der

Beziehung zu den primären Objekten – dies ermöglicht die Aktualisierung ihrer maladaptiven Konfliktlösungen in der Gegenwart. Die Fähigkeit, sich auch an neue Objekte *vertrauensvoll zu binden,* zeigt sich in ihrem lebendigen Freundeskreis und der als glücklich erlebten Partnerschaft; die Veränderung bzw. teilweise *Lösung* von den primären Objekten war jedoch bei Behandlungsbeginn noch kaum erfolgt.

12.8 Psychodynamische Überlegungen und Epikrise

Psychodynamischer Hintergrund der spezifischen Phobie, die Frau C. in die Behandlung geführt hat, ist eine verfestigte Konfliktkonstellation, die sich in der frühen Kindheit ausgebildet hat. Ihre enge Bindung, speziell an die Mutter, geriet unter Druck, als eine schwere Erkrankung der Schwester die Familie in eine Krise gestürzt hat. Das Zurückstecken-Müssen zugunsten der Schwester führte einerseits zu einer Überflutung mit negativem Affekt – Eifersucht auf die Schwester, Enttäuschung und Wut besonders auf die Mutter –, der verdrängt werden musste, um die Beziehung zur Mutter nicht zu gefährden. Die Angst, die Mutter zu verlieren, wurde durch die suizidalen Krisen der Mutter, ausgelöst durch den „hoffnungslosen“ Kampf der Mutter mit der Großmutter, verstärkt – hier „lernte“ die Patientin, dass eine Trennung keine Lösungsoption, sondern potenziell tödlich ist. In Latenz und Adoleszenz ist diese Konfliktkonstellation weitgehend verdrängt gewesen, so konnte die Patientin eine eigenständige soziale und berufliche Entwicklung machen und sich in der äußeren Lebensführung vom Elternhaus lösen.

Eine erste Aktivierung der verdrängten Konfliktkonstellation ist zu verzeichnen, als die Patientin sich mit ihrer damaligen besten, viel Hilfe und Rücksicht einfordernden Freundin verstrickte. Als sie sich – auch mithilfe ihrer Kolleginnen – aus der Selbstüberforderung in dieser Freundschaft lösen konnte, wurden ihre verdrängten Ängste, die mit einem solchen Individuationsschritt verbunden waren, plötzlich Realität: Sie sah sich dem verfolgenden Zorn der Freundin und von deren Bruder ausgesetzt und konnte diese nur hilflos über sich ergehen lassen. Ihre Angst, bei Trennung ins Nichts zu fallen, hat es ihr nicht erlaubt, sich kraftvoll zur Wehr zu setzen, ihre inneren Strafszenarien schienen wahr geworden zu sein.

Mit dem Entschluss, mit ihrem Mann eine Familie zu gründen und dafür eine geeignete Wohnung zu suchen, löste sich Frau C. aus der Position der kleinen Schwester, die keine eigene Familie hat, sondern trotz der beruflichen Eigenständigkeit immer bereitsteht, um den Eltern bei der Umsorgung ihrer Schwester und deren Familie beizustehen. Auf einer von der Patientin nicht bewusst reflektierten Ebene war sie dabei, sich tatsächlich von der Kernfamilie zu trennen. Die damit verbundenen Vernichtungsängste, die durch das Erleben der tatsächlichen Verfolgung durch die beste Freundin und deren Bruder massiv verstärkt worden waren, konnten so durch die wiederholten Klagen der Vormieterin/Freundin, dass sie wieder gerne in ihre Heimatstadt zurückziehen würde, aktiviert werden. Die Angst vor Vernichtung als Strafe für Individuation wird durch die Fantasie, die Freundin könne sie aus der Wohnung vertreiben und sie sei als Schwangere der Obdachlosigkeit ausgeliefert, eindrucksvoll bebildert.

Die verfestigte maladaptive innere Konfliktkonstellation hat den Fokus einer TP-Langzeitbehandlung gebildet, in deren Verlauf Frau C. Mutter geworden ist, sich von den Eltern psychisch stärker ablösen und die familiären Beziehungen – auch zur Schwester – neu justieren konnte.

13 „Das kann doch nicht passieren, dass ich das wirklich mache, oder!?"

Miriam Henkel

Hauptdiagnose:

ICD-10: F42.0 Zwangsstörung

ICD-11: 6B20 Zwangsstörung

Vorgestellt wird eine 21-jährige Patientin, die sich zu einer ausführlichen Diagnostik in einer Psychotherapeutischen Ambulanz vorstellte und anschließend einen stationären Aufenthalt durchführte.

13.1 Erstkontakt

Zum Erstgespräch erscheint eine große, schlanke, sportliche junge Frau, gepflegt, aber ungeschminkt, in der Erscheinung etwas unauffällig wirkend. Zu allen Terminen wird sie von ihrer Mutter gebracht, die sich – ohne Aufmerksamkeit zu erregen – in den Wartebereich setzt und liest, sodass in der Ambulanz erst nach einigen Terminen deutlich wird, dass es sich um die Mutter der Patientin handelt. Im ersten Moment bedankt sich die Patientin herzlich dafür, dass sie so schnell einen Termin bekommen hat. Sie suche bereits seit 3 Monaten nach einer Therapie und sei überall abgewimmelt worden. Sie fragt dann, von was sie zuerst erzählen solle, und wirkt kurzfristig überfordert, als die Therapeutin sagt, dass sie sich das aussuchen kann. Sie berichtet in der Folge sehr schnell, unter Druck stehend, von ihren Symptomen, die kurze Zeit nach Auszug von zu Hause in eine gemeinsame Wohnung mit ihrem Freund auftraten. Leidensdruck und Verzweiflung werden schnell spürbar, in der Gegenübertragung kommen Impulse auf, der Patientin schnell helfen zu müssen, Ratschläge zu geben, obwohl noch gar keine Informationen zur Verfügung stehen. Am Ende des Gesprächs befragt die Patientin die Therapeutin ausführlich zur Erkrankung und ob eine Besserung möglich sei. Als sie mit der Antwort der Therapeutin nicht zufrieden scheint, entstehen bei der Therapeutin Schuldgefühle, dass nicht gleich eine Lösung zur Verfügung steht, aber auch Ärger über die schnellen Ansprüche der Patientin.

In weiteren diagnostischen Sitzungen bei verschiedenen Mitgliedern des Ambulanzteams berichtet die Patientin in fast exakt denselben Worten von ihren Symptomen, was in der gemeinsamen Ambulanzbesprechung auffällt. Alle spüren dabei ihre Qual, fühlen sich auch selbst gequält, teils aber auch seltsam fasziniert von den Schilderungen. Es ist schwer, über etwas anderes zu sprechen. Ihre Lebensgeschichte berichtet sie in 10 Minuten und wundert sich dann, dass weiter nachgefragt wird, da sie nicht verstehe, was ihr das Sprechen darüber bringen solle. Sie betont, dass sie sich klare Anweisungen wünscht. Als diese nicht gegeben werden, scheint die Patientin enttäuscht zu sein, es wird plötzlich schwierig, gemeinsame Termine zu finden. Andererseits setzt sie auch auf die Expertise des Ambulanzteams, sie ruft zwischen den Sitzungen häufiger in der Sprechstunde an und fragt nach, wie sie bestimmte Dinge (z.B. Krankschreibung) regeln solle. Mehr und mehr entsteht im Team ein Bedürfnis, Grenzen zu setzen.

13.2 Symptomatik

Die Patientin berichtet, dass sie vor einem Dreivierteljahr von zu Hause ausgezogen ist und mit ihrem Partner zusammenzog, da dieser näher an ihrem Arbeitsort wohnt. Sie hat eine Ausbildung zur Krankenschwester begonnen, möchte eventuell im Anschluss Medizin studieren, ihr Abiturschnitt reiche hierfür jedoch nicht aus. Die Ausbildung habe ihr zu Beginn Spaß gemacht, aber zuletzt sei die Situation für sie sehr belastend, da sie immer wieder „komische Gedanken“ habe, die plötzlich in ihren Kopf kommen und für die sie keine Erklärung hat. Begonnen habe es bei einem Einsatz vor einem halben Jahr, als sie mit Blut einer Patientin in Kontakt kam und der einschießende Gedanke in dem Moment war, dass sie sich selbst mit AIDS angesteckt habe. Diese Idee habe sie dann so intensiv beschäftigt, dass sie selbst beim Treten auf eine Scherbe mit einem Schuh dachte, sie könne sich mit AIDS angesteckt haben, auch wenn der Schuh gar nicht beschädigt war und ihr klar sei, dass das wirklich nicht möglich sein könne. Ihr Partner „schleifte“ sie schließlich zu einem AIDS-Test. Als dieser negativ war, hat sie das allerdings auch nicht beruhigt. Es kamen dann aber weitere Gedanken hinzu, vor denen sich die Patientin noch mehr erschreckte: z. B., dass sie einem Patienten im Einsatz ein Skalpell in die Wunde hauen könne, dass sie eine Spritze absichtlich falsch setzen könne etc. Vor den fremdaggressiven Gedanken hat sich die Patientin so sehr erschreckt, dass sie Angst hatte, arbeiten zu gehen. Vor 3 Monaten habe sie begonnen, an einzelnen Tagen zu fehlen, seit 2 Monaten sei sie nun gar nicht mehr zur Arbeit gegangen und könne sich dies aktuell auch nicht vorstellen.

Zu Hause träten ähnliche Gedanken aber nun auch auf, z. B. wenn sie Kontakt zu den Kindern ihres Bruders hat. Die Patientin hat sich deshalb fast vollkommen aus ihrem Beruf und sozialen Kontakten zurückgezogen. Sie wohnt inzwischen wieder bei ihren Eltern, da sie sich hier sicherer fühlt, und verlässt kaum noch das Haus. Zu allen Terminen fährt sie die Mutter.

Die Patientin erwähnt, dass sie die Sorge, dass sie sich mit AIDS oder einer anderen Geschlechtskrankheit infiziert habe, schon ab und an in der Jugend gehabt habe, einmal besonders, als sie mit einem Mann ungeschützten Geschlechtsverkehr hatte. Damals habe sie das aber auch nachvollziehen können, da ja eine theoretische Möglichkeit bestanden hätte. Die heutigen Gedanken seien „völlig sinnlos“, machten ihr aber große Angst. Die fremdaggressiven Gedanken habe sie zuvor noch nie gehabt. Sie fragt die Therapeutin panisch: „Wenn ich sowas denke, kann das wirklich passieren, dass ich das mache? Aber ich würde doch niemals meinen Nichten was antun!!!“

13.3 Biografische Aspekte

Die Patientin ist das mittlere Kind und hat einen großen Bruder (+7) und eine kleine Schwester (-5). Sie sei ein Wunschkind gewesen und werde von ihren Eltern als „sehr braves Mädchen“ betitelt. Streitereien habe sie immer vermieden, da sie es schwer ertrage, wenn andere wütend auf sie seien. Die Atmosphäre zu Hause sei liebevoll und fürsorglich gewesen.

Ihre Mutter (+30, Hausfrau, gelernte Einzelhandelskauffrau) hat sich viel um die Kinder gekümmert, allerdings erinnert die Patientin Zärtlichkeiten eher vom Vater. Die Mutter leide unter Panikattacken, vor allem in Menschenmengen, wofür in der Familie als Erklärung herangeführt wird, dass im Hormonhaushalt der Mutter ein bestimmter Botenstoff nicht gebildet wird. Sie habe zudem immer große Angst vor Krankheiten und Arztbesuchen gehabt (z. B. an Krebs zu erkranken). Daher gehe sie wenig raus und sie fahre beispielsweise ungern in den Urlaub, was die Patientin als Einschränkung erlebte. Auch habe die Mutter es nicht gerne gehabt, wenn Freundinnen der Patientin bei ihr übernachteten. Insgesamt hätten die Ängste der Mutter den Alltag der Familie bestimmt, was das einzig Negative in ihrer Kindheit gewesen sei. Ihre Mutter habe wegen der Ängste nicht mehr im Einzelhandel gearbeitet, heute arbeite sie in geringem Umfang für einen Online-Shop im Homeoffice.

Ihr Vater (+28, Betriebswirt, arbeitet in einer großen Firma) sei ein lustiger Mensch, sie sei immer sein „Schätzchen" gewesen. Er sei sehr ehrgeizig und auch sportlich, mache Triathlon, was die Patientin, die ebenfalls sehr sportlich sei, mit ihm verbinde. Allerdings sei er in diesem Bereich auch sehr verbissen. Zudem habe der Vater teilweise recht strenge Ansichten. So mache die Mutter tagsüber schnell den Fernseher aus, wenn er nach Hause komme, und die Eltern würden nie tagsüber Mittagsschlaf machen, da der Vater diese Verhaltensweisen „asozial" fände. In gesellschaftspolitischen Diskussionen zeigt er wenig Verständnis für Menschen mit Gewaltbereitschaft („Todesstrafe für so Personen, wie in den USA, ist angemessen.") oder für Personen, die sich mit Geschlechtskrankheiten infizieren („Das kann man heutzutage doch wirklich verhindern, wenn man sich an gewisse Regeln hält."). Die Meinung ihres Vaters ist der Patientin sehr wichtig.

Die Eltern gingen im Alltag eher distanziert miteinander um, hielten beispielsweise nie Händchen oder nähmen sich nicht in den Arm. Die Patientin versteht nicht so recht, was die beiden aneinander haben, da wenig Gemeinsamkeit bestehe.

Zu ihrem älteren Bruder (+7) hat die Patientin ein gutes Verhältnis. Schon als Baby habe sie aufgehört zu schreien, wenn er an ihr Bett kam, und sie wollte immer Sachen mit ihrem Bruder machen, hat ihm auch in Hobbys nachgeeifert. Diesen habe das phasenweise ziemlich genervt. Seit er verheiratet ist und Zwillinge bekommen hat (beides Mädchen), ist der Kontakt weniger geworden, was die Patientin traurig macht.

Von ihrer Schwester (-5) spricht die Patientin erst auf Nachfrage und ist ganz überrascht, dass sie sie bisher nicht erwähnt hat. Als die Schwester auf die Welt kam, habe das bei der Patientin wenig ausgelöst, außer dass sie genervt von ihr gewesen ist. Sie hätten sich nicht gut verstanden, seien vom Typ her sehr unterschiedlich: Ihre Schwester sei faul, folge nicht den Anweisungen der Eltern, sei auch eher moppelig und mache keinen Sport. Heute verstehen sie sich etwas besser, die Schwester ist nun in der Pubertät und zieht auch mal die Patientin zu Rate, wenn sie ein Problem hat.

Als kleines Kind ist die Patientin anhänglich gewesen, so war es schwierig, in den Kindergarten zu gehen und auch in der Grundschule hat sie lange Schwierigkeiten gehabt, ohne die Eltern zurechtzukommen. Beispielsweise hat sie erst mit 9 Jahren das erste Mal woanders übernachtet und auf der ersten Klassenfahrt in der vierten Klasse hat sie sich ab der zweiten Nacht abends in den Schlaf geweint.

Die Patientin ist in der weiterführenden Schule sehr beliebt gewesen. Sie weiß gar nicht recht, warum, sie hatte eine beliebte Freundin und auf einmal hätten die Patientin ebenfalls alle toll gefunden. Den Eintritt in die Pubertät hat sie als sehr irritierend erlebt. Ihre erste Periode wollte sie vor der Mutter verheimlichen, da ihr das so peinlich gewesen sei. Auch wollte sie längere Zeit keine BHs tragen. Verliebt gewesen ist sie zum ersten Mal mit 14 Jahren, der Junge ließ sie aber abblitzen. Sie bemerkte, dass sie etwas zugenommen hatte und beschloss abzunehmen. Dies endete innerhalb von ca. einem halben Jahr in einer Magersucht (die Patientin habe 47 kg gewogen, ist 1,80 m groß). Wie sich dies innerlich vollzog, kann sie nicht erklären. Ihre Eltern brachten sie schließlich in eine Klinik. Hier musste sie dann essen und fühlte sich in der Klinik überhaupt nicht wohl, auch da die Mitpatienten sehr beeinträchtigt gewesen seien. Sie erholte sich dann, wobei sie eine Weile noch auf ihr Gewicht achtete und von der Hausärztin überwacht wurde. Heute sei das Ganze „kein Thema mehr".

Es folgten zwei Partnerschaften mit deutlich älteren Männern, die insgesamt unauffällig zu verlaufen schienen. Nach dem Abitur fuhr sie mit einer Freundin nach Berlin und hatte dort unter Alkoholeinfluss ungeschützten

Geschlechtsverkehr mit einer Bekanntschaft gehabt. Zuerst fand sie das gar nicht schlimm, später verstand sie, „was ich da gemacht habe“. Hier seien erste Ängste vor einer HIV-Infektion aufgetreten.

Kurz darauf lernte sie in einer Diskothek in Göttingen ihren jetzigen Freund kennen. Dieser ist 10 Jahre älter und sie beschreibt ihn als lustig und ordentlich. Sie stört manchmal, dass er sich nun nach seinem BWL-Studium nicht so recht bemühe, eine feste Stelle zu finden, und eher Gelegenheitsjobs mache. Von ihren Zwangsgedanken erzählt sie ihm mittlerweile nicht mehr viel, da er genervt davon zu sein scheine. Hierüber ist sie sehr enttäuscht und zweifle auch daran, ob sie die Beziehung fortsetzen möchte. Sexualität wird als unproblematisch und zufriedenstellend beschrieben.

13.4 Beurteilung von Achse I (Krankheitserleben und Behandlungsvoraussetzungen)

13.4.1 Hauptdiagnosen, Schweregrad, Dauer und Verlauf

Als Hauptdiagnose liegt eine Zwangsstörung (F42.0) mit ausgeprägtem Schweregrad vor, da die Zwangsgedanken aktuell zu erheblichen beruflichen und sozialen Einschränkungen führen, bis hin dazu, dass die Patientin kaum noch das Haus verlässt. Die Symptomatik trat in der Intensität vor einem halben Jahr zum ersten Mal auf. In der Jugend lag eine Anorexie vor (F50.0), die als vollremittiert anzusehen ist.

Der GAF der psychischen Symptomatik ist auf 55 (anhaltende mäßige Angst), der der sozialen Funktionen auf 65, da zwar ein sozialer Rückzug besteht, die interpersonellen Beziehungen aber auf anderem Weg (Telefon, Besuch mit Eltern etc.) aufrechterhalten werden, und der GAF der beruflichen Funktionen auf 41 eingeschätzt, da die Patientin seit 2 Monaten nicht mehr arbeitet und sich dies aktuell auch nicht wieder vorstellen kann.

13.4.2 Krankheits- und Behandlungskonzepte

Die Patientin scheint auf den ersten Blick wenig Ideen zu Ursachen ihrer Erkrankung zu haben. Auch Ideen des Ambulanzteams, dass der Auszug von zu Hause oder die neue Arbeitssituation eine Rolle spielen könnten, stoßen auf wenig Resonanz. Am ehesten ist ein somatisches Krankheitskonzept gegeben, nämlich dass wie bei der Mutter bestimmte Botenstoffe „verrückt spielen“. Aber auch dies überzeugt die Patientin nicht ganz (2).

Was Veränderungs- und Behandlungskonzepte angeht, zeigt die Patientin einen starken Wunsch nach Psychotherapie (4), wäre aber auch bereit, Medikamente einzunehmen (2). External-soziale oder -alternative Konzepte liegen nicht vor (0).

13.4.3 Veränderungsressourcen

Der Leidensdruck der Patientin wird sehr deutlich und fast dramatisch präsentiert (4). Im Umgang mit den Zwangsgedanken zeigt die Patientin wenig positive Coping-Strategien, sie zieht sich zurück (1). Sie wird in Bezug auf ihre Erkrankung von den Eltern stark unterstützt, Freunde und Partner zeigen eher Unverständnis (3). Die Patientin ist kaum an innerpsychischen Prozessen interessiert und zeigt wenig Bereitschaft, über ihr Innenleben nachzudenken. Die Offenheit ist daher als gering einzustufen (1).

13.4.4 Innere und äußere Veränderungshemmnisse

Äußere Veränderungshemmnisse liegen eher nicht vor (0). Innere Veränderungshemmnisse zeigen sich u. a. in Form von Widerständen gegen eine Auseinandersetzung mit sich selbst (3). Der sekundäre Krankheitsgewinn ist als hoch einzustufen, da die Patientin durch die Erkrankung nun wieder bei den Eltern versorgt wird und auch ansonsten viel Aufmerksamkeit erfährt (4).

13.4.5 Psychotherapieziel

Die Patientin zeigt einen deutlichen Wunsch nach Symptomreduktion (4) und Anleitung (4). Auch emotionale Unterstützung nimmt sie gern an (2), diese ist aber nicht ihr vorwiegendes Ziel der Therapie. Reflektierend-motivklärend möchte sie nicht arbeiten und sie nimmt auch Ideen der Therapeutin in diese Richtung kaum an, was für eine psychodynamische Behandlung eine Schwierigkeit darstellt (0).

13.5 Beurteilung von Achse II (Beziehung)

Im Beziehungsmuster dreht sich viel um den Wunsch der Patientin, von anderen Hilfe zu bekommen und von ihnen versorgt zu werden. Das (vermutlich unbewusste) Gegenstück, dass die Patientin selbstständig und erwachsen werden möchte, kommt dabei kaum vor.

P: A: Die Patientin erlebt andere immer wieder so, dass sie Ansprüche stellen (z. B. moralische Ansprüche des Vaters, „Klar kommen im Leben“ des Freundes, Item 10), sich viel kümmern und verlässlich sind (Item 7); teils aber fühlt sich die Patientin dabei wenig beachtet (Item 16).

P: P: Im eigenen Erleben reagiert die Patientin so, dass sie sich nach den Vorgaben der anderen richtet, anhänglich ist („brav sein“, Item 23), Aggressionen vermeidet (Item 6).

A: P: Auf andere wirkt sie dabei sehr unselbstständig (Item 25), hilfesuchend ansprüchlich (Item 23), z. B. in den Schilderungen der Symptome auch wichtigtuerisch (Item 19) und bei ausbleibender Hilfe vorwurfsvoll (Item 12).

A: A: Andere erleben sich so, dass sie entweder auf das Hilfesuchen der Patientin einsteigen und Anleitung geben (Item 7 und 10) oder ein Abgrenzungsbedürfnis haben, da sie vom anspruchsvollen, wichtigtuerischen Verhalten der Patientin genervt sind (Item 32) oder Schuldzuweisungen abweisen (Item 20).

Die Patientin erlebt Ersteres wiederum als Ansprüche an sie und dass sie sich gut auf den Rat anderer verlassen kann, sodass eine eigene Selbstständigkeit nicht nötig erscheint. Wenn sich Bezugspersonen zurückziehen, erlebt die Patientin dies so, als würde sie wenig beachtet, mit ihren Bedürfnissen nicht gesehen.

13.6 Beurteilung von Achse III (Konflikt)

Die Konfliktdynamik der Patientin lässt sich als Zusammenspiel eines Versorgung-Autarkie-Konflikts (K3) im passiven Modus und eines ödipalen Konflikts (K6) ebenfalls im passiven Modus beschreiben.

Versorgung vs. Autarkie: Schon in den ersten Szenen inszeniert sich der Wunsch der Patientin, versorgt zu werden und Unterstützung zu erhalten, was bei der Therapeutin dazu führt, dass sie schnell den Impuls bekommt, Anleitung zu geben. Natürlich ist dies in der aktuellen Lage, in der die Patientin sehr verzweifelt ist, auch nachvollziehbar; die vorgetragene Intensität gibt aber einen ersten Hinweis darauf, dass es sich um ein überdauerndes motivationales Thema rund um Versorgt-Werden handelt (K3 Versorgung-Autarkie-Konflikt im passiven Modus).

Die jetzige Symptomatik tritt kurz nach ihrem Auszug von zu Hause auf, welcher innerlich dazu geführt haben könnte, dass die Patientin den Verlust der Versorgung durch die Eltern fürchtet. Nachdem sie eigentlich einen Schritt in Richtung eigener Autonomie gemacht hatte, wird dieser nun durch die Symptomatik zurückgenommen: Sie zieht wieder nach Hause und sich von der eigenen Selbstständigkeit so weit zurück, dass sie das Haus ohne die Mutter kaum noch verlassen kann. Sie strahlt dabei als Leitaffekt auch in der Interviewsituation eine große Bedürftigkeit aus, die anderen schnell zu viel wird (z.B. Freund), da ein Anklammern befürchtet wird und man das Gefühl bekommt, den Ansprüchen der Patientin nicht genügen zu können, weil man so viel gar nicht geben kann. Biografisch könnten Ursachen, die aber aufgrund der eher oberflächlichen Schilderungen auch etwas vage bleiben, darin zu vermuten sein, dass die Patientin oberflächlich gut versorgt wurde, im Hintergrund aber auch viel Aufmerksamkeit der Mutter (und der gesamten Familie) auf die eigenen psychischen Probleme gerichtet war, sodass diese eher mit sich selbst beschäftigt scheint und für die individuellen Bedürfnisse der Patientin wenig zur Verfügung stand. Auch wurden Abgrenzungswünsche, die sie in ihrer Entwicklung hatte, durch starkes Anleiten und auch Moralisieren wenig beachtet, sodass die Patientin lernte, sie zu unterdrücken.

Die Zwangsgedanken drücken dabei den unbewussten Konflikt der Patientin auf beeindruckende Weise aus: Einerseits sind diese so beängstigend, dass sie zurück in die elterliche Versorgung muss und gar nicht mehr allein zurechtkommt. Geht man den Gedanken allerdings einmal nach und stellt sich vor, was passieren würde, wenn die Ereignisse tatsächlich einträten, stellt man fest, dass sie eine klare Abgrenzung von den Eltern wären: Bei einer AIDS-Erkrankung würde die Patientin auch zu einer „Asozialen“ und vom Vater geächtet, und Gewalt gegen andere wird ebenfalls stark verurteilt. Sie würde sich also radikal aus ihrer Position der „braven Tochter“ herausziehen, was bewusst starke Angst auslöst, unbewusst aber vielleicht ihren Autonomiewunsch ausdrückt.

Ödipaler Konflikt: Als weiteres Konfliktthema, welches die vorliegende Dynamik des K3 noch weiter befeuert, ist der ödipale Konflikt (K6) im vorwiegend passiven Modus zu identifizieren. Die Patientin scheint die Frage, was sie als Frau wert ist und wie sehr sie begehrenswert erscheint, sehr abzuwehren, gleichzeitig gibt es einige biografische Hinweise, dass Konkurrenz mit Frauen schwierig ist: Die Mutter und vor allem die Schwester werden kaum erwähnt, die Patientin verweilt lange in der Rolle des „Schätzchens“ ihres Vaters und setzt vieles daran, ihn zu beeindrucken. Dies aber auch in der Rolle einer erwachsenen Frau zu tun, birgt die Gefahr, den Vater der „schwachen Mutter“ wegzunehmen (ödipaler Triumph), zumal die Patientin sowieso wenig Gründe sieht, weshalb die beiden zusammen sind. So sind körperliche Veränderungen in der Pubertät mit Abneigung verbunden, die Patientin möchte durch Sport und später Magersucht unbewusst lieber das kleine Mädchen bleiben. Dass sie in der Pubertät attraktiv und beliebt zu sein scheint, kann sie überhaupt nicht nachvollziehen und schiebt dies der attraktiven besten Freundin „unter“, damit es ja zu keiner Konkurrenz kommen kann.

Gleichzeitig löst ein Abgelehnt-Sein von einem Jungen in der Pubertät eine massive Krise (Magersucht) aus. Dies kann einerseits im Sinne des K6 interpretiert werden (der nun doch aufkommende Wunsch, als Frau attraktiv zu sein, wird von dem Jungen abgewiesen und als Kränkung erlebt, weshalb dann eine Bestrafung des weiblichen Körpers erfolgt), andererseits aber auch mit dem K3 verzahnt gesehen werden, da die Hinwendung zu einer anderen Person auch ein Schritt Richtung Selbstständigkeit (und raus aus der Versorgung der Eltern) gewesen wäre. Die Patientin stabilisiert sich nach der Klinik überraschend gut, vermutlich, da sie in Beziehungen zu Männern ausreichend Bestätigung erfährt; die Partnerwahl scheint sich dabei am Vater zu orientieren (ältere, lustige Partner). Insgesamt wirken die Beziehungen jedoch sehr unauffällig (auch, was Sexualität angeht). Die starke Befürchtung, an AIDS zu erkranken, nachdem quasi ein „Ausbruch“ der abgewehrten Seite des K6 als Versuchungssituation (also die aktive Variante des K6, fraulich stark einen One-Night-Stand durchführen) erfolgte, kann als Bestrafung solcher Bestrebungen gesehen werden. Auch die aktuell auslösende Situation für die Zwangsgedanken kann als Duett der beiden Konflikte K3 und K6 gesehen werden: Von zu Hause auszuziehen bedeutet, die Versorgung der Eltern zu verlieren, aber auch, den Vater der Mutter und Schwester zu überlassen. (Nebenbei bemerkt wären die Zwangsgedanken, ihren Nichten etwas anzutun, ein Ausschalten der neuen Konkurrentinnen um den Bruder.) Durch das Entwickeln der Zwangsgedanken könnte allerdings auch eine Identifizierung mit der psychisch kranken Mutter erfolgen, die eben doch eine mögliche Antwort auf die Frage „Was für eine Frau will ich sein?“ bietet.

Insgesamt sind beide Konflikte als sehr bedeutsam (3) einzuschätzen, wobei der K3 den Hauptkonflikt darstellt, da er in der jetzigen Situation zunächst bearbeitet werden sollte, um die Patientin wieder handlungs- und arbeitsfähiger zu machen.

Abbildung 13-1 zeigt den OPD-3 Ratingbogen der Achse III der Patientin.

13.7 Beurteilung von Achse IV (Struktur)

Die Patientin zeigt generell in den verschiedenen Bereichen der Struktur eine Übersteuerung: Affekte und Wünsche werden unterdrückt und die Wahrnehmung und Kommunikation ist in Konfliktbereichen verzerrt. Insgesamt liegt ein mäßiges Strukturniveau (2) vor, sodass auch die oben beschriebenen Konflikte als neurotische Konflikte einzustufen sind.

13.7.1 Selbst- und Objektwahrnehmung

Die Patientin hat die Fähigkeiten, den *Blick auf die eigene Person* zu richten, allerdings richtet sich dieser Blick vor allem auf Handlungen und weniger auf innere Zustände. *Affektdifferenzierungsfähigkeiten* sind gegeben; sie kann unterscheiden, wann sie enttäuscht, traurig, fröhlich war, allerdings ist die Bandbreite der Affekte vor allem in Richtung aggressiver Affekte eingeschränkt. Die *Identität* ist kohärent, aber leicht eingeengt, vor allem konflikthafte Aspekte (z. B. One-Night-Stand) stellen das eigentlich stabile Selbst infrage (2).

Die *Selbst-Objekt-Differenzierung* stellt eine Einschränkung dar, so kann die Patientin z. B. keine klare Abgrenzung von der Mutter vornehmen und scheint hier noch sehr abhängig. Beim *Gegenüber* können Affekte und das Innenleben der Personen kognitiv nachvollzogen werden, es besteht allerdings wenig Interesse hieran und es kann zu konfliktbedingten Übertreibungen kommen. Die *integrierte Objektwahrnehmung* ist in Richtung der Konfliktthemen verzerrt, andere werden z. B. schnell in Bezug auf die Versorgungsthematik beschrieben („hilfsbereit“, „fürsorglich“, „kümmert sich gut um mich“) (2).

13.7.2 Selbst- und Beziehungsregulation

Die Patientin zeigt vorwiegend übersteuerte Regulationsstrategien: Sie unterdrückt Impulse aggressiver und sexueller Art massiv, sodass sie kaum erlebt werden können und nur in Zwangsgedanken Ausdruck bekommen. In der *Affekttoleranz* werden ambivalente Gefühle wie Wut und Enttäuschung unterdrückt. Die *Selbstwertregulation* gelingt meist, ist aber störbar, vor allem wenn Konfliktthemen betroffen sind (z. B. Abweisung von Männern) (2).

Die Patientin hat die grundsätzliche Fähigkeit, *Beziehungen zu schützen* und die Perspektive der anderen zu bewahren, so erzählt sie beispielsweise weniger von ihren Zwangsgedanken, als sie bemerkt, dass dies ihren Partner nervt. *Antizipative Fähigkeiten* sind vorhanden (sie kann gut vorhersehen, was ihr Verhalten bei anderen auslöst). Beim *Interessenausgleich* sind verinnerlichte Wertehaltungen rigide und führen zu intensiven Schuldgefühlen (2).

OPD-3 Ratingbogen Achse III: Konflikt.

	Biografisch repetitiv-motivationale Konfliktthemen						Biografisch dominanter Verarbeitungsmodus				
	• Konfliktspannungen (KS) • neurotische Konflikte (NK) • konflikthaft-motivationale Schemata (KMS)	nicht vorhanden/ nicht sichtbar	wenig bedeutsam	bedeutsam	sehr bedeutsam	bitte noch nachexplorieren	vorwiegend passiv	gemischt eher passiv	gemischt wechselnd	gemischt eher aktiv	vorwiegend aktiv
K1	Abhängigkeit vs. Individuation	[X] 0	1	2	3	9	p+	p	p/a	a	a+
K2	Unterwerfung vs. Kontrolle	0	[X] 1	2	3	9	p+	p	p/a	a	a+
K3	Versorgung vs. Autarkie	0	1	2	[X] 3	9	[X] p+	p	p/a	a	a+
K4	Selbstwertkonflikt	[X] 0	1	2	3	9	p+	p	p/a	a	a+
K5	Schuldkonflikt	[X] 0	1	2	3	9	p+	p	p/a	a	a+
K6	Ödipaler Konflikt	0	1	2	[X] 3	9	[X] p+	p	p/a	a	a+
K7	Identitätskonflikt	[X] 0	1	2	3	9	p+	p	p/a	a	a+
K0	Abgewehrte Konflikt- und Gefühlswahrnehmung	[X] 0	1	2	3	9	p+	p	p/a	a	a+

Aktueller Hauptkonflikt (AKH)/Bedeutsamkeit		Struktur			Aktueller Verarbeitungsmodus				
					vorwiegend passiv	gemischt eher passiv	gemischt wechselnd	gemischt eher aktiv	vorwiegend aktiv
AHK 1	K3 / 3	KS	[X] NK	KMS	[X] P+	P	P/A	A	A+
AHK 2	K6 / 3				[X] P+	P	P/A	A	A+

Sicherheit der Konflikteinschätzung	unsicher				sehr sicher
	1	2	3	4	[X] 5

Abbildung 13-1: OPD-3 Ratingbögen, Achse III: Konflikt zu Fall 13 „Das kann doch nicht passieren, dass ich das wirklich mache, oder!?“

13.7.3 Abwehr

Bestimmte Erlebensbereiche, z. B. der aggressiven Emotionen, werden zur Wahrung der Stabilität aufgegeben. Die Abwehr erfolgt vornehmlich *intrapsychisch*. Als Mechanismen treten vor allem *zwanghafte Mechanismen* (Reaktionsbildung, Affektisolierung, Ungeschehenmachen) auf, unreife Mechanismen sind kaum zu beobachten (2).

13.7.4 Kommunikation nach innen und außen

Affekte und Fantasien werden von der Patientin nur eingeschränkt erlebt und unterdrückt. Das lustvolle Erleben erscheint auch eher eingeschränkt und bei Ausleben von dahingehenden Impulsen reagiert die Patientin mit nachträglicher Bestrafung. Die *Beziehung zum Körper* erscheint wenig lebendig, der Körper wird teilweise eher funktional empfunden (Sport, Magersucht) (2).

Die *emotionale Kontaktaufnahme* ist von erhöhter Empfindlichkeit und fordernd vorwurfsvollem Verhalten geprägt. Das Zusammentreffen von emotionaler Nähe und Intimität kann erfolgen, allerdings um den Preis, dass die Intimität eher kindlich anmutet. Die Patientin hat eine gute *empathische Fähigkeit,* die jedoch vor allem konfliktbedingt und unter Druck eigener Bedürfnisse verloren gehen kann (2).

13.7.5 Bindung an innere und äußere Objekte

Die Patientin hat einige positive *innere Bilder* verinnerlicht, diese sind jedoch stark von der äußeren Präsenz abhängig. Zentrale Angst ist somit, das wichtige steuernde Objekt zu verlieren. *Introjekte* zu nutzen, fällt der Patientin schwer, sie kann sich in belastenden Situationen kaum selbst beruhigen, ist dringend auf Realpräsenz von Bezugspersonen angewiesen, da innere Objekte sie kritisieren. Wichtige andere werden wenig differenziert repräsentiert, es herrschen eher dyadische Beziehungen vor und Rivalität wird vordergründig vermieden, spielt aber konfliktbedingt unbewusst vermutlich eine starke Rolle (2).

Die *Bindungsfähigkeit* ist gegeben, allerdings ist die Bedeutung des wichtigen anderen stark überhöht. Die Patientin vertraut anderen eher unreflektiert, ohne eigene Ansichten zu berücksichtigen. *Reale Trennungen* lösen ebenfalls aus Konfliktgründen Krisen aus (2).

13.8 Psychodynamische Überlegungen und Epikrise

Nach der erfolgten Diagnostik in der Ambulanz wird der Patientin zunächst ein Klinikaufenthalt empfohlen, da auch mit Blick auf die Abgrenzungsthematik vom Elternhaus ein Herausziehen aus dem sozialen Umfeld indiziert erscheint. Die Patientin wehrt sich zunächst gegen diese Empfehlung, da sie die Klinikzeit aus ihrer Jugend so negativ erinnert, lässt sich dann aber doch mit der Argumentation der Schwere ihrer sozialen Beeinträchtigungen davon überzeugen. Es kann erfreulicherweise auch ein zeitnaher Aufnahmetermin organisiert werden.

Sie meldet sich im Anschluss wie besprochen erneut in der Ambulanz und berichtet von einer Stabilisierung: Auf der Station, auf der auch mehrere andere junge Erwachsene mit ähnlichen Abgrenzungsthematiken beschäftigt waren, habe sie vor allem durch das Gemeinschaftsgefühl, die Gruppentherapie sowie auch erlernte Techniken im Umgang mit den Zwangsgedanken gut profitieren können. Nur die ersten Tage sei es noch schwer gewesen, da hätte sie nur mit Mühe ihr Zimmer verlassen. Aber als ihr in einer Psychoedukation ausführlich erklärt wurde, dass bei einer Zwangsstörung die Gedanken meist nicht umgesetzt werden, beruhigte sie das und sie konnte sich auf das Setting einlassen. Besonders hilfreich sei zudem eine

Berufsberatung gewesen, bei der mit der Patientin eine andere Möglichkeit der Ausbildung eruiert wurde. Sie bewarb sich noch aus der Klinik heraus für eine Ausbildung zur Bürokauffrau. Zudem kam es in einem Paargespräch zu einer Entlastung der Beziehung zu ihrem Partner, da sie ihm ihre Enttäuschung, so wenig Unterstützung von ihm erfahren zu haben, mitteilen konnte, was zu einer Klärung führte.

Die Patientin beginnt keine Therapie, sondern nimmt nur noch wenige Sitzungen in Anspruch. Bei der vorliegenden starken Abwehr, insbesondere von aggressiven Impulsen, kombiniert mit geringer Bereitschaft, über die eigene Innenwelt nachzudenken, scheint die Indikation für ein psychodynamisches Verfahren – zumindest zu diesem Zeitpunkt – bei nachgelassenem Leidensdruck fraglich. Zudem treten die Zwangsgedanken auch nach Wiedereinzug bei ihrem Freund selten auf und bleiben „weiter gut händelbar“, sodass die Patientin kein Behandlungsanliegen mehr hat.

14 „Der Finanzberater“

Stephan Doering

Hauptdiagnose:

ICD-10: F60.8 Narzisstische Persönlichkeitsstörung; F45.4 Somatoforme Schmerzstörung

ICD-11: 6D10.1 Mittelschwere Persönlichkeitsstörung mit 6D11.0 distanzierten und 6D11.2 dissozialen Zügen; 6C20.1 Mittelschwere somatische Belastungsstörung

14.1 Fallgeschichte

Der 71-jährige schlanke und elegante Herr F.[2] kommt zur Aufnahme in der psychosomatisch-psychotherapeutischen Universitätsklinik. Er wirkt für sein Alter sehr sportlich, gutaussehend, weißhaarig und gebräunt, und er strahlt eine etwas abweisende Überlegenheit aus. Der Aufnahmeprozess des Privatpatienten war „kurvenreich“ gewesen, mehrmals verschob er den Aufnahmetermin aus überwiegend fadenscheinigen Gründen. In den Vorgesprächen mit dem Klinikleiter und im Aufnahmegespräch mit dem leitenden Oberarzt beklagte der Patient eine für ihn äußerst belastende Schmerzsymptomatik in der rechten Leiste mit Ausstrahlung in das Bein, die es ihm seit gut 5 Jahren unmöglich machte, seinen geliebten Sport (Golf, Tennis, Wandern) zu betreiben. Die Symptomatik ist kontinuierlich in wechselndem Ausmaß vorhanden, einen Auslöser kann der Patient nicht identifizieren. Vielfache orthopädische, neurologische und neurochirurgische Untersuchungen, mehrfache Bildgebung (ein halbes Dutzend Wirbelsäulen-MRT) waren allesamt ohne pathologischen Befund geblieben. Obwohl dem Patienten äußerlich nichts anzumerken ist, erlebt er seine Lebensqualität als stark beeinträchtigt. Mit Ausnahme einiger vollständig ausgeheilter Sportverletzungen ist die Krankheitsanamnese des Patienten vollkommen unauffällig. Auch die Familienanamnese ergibt keine relevanten Informationen.

Herr F. war das jüngste von vier Kindern und habe als Kind häufig das Gefühl gehabt, zu kurz zu kommen. Die Eltern hätten ihre Aufmerksamkeit den älteren Geschwistern, insbesondere der ältesten Schwester (Konzertpianistin), einer weiteren Schwester und dem Bruder geschenkt. Für ihn sei nicht mehr viel Zuwendung übrig gewesen. Er sei ein sehr guter Schüler und sportlich sehr erfolgreich gewesen, habe einen großen Bekanntenkreis, aber kaum echte Freunde gehabt. Er selbst beschreibt sich als „Anführer“ – schon als Jugendlicher habe er den anderen gesagt, was zu tun sei, sowohl in diversen Peer Groups als auch in Sportmannschaften. Die Mädchen seien ihm nachgelaufen, allerdings habe er nur Affären gesucht und sich vor seiner Ehe im Grunde nie auf eine Liebesbeziehung eingelassen; sexuell habe er „immer problemlos funktioniert“.

Nach seinem Wehrdienst habe er Betriebswirtschaft studiert und sei im Grunde der begabteste und erfolgreichste Student seines Fa-

2 Es handelt sich hier nicht um einen realen Patienten, sondern um eine „Fusion“ aus typischen Zügen verschiedener Patienten – dieses Vorgehen wurde aus Gründen des Datenschutzes gewählt.

ches gewesen. Schon während des Studiums habe er eine eigene Firma gegründet, die er erst vor 12 Jahren sehr lohnend verkauft habe. In seiner Firma habe er als Finanzberater zeitweise 35 Mitarbeitende gehabt. In seinem Gebiet habe ihm niemand etwas vormachen können – er sei der jüngste und erfolgreichste in seiner Branche gewesen. Einmal sei er sogar als bester Jungunternehmer des Bundeslandes ausgezeichnet worden. Befragt nach seinen Führungsqualitäten betont Herr F. seine fachliche Qualifikation, auch mit den Berufsanfängern sei er blendend zurechtgekommen, für sie sei er ein glänzender Lehrer gewesen. Im Grunde sei er jedoch „ein miserabler Chef“ gewesen, da er die Erfolge seiner Mitarbeiter kaum habe ertragen können, er habe nicht loben und niemanden großwerden lassen können, sei neidisch und sehr entwertend gewesen. So hätten seine erfolgreichen Mitarbeiter immer bald die Firma verlassen. Die Kündigung eines Mitarbeiters habe ihn regelmäßig „in Depressionen gestürzt“. Für 3–6 Tage sei dann sein „Selbstwert komplett eingebrochen“, er habe an sich und der Welt gezweifelt und nur mit größter Mühe noch arbeiten gehen und seinen Zustand vor den Mitarbeitern verbergen können.

Seine Frau habe Herr F. während des Studiums kennengelernt. Sie sei „das begehrteste Mädchen der Uni“ gewesen und äußerst gescheit und attraktiv. Sie hätten hervorragend zueinander gepasst. Bis heute verstünden sie sich blendend, Streit gebe es nie. Gemeinsam hätten sie drei Töchter, von denen zwei als Unternehmerinnen sehr erfolgreich seien, eine sei jedoch in die Drogensucht abgeglitten, was ein großes Problem darstelle und bis heute für die ganze Familie sehr belastend sei. Die Frau habe ihre Berufstätigkeit als Lehrerin der Kinder wegen aufgegeben und nie wieder aufgenommen. Einziges gravierendes Problem in der Ehe sei die Sexualität. Seine Frau habe ihn als Mann nie wirklich begehrt – immer, wenn er einen Annäherungsversuch mache, schrecke sie zurück. Er tue dann so, als wäre nichts gewesen, stürze aber in eine mehrtägige Depression, fühle sich vollkommen isoliert und zurückgewiesen. Sein Sexualleben sei infolgedessen höchst frustrierend, was inzwischen altersbedingt eine immer geringere Rolle spiele. Zu verschiedenen Momenten gibt er seiner Frau die Schuld an „dem Problem“ und entschuldigt sie dann wieder – er wolle ihr mitteilen, dass sie die Sache nicht allein zu verantworten habe.

Im Laufe der achtwöchigen stationären Behandlung verändert sich die Schmerzsymptomatik nicht, was den Patienten veranlasst, die Behandlung als Fehlschlag anzusehen. Allerdings habe er für sich erkannt, dass er ein Selbstwertproblem habe. Es habe wiederholt Auseinandersetzungen mit dem Stationsarzt gegeben, der ihn „gemaßregelt“ habe, wenn er in der Gruppentherapie nicht offen genug gewesen sei – dadurch habe Herr F. sich herabgesetzt gefühlt, und er habe energisch Respekt gefordert. Er berichtet von einer weiteren Szene in einer Gruppentherapie, wo er sich schwergetan habe, die Patientenrolle einzunehmen: Er habe sich wieder dagegen gewehrt sich zu öffnen, diesmal vor „kleinen Mädchen, die ihre Essprobleme haben und die ich nicht mag“. Im Nachhinein betrachtet sei diese Äußerung nicht in Ordnung gewesen.

In den therapeutischen Einzelgesprächen ist Herr F. sehr bemüht, dem Klinikleiter und dem leitenden Oberarzt zu vermitteln, dass man sich „auf Augenhöhe“ befinde. Er versucht ein amikales Verhältnis herzustellen, macht sich über den Stationsarzt und einige Mitglieder des Pflegeteams lustig, die ja „noch sehr unerfahren“ seien und „noch viel lernen“ müssten.

Im Abschlussgespräch kann Herr F. sein Selbstwertdilemma eindrucksvoll beschreiben: Wenn er stolz auf sich sei, weil er so bescheiden und selbstkritisch seine eigenen Unzulänglichkeiten erkennen und sich dazu bekennen könne, spreche gleichzeitig eine andere innere Stimme zu ihm, die ihm sage: „Du bist doch ein tolles Kerlchen, dass Du so reflektiert und bescheiden sein kannst!“

14.2 Beurteilung von Achse I (Krankheitserleben und Behandlungsvoraussetzungen)

14.2.1 Hauptdiagnosen, Schweregrad, Dauer und Verlauf

Als Diagnosen erhält Herr F. eine somatoforme Schmerzstörung (ICD-10: F45.4) und eine narzisstische Persönlichkeitsstörung (ICD-10: F60.8). Die depressiven Zustände gestatten keine eigene Diagnose, es handelt sich um Stimmungsschwankungen im Rahmen der Persönlichkeitsstörung („charakterologische Depression" im Sinne Kernbergs). Die globale Schwere der Störung ist mittelgradig (2), der GAF-Score für die Symptomatik beträgt 57, da der Patient zwar eine andauernde Schmerzsymptomatik beschreibt, aber dabei nicht stark belastet wirkt. Die soziale Funktion wird mit 53 eingeschätzt, da Herr F. Konflikte meist vermeiden und sich „zusammenreißen" kann. Wenn sie – wie auf der Station – auftreten, entarten sie nicht maligne und Herr F. kann sie als solche erkennen, aber kaum klären. Da keine Berufstätigkeit mehr besteht, entfällt die berufliche Funktion. Beim EQ-5D schlagen lediglich die Schmerzen zu Buche (2).

Als Hauptdiagnose wird die Schmerzstörung definiert, die 2–10 Jahre besteht und gleichbleibend fluktuierend verläuft. Psychische Vorerkrankungen sind nicht bekannt.

14.2.2 Krankheits- und Behandlungskonzept

Das Krankheitskonzept ist schwer zu beurteilen. Zum einen spricht Herr F. immer wieder von einer unentdeckten somatischen Ursache seiner Schmerzen (2), zum anderen hat er sich in stationäre psychosomatisch-psychotherapeutische Behandlung begeben und sich bereiterklärt, nach psychischen Ursachen zu forschen, nachdem mehrfache somatische Abklärungen ergebnislos geblieben waren (2). Von sozialen und alternativen Krankheitskonzepten ist nicht die Rede (0). Ein schlüssiges Veränderungskonzept besteht im Grunde nicht; Herr F. nimmt Psychotherapie in Anspruch, ohne eine Wirksamkeit zu erkennen (1–2), hält die Wirksamkeit der „richtigen" somatischen Behandlung nicht für ausgeschlossen, verzichtete auf Anraten der Ärzte auf weitere somatische Behandlungsversuche (1). Soziale und alternative Behandlungskonzepte bestehen nicht (0).

14.2.3 Leidensdruck und Coping

Bei mittlerem Leidensdruck (2) zeigt Herr F. einige Coping-Ressourcen (Lesen, Musizieren, immer noch kleinere Wanderungen) (2). Er kann seine Frau gelegentlich unterstützend in Anspruch nehmen, tut sich jedoch auch im privaten Leben schwer, eine Krankenrolle einzunehmen und will unabhängig und stark erscheinen (2–3). Eine kognitive Offenheit für psychodynamisches Denken ist durchaus vorhanden, dieses bleibt jedoch auf der theoretischen Ebene und kann nicht mit emotionalem Lernen verknüpft werden (2).

14.2.4 Innere und äußere Veränderungshemmnisse

Äußere Veränderungshemmnisse finden sich nicht (0), zu den nicht unerheblichen inneren Veränderungshemmnissen müssen die Schmerzchronifizierung sowie der narzisstische Widerstand gegen die Krankenrolle und die emotionale Erkenntnis eigener Schwächen gezählt werden (3). Ein sekundärer Krankheitsgewinn ist nicht zu identifizieren, lässt sich aber auch nicht ausschließen (9).

14.2.5 Therapieziele

Hinsichtlich der Psychotherapie hat Herr F. anfangs fast „magische“ Heilserwartungen, die er aber nicht mit der Notwendigkeit eines eigenen emotionalen Engagements verknüpfen kann. Daher verpufft die Erwartung schnell, Veränderungsstrategien kann Herr F. kaum entwickeln. Der Wunsch nach Symptomreduktion steht ganz im Vordergrund (3), eine echte Klärungsmotivation besteht kaum, lediglich ein gewisses intellektuelles Interesse (1). Emotionale Unterstützung lehnt Herr F. ebenso wie aktive Anleitung ab, da er sie als erniedrigend empfinden würde. Interessanterweise gibt Herr F. an, über seine Selbstwertproblematik „eine ganze Menge gelernt“ zu haben, dies sei jedoch nicht das Ziel seiner Behandlung gewesen, zähle also in gewisser Weise nicht.

14.3 Beurteilung von Achse II (Beziehung)

Beziehungsepisoden sind bei Herrn F. nicht leicht zu gewinnen, da er darauf besteht, mit seiner Frau nie zu streiten, und da er nichts von persönlicheren Sozialkontakten aus jüngerer Zeit berichtet. Es bieten sich daher die Episoden von der Station an, der Konflikt mit dem Stationsarzt und seine Entwertung der Mitpatientinnen in der Gruppentherapie.

Perspektiven: In allen vier Perspektiven finden sich Kontrolle (Item 10) und Entwertung (Item 11). Der Patient erlebt den Arzt als kontrollierend und fühlt sich von ihm entwertet und er reagiert, indem er ein persönliches Gespräch sucht und dem Arzt sehr energisch abverlangt, ihn nicht derartig vor den Mitpatienten bloßzustellen. Die Mitpatientinnen werden in der Gruppensituation von ihm heftig entwertet, wodurch er gleichzeitig versucht, den Arzt zu kontrollieren und nichts von sich preisgeben zu müssen. Des Weiteren erlebt Herr F. das Verhalten seiner Frau in sexueller Beziehung als ein Sich-vor-seiner-Zuneigung-Verschließen (Item 29 in P: A), auf das er reagiert, indem er vorgibt, gänzlich unbedürftig zu sein (Item 31 in P: P und A: P). Tatsächlich dürfte Herr F. durch sein wenig empathisches Verhalten und seine emotionale Verschlossenheit im Gegenüber den Impuls induzieren, sich nicht auf seine Zuneigung einzulassen (Item 29 in A: A).

Beziehungsdynamische Formulierung: Diese könnte lauten:

Herr F. erlebt das Verhalten der anderen als kontrollierend und entwertend, seine Frau verschließt sich zudem vor seiner Zuneigung. Er reagiert darauf, indem er sich gänzlich unbedürftig zeigt und seinerseits andere kontrolliert und entwertet. Andere erleben ihn ebenso, nämlich kontrollierend und entwertend, dabei ohne jedes Bedürfnis nach Anlehnung oder gar Hilfe. Sie reagieren auf ihn mit vorsichtiger Zurückhaltung und wenig Einlassen auf ihn. Stärkere Beziehungspartner (der Stationsarzt) begegnen seinem Verhalten mit Kontrolle und Entwertung.

14.4 Beurteilung von Achse III (Konflikt)

Selbstwertkonflikt: Die Konfliktachse scheint eine klare Blickdiagnose zu sein, sie hat aber dennoch ihre Tücken: Sehr deutlich ist aus dem Material der Selbstwertkonflikt als zentral zu erkennen. Lediglich Kontrolle und auch Autonomie sind als Konfliktthemen zu klären, wobei hier die Frage nach dem zugrunde liegenden Motivationssystem die Antwort liefert. Die Kontrolle und die Wahrung der Autonomie stehen klar im Dienste der Selbstwertregulierung. Die zentrale Angst des Patienten ist die vor Unterlegenheit und Schwäche. Kontrolliert zu werden oder abhängig zu sein, wäre nicht per se von Übel, sondern würde den Selbstwert beschädigen und ist daher zu vermeiden. Somit ist der Selbstwertkonflikt sehr bedeutsam (3) und alle anderen Konflikte sind nicht vorhanden (0).

Konfliktmodus: Wie sieht es mit dem Verarbeitungsmodus aus? Ein neurotischer Konflikt sollte stabil in einem Modus stattfinden – bei einem gemischten Modus allenfalls in einem Lebensbereich stabil anders als im anderen. Herr F. allerdings zeigt sich meist im aktiven Modus des Selbstwertkonflikts; wenn ein Mitarbeiter kündigt oder wenn seine Frau nicht mit ihm schlafen möchte, dekompensiert er in den passiven Modus und zweifelt an sich und der Welt. Diese Einbrüche finden relativ konstant alle 6–8 Wochen für ein paar Tage statt. Wir finden den Patienten also für 80–60 % der Zeit stabil im aktiven Konfliktmodus, den Rest der Zeit im passiven.

Zwei Interpretationen sind hier möglich:

- Im Falle eines reiferen neurotischen Konflikts blitzt die abgewehrte selbstunsichere Seite gelegentlich durch, ohne dass auf einer bewussten Ebene ein tiefgehender Selbstzweifel entstünde. Der Kernaffekt der Scham würde dem Patienten im Wesentlichen verborgen (abgewehrt) bleiben.
- Im Falle eines unreifen neurotischen Konflikts mit Elementen geringerer struktureller Organisation gelingt es der Abwehr nicht mehr vollständig, die Selbstunsicherheit dauerhaft abzuwehren – sie bricht phasenweise durch und dominiert dann das Erleben des Patienten. Die Abwehr kann jedoch wiederhergestellt werden, sodass der vorherrschende Modus wieder gelebt wird.

Bei Herrn F. ist recht klar die zweite Variante vorhanden.

Bei Patient:innen auf einem geringeren Strukturniveau könnte ein konflikthaft-motivationales Schema vorliegen. Hier wären die Moduswechsel häufiger, dramatischer und schwerer zu überwinden. Oder aber der vorherrschende Modus müsste mit immer destruktiveren interpersonellen Mechanismen erhalten werden. Im Falle des Selbstwertkonflikts bei schwerer narzisstischer Persönlichkeitsstörung wäre das ein ausgeprägteres fremdschädigendes Verhalten – unter Umständen mit antisozialen Tendenzen. Ein Gegner, der das Selbst infrage stellt, muss Rache erfahren und eliminiert werden; Lügen sind ein probates Mittel, um unerträgliche beschämende Realitäten zu verleugnen.

All dies ist bei Herrn F. eindeutig nicht der Fall. Wir können also einen Selbstwertkonflikt im gemischt eher aktiven Modus diagnostizieren, und das sowohl gegenwärtig als auch biografisch dominierend. Der Konflikt lässt sich noch als neurotisch klassifizieren, wenn auch am unteren Ende des neurotischen Bereichs. Weitere Details zum Verhältnis von Konflikt und Struktur wird das Rating der Achse IV beitragen.

14.5 Beurteilung von Achse IV (Struktur)

Die Strukturdiagnostik schließt direkt an die vorangegangenen Überlegungen an: Findet sich eine integrierte Identität mit Ambivalenztoleranz und Graustufen der Selbst- und Objektwahrnehmung? Sind Impulskontrolle und Beziehungsfähigkeit in allen Bereichen vorhanden? Wieder werden wir sehen, dass das Erleben und Verhalten von Herrn F. nicht durchgängig als neurotisch, also mäßig integriert, anzusehen ist. Allerdings besteht über weite Strecken ein unauffälliges Funktionieren im Alltag. Unter Stress, der meist dann entsteht, wenn der Selbstwert infrage gestellt wird, kommt es immer wieder zu einem Verlust struktureller Fähigkeiten mit den typischen narzisstischen Merkmalen der Idealisierung und Entwertung des Selbst und anderer, dysfunktionalem Beziehungsverhalten und kurzfristiger, wenn auch nicht dramatischer Überflutung durch depressive Gefühle.

14.5.1 Selbst- und Objektwahrnehmung

Es findet sich eine charakteristische Beeinträchtigung der Selbstwahrnehmung: Der Patient hat eine sehr gute *Introspektionsfähigkeit*, kann sich selbst gut wahrnehmen und beschreiben, allerdings gerät er sehr schnell in eine Selbstbewertung, wobei er sich entweder dramatisch idealisiert („Ich war der Beste in meinem Beruf – das kann ich ohne alle Eitelkeit sagen.“) oder entwertet („Ich war ein miserabler Chef.“). Was ihm nicht gelingt, ist eine Selbstwahrnehmung in Graustufen im Sinne eines Abwägens, des Wahrnehmens von Stärken und Schwächen zugleich („Ich war ein durchschnittlicher Chef: Ich war strategisch sicher gut und erfolgreich, aber in der Mitarbeiterführung hatte ich leider doch beträchtliche Schwächen.“). Die Introspektionsfähigkeit des Patienten ist dabei so gut, dass er das Dilemma sogar in Worte fassen kann – er kann Schwarz und Weiß kognitiv sehr gut benennen und kognitiv erkennen, dass die Integration zu Grau ihm insbesondere emotional unmöglich ist. Er steht quasi vor dem letzten Hindernis, ahnt, dass er es überwinden müsste, ist dazu aber nicht in der Lage.

In der *Objektwahrnehmung* fällt es Herrn F. mitunter schwer, andere unter Stress noch als eigenständige Wesen zu erleben, ein emotional-einfühlendes Verstehen ist ihm dann nicht mehr möglich, so z. B., wenn er sich von seiner Frau zurückgewiesen fühlt oder wenn er die Mitpatientinnen entwertet, um seinen Selbstwert zu stabilisieren.

Diese Kombination aus guter kognitiver Wahrnehmung bei äußerlich meist unauffälligem Verhalten, Erfolg im Beruf und einem anscheinend intakten Sozialleben lässt Herrn F. strukturell besser erscheinen, als er tatsächlich ist. In der Konsequenz erhält er im Strukturrating eine 2,5, also weniger als mäßig, aber mehr als gering integriert.

14.5.2 Selbst- und Beziehungsregulation

Die *Steuerungsfähigkeit* ist bei Herrn F. recht gut, allerdings lösen relevante Trigger eine gewisse emotionale Überflutung aus, die mehrere Tage in Form depressiver Verstimmung anhalten kann. Im Berufsleben traten zeitweise verbale Entgleisungen und Anschreien seiner Mitarbeitenden auf, auf der Station sind es die aggressiven Entwertungen des Stationsarztes und der Mitpatientinnen, die auffallen. Zu tätlichen Angriffen, Selbstverletzungen, antisozialem Verhalten oder juristischer Verfolgung von Beleidigungen ist es allerdings nie gekommen. Demzufolge könnte man bei der Selbststeuerung auch an ein mäßiges Niveau (2) denken, die Beziehungsregulation tendiert doch eher zur 2,5.

14.5.3 Abwehr

Die Abwehrdimension ist bei Herrn F. besonders interessant, denn im Grunde ist er nicht in der Lage, seine Spaltung in der Selbst- und Objektwahrnehmung zu überwinden – die Integration idealisierter und entwerteter Anteile gelingt nicht. Gleichzeitig kann er aber mithilfe einer reiferen *Verdrängungsabwehr* so funktionieren, als wäre er mäßig integriert. Gleich einem Vexierbild erscheint die Abwehr in „guten Momenten“ wie auf einem Niveau von 2, während sie in den Momenten narzisstischer Krisen eher als gering integriert (3) erscheint. Der Verlust an *Lebens- und Erlebensqualität* ist bei genauerem Hinsehen allerdings beträchtlich: Sowohl ein zufriedenstellendes Sexualleben war nicht vorhanden und auch eine echte Loyalität der Mitarbeitenden dürfte es kaum gegeben haben. Man könnte von einem weitreichenden Verlust emotionaler menschlicher Nähe und Intimität sprechen. Insgesamt ist das Abwehrrating damit wieder recht klar mäßig bis gering integriert (2,5).

14.5.4 Kommunikation nach innen und außen

Hinsichtlich der Kommunikation findet sich erneut eine sehr differenzierte Fähigkeit zu kognitiven Mitteilungen und auch kognitivem

Verstehen – allerdings fällt Herrn F. das *emotionale Verstehen*, das Zulassen von intimer Resonanz und einem *empathischen Erkennen* und Erkanntwerden recht schwer. Ein typisches Muster für einen narzisstischen Menschen, für den emotionale Nähe mit Abhängigkeit und Unterlegenheit gleichgesetzt wird und daher um jeden Preis zu vermeiden ist. Die Kommunikation nach innen ist deutlich besser als die mit anderen Menschen; *Fantasien* sind lustvoll gefärbt und oft großartig, kreative Lösungen entstehen, solange es um Strategie und äußeren Erfolg geht. Hier wäre durchaus eine mäßige Integration (2) zu raten, allerdings ist die Kommunikation mit anderen deutlich schlechter, da das empathische Verstehen im Sinne einer Identifikation mit dem Erleben des Gegenübers kaum möglich ist (2,5).

14.5.5 Bindung an innere und äußere Objekte

Die Bindungsfähigkeit von Herrn F. ist prinzipiell erhalten, bei genauerem Hinsehen jedoch in Bereichen deutlich beeinträchtigt. Die *inneren Objekte* tragen, sind jedoch in der narzisstischen Krise nicht mehr verfügbar, was eine Ursache der depressiven Einbrüche sein dürfte (Rating: 2,5). Äußerlich gelingt es ihm, seine Ehe ohne dramatische Krisen – allerdings auch ohne Intimität – über Jahrzehnte aufrechtzuerhalten. Auch langfristige *Freundschaften* gibt es – auch diese ohne größere emotionale Nähe, möglicherweise ein wenig funktionalisiert, zumindest aber eher intellektuell als emotional geprägt. Über die Trennungskompetenz ist zu wenig bekannt (Rating: 9), sodass bei der Bindung an äußere Objekte auch an ein Rating von 2 gedacht werden kann.

Das *Gesamtrating der Struktur* ist somit: mäßig bei gering integriert (2,5) mit einer Tendenz eher zur 2 als zur 3.

14.6 Psychodynamische Überlegungen und Epikrise

Die komplette OPD-Diagnose für Herrn F. lautet:

Somatoforme Schmerzstörung (ICD-10: F45.4) und narzisstische Persönlichkeitsstörung (ICD-10: F60.8). Relevante Veränderungshemmnisse vor dem Hintergrund der narzisstischen Struktur mit fraglicher psychotherapeutischer Veränderungsmotivation. Ein dysfunktionales Beziehungsmuster mit wechselseitiger Kontrolle und Entwertung, Vermeidung von Anlehnung vonseiten des Patienten und Scheu, sich auf Nähe einzulassen beim Gegenüber. Selbstwertkonflikt im gemischten, vorwiegend aktiven Modus. Mäßig bis gering integrierte Struktur mit beeinträchtigter Selbst- und Objektwahrnehmung, einer Tendenz zu Spaltung, Idealisierung und Entwertung. Äußerlich intaktes Sozialleben bei deutlich eingeschränkter Intimität und Empathiefähigkeit. Impulskontrolle bis auf gelegentliche verbale Aggression relativ gut.

Aus konzeptioneller Sicht stellt sich die Frage, ob es eine narzisstische Neurose bzw. eine narzisstische Persönlichkeitsstörung auf neurotischem Niveau gibt. Hier kann die OPD sehr hilfreich sein. Es gibt narzisstische Menschen auf jedem Strukturniveau – es kann eine genetische Disposition mit sehr positiven frühen Beziehungserfahrungen einhergehen. Diese Narzissten können ihre Tendenz zur Grandiosität so gut regulieren, dass sie nicht zum Schaden anderer ist, sondern ihnen eher Bewunderung einbringt („Er/sie ist so erfolgreich – und dann auch noch so bescheiden."). Freiwillig gegebene Bewunderung ist wertvoller als erzwungene.

Narzisstische Pathologie beginnt beim Selbstwertkonflikt, Spaltungen können bestehen, werden aber auf höherem Strukturniveau durch eine Verdrängungsabwehr reguliert, Destruktivität tritt nur in geringem Maße auf, Intimität und Abhängigkeit sind vermindert, die

Kriterien einer narzisstischen Persönlichkeitsstörung sind noch nicht erfüllt. Je schlechter das Strukturniveau, desto ausgeprägter die Defizite im Bereich der Destruktivität und der Intimität – ab einem gewissen Strukturniveau kann eine narzisstische Persönlichkeitsstörung vorliegen, so z. B. bei Herrn F. auf einem mäßig bis gering integrierten Strukturniveau.

Auf dem Strukturniveau von 2,5 kann der Selbstwert über weite Strecken mit Mühe reguliert werden, einer der beiden Konfliktmodi dominiert. Der Übergang vom neurotischen Konflikt zum konflikthaft-motivationalen Schema findet dort statt, wo ein immer schnellerer Wechsel von grandiosen und entwertenden Selbstzuständen erfolgt; alternativ kann ein Selbstzustand mit immer dysfunktionaleren Mitteln aufrechterhalten werden. Selbst- und fremdschädigendes Verhalten nimmt zu, antisoziale Tendenzen können auftreten, Beziehungen sind immer stärker funktionalisiert, oberflächlich und kurzlebig.

15 „Dann habe ich es allen gezeigt – aber was ist der Preis?“

Miriam Henkel

Hauptdiagnose:

ICD-10: F33.8 Agitierte/abgewehrte Depression

ICD-11: 6A71 Rezidivierende depressive Störung

15.1 Erstkontakt

Zum Erstgespräch ist eine 30-jährige Frau in der Praxis angemeldet, die am Telefon sagt, dass sie durch eine aktuelle Trennungssituation belastet ist, u. a. durch die Verantwortung als Mutter dreier Kinder. Zum Termin am frühen Morgen erscheint eine hübsch zurechtgemachte, modern alternativ gekleidete, zierliche Frau, deren Erscheinung bei der Therapeutin die Frage, wie sie bei drei Kindern so viel Zeit für ihr Aussehen aufbringen kann, hervorruft. Sie beginnt sofort zu erzählen, hält dabei ein gefülltes Notizbuch in der Hand und blättert immer wieder in diesem, wenn sie ein neues Thema anbringen möchte. Sie redet fast ununterbrochen. Sie wirkt dabei energisch, fordernd, durchsetzungsstark, aber auch verzweifelt. Gegensätzliche Assoziationen einer fordernden Managerin einerseits und eines kleinen Mädchens andererseits entstehen.

Die Erzählung startet die Patientin mit Schilderungen eines Familienfestes, bei dem sie mit dem harschen Erziehungsstil ihrer Cousine nicht zurechtgekommen sei und das Bedürfnis entstand, deren Sohn zu beschützen. Erst im Laufe des Gesprächs geht es um ihren eigenen Erziehungsstil und die aktuelle Lebenssituation, die von Überforderung geprägt scheint, da die Patientin nicht nur drei Kinder (1. Tochter 12 Jahre, Sohn 5 Jahre, 2. Tochter 1 Jahr) hat, sondern auch selbstständig ein Bekleidungsgeschäft führt. Ihr Partner sei vor einem halben Jahr, als das dritte Kind 6 Monate alt war, dekompensiert und für 6 Wochen in einer Psychiatrie gewesen. Während des Aufenthaltes trennte er sich von der Patientin und sie stand plötzlich allein da. Einen Monat nach dem Aufenthalt hat der Partner den Schritt der Trennung als großen Fehler eingeschätzt und will die Patientin zurück. Sie ist allerdings ambivalent, da sie so enttäuscht worden sei. Momentan leben die beiden in einer On-Off-Beziehung, teilen weiterhin eine Wohnung.

Die Patientin zeigt oft ein parathymes Lachen, wenn sie von schwierigen Situationen berichtet, welches für die Therapeutin irritierend ist. In der Gegenübertragung entstehen Gefühle von Verwirrung und Überforderung, ein Abgrenzungsbedürfnis, teils mit Ärger verbunden, aber auch Sorge um die junge Frau inklusive ihrer Kinder. Sie beginnt eine analytische Psychotherapie, die 160 Stunden umfasst.

15.2 Symptomatik

Die Patientin ist sehr leistungsfähig und berichtet phasenweise von nur wenigen offensichtlichen Symptomen; sie wirkt dann, als hätte sie alles im Griff, berichtet gleichzeitig aber von innerer Unruhe, Rastlosigkeit, Getriebenheit. Diese Phasen brechen in Ausnahmesituationen (wie der Trennung) ein und es folgen Momente, in denen sie sich völlig erschöpft, ausgelaugt, auch lebensmüde fühlt. „Ich glaube, ich müsste eigentlich selbst in eine Klinik, aber das kann ich mir einfach nicht leisten. Was ist dann mit meinen Kindern und dem Laden? Das darf ich nicht zulassen, dass da was schiefgeht.“ An stressigen Tagen vernachlässigt sich die Patientin selbst, isst und trinkt nichts und geht nicht zur Toilette.

Als der Partner sich von ihr trennte, reagierte sie zunächst mit starken Ängsten und Panik. Nichts sei mehr gegangen, sie habe eine Woche nur im Bett gelegen. Dann hat sie sich „berappelt“, organisierte sogar einen Umzug mit dem Laden und übernahm volle Verantwortung für Kinder und Organisation. „Jetzt zeige ich allen, dass ich auch allein zurechtkomme.“

15.3 Aktuelle Lebenssituation

Neben den drei Kindern betreibt die Patientin mit dem Vater der Kinder seit 5 Jahren ein Bekleidungsgeschäft. Sie vertreiben Fairtrade- und Bio-Kleider und haben in der großen Stadt, in der sie leben, zwei Filialen. Seit Eröffnung war das Leben sehr von der Arbeit bestimmt. Die Patientin erzählt mit großem Stolz, wie bekannt sie seien, wie viele Follower auf Internetplattformen folgten etc. Sie erklärt leicht belehrend die Wichtigkeit und Vorteile ihrer Produkte und wirkt kurzzeitig gekränkt, als die Therapeutin das Geschäft nicht kennt. Die Schilderungen der vergangenen Jahre erscheinen wie die einer Bilderbuchfamilie, in der die beiden Eltern „locker flockig“ neben tollen Eltern auch noch hochkarätige Geschäftsmenschen waren – in jedem Bereich des Lebens sehr erfolgreich.

In späteren Sitzungen wird die damit einhergehende Belastung zunehmend deutlich. Neben einem großen Organisationsaufwand und Konflikten mit Mitarbeiter:innen hat das Geschäft nach den guten Anfangsjahren zuletzt rote Zahlen geschrieben und ist insgesamt bedroht. Das weitere Kind brachte zudem weitere Belastungen. Der Partner erscheint wie ein Symptomträger eines überforderten Systems und ist vor einem halben Jahr ausgestiegen, depressiv-ängstlich dekompensiert, mit längerem Aufenthalt in einer Akutpsychiatrie. Auch schildert die Patientin in späteren Sitzungen ihre eigenen Schwierigkeiten in der Kindererziehung. Sie versucht, sich streng an Ratgeber zu halten. Die Kinder scheinen funktionieren zu müssen. Wenn ein Kind beispielsweise erkrankt, wird die Patientin sauer und schreit es an, da die Organisation des Ladens dann beeinträchtigt ist. In Situationen, in denen die Patientin selbst so erschöpft ist, dass sie den ganzen Tag im Bett liegt, „parkt“ sie die Kinder stundenlang vorm Fernseher, rastet aus, wenn sie etwas von ihr wollen. Als die Tochter ihr Zeugnis mit nach Hause bringt, welches fast nur aus Einsen besteht, hadert die Patientin, was in den Fächern mit den Zweien falsch gelaufen ist. Stolz auf ihre Kinder zu sein, falle ihr schwer.

In der aktuellen Situation mit dem Partner tauchen verschiedenste Gefühle und Impulse auf: Einerseits wünscht sich die Patientin „ihren Max“ zurück, auf den sie sich verlassen kann und der immer zu ihr steht. Gleichzeitig bemerkt sie, dass es „diesen Max“ so vielleicht nie gegeben hat. In Situationen, in denen sie sich im Stich gelassen fühlt, wird sie ihm gegenüber stark abwertend, bezeichnet ihn als „völlig lebensuntüchtig“, „unzuverlässig“, als „Loser“, „Nichtsnutz“, „Versager“. In solchen Situationen möchte sie nichts mehr mit ihm zu tun haben. In anderen Situationen, wenn es ihr schlecht geht und er doch für sie da ist, nähern sich die beiden wieder an, schlafen miteinander, nur damit es einige Tage später wieder in die andere Richtung kippt.

15.4 Weitere biografische Informationen

Die Patientin ist als Einzelkind bei den Eltern aufgewachsen, die sich nur gestritten hätten. Sie hat kaum positive Kindheitserinnerungen. Ihre Mutter (+36), eine Lehrerin, beschreibt die

Patientin als einschränkend, bewertend, kritisch. Sie könne selbst nicht mit Kritik umgehen, sei schnell beleidigt. Ihr Vater (+43), der als Versicherungsvertreter gearbeitet hat, ging kaum auf Bedürfnisse des Kindes ein, erzählte stattdessen viel von der Arbeit. Sie sind in ihrer Kindheit und Jugend häufiger umgezogen, da die beruflichen Situationen der Eltern oft wechselten. Als positive Person benennt die Patientin ihre Tante mütterlicherseits, die für sie wie eine beste Freundin gewesen ist. Ihre Tante zog allerdings in der Jugend der Patientin in die USA. Ihre Mutter sei auf diese Beziehung, aber auch auf die Beziehung der Patientin zum Vater sehr eifersüchtig gewesen.

Bedürfnisse und Ängste der Patientin wurden von den Eltern nicht gesehen, sie wurde nicht getröstet, sei z. B. unter Angst allein eingeschlafen oder bei Wutanfällen in ihr Zimmer gesperrt worden. Sie hat als Kind eine Trichotillomanie entwickelt, zog sich also die Haare aus, zudem kratzte sie oft an den Armen, bis sie bluteten. Aufgrund dessen wurde sie schon in der Grundschule als Außenseiterin behandelt. Ihre Eltern hätten sie nur angewiesen, die Verhaltensweisen zu lassen, aber keine Maßnahmen (wie eine Beratung oder Therapie) ergriffen. Sie hatte als Kind/Jugendliche ebenfalls oft heftige Bauchschmerzen und war erschöpft. Für schulische Leistungen wurde sie monetär belohnt und bekam einen netten Satz des Vaters. Daher hat sie sich in der Schule immer sehr angestrengt.

Ihre Mutter trennte sich vom Vater, als die Patientin 14 Jahre alt war. Den Vater habe die Trennung zunächst „völlig zerstört", die Patientin kümmerte sich um ihn und fühlte sich wie ein Partnerersatz. Die Situation entspannte sich mit der Zeit und sie blieb bei der Mutter wohnen, hatte in der Pubertät allerdings nur Konflikte mit ihr. In der 11. Klasse hatte sie eigentlich ein Auslandsjahr geplant, sie flog aber nach 2 Wochen wieder zurück nach Hause, da sie es nicht aushielt. In der Folge blieb die Patientin einige Wochen nur im Bett liegen und verließ das Haus nicht mehr.

In der Schule und im Alltag fühlte sich die Patientin nie zugehörig, sehnte sich immer nach einer Gruppe oder Person, auf die Verlass wäre und die/der für sie da wäre. Mit ihrem Partner, der Interesse an ihr zeigt, ist sie mit 15 Jahren zusammengekommen. Die Patientin war von dem verwahrlost wirkenden, rauchenden, mit Drogen dealenden, 2 Jahre älteren Jungen fasziniert. Sie freundeten sich an und die Patientin habe ihn aus einem schwierigen Umfeld und von Schwierigkeiten in der Schule „gerettet". „Mit meiner Nachhilfe hat er die mittlere Reife geschafft." Die Patientin wurde dann mit 17 Jahren ungeplant schwanger. In der Schule sagten alle, dass sie nun das Abitur vergessen könne. Die Patientin machte aber trotz Säugling weiter, engagierte eine Tagesmutter und absolvierte die 13. Klasse. Am Ende machte sie ihr Abi mit einem Schnitt von 1,0. „Da habe ich es allen gezeigt."

In der gemeinsamen Sexualität konnte sich die Patientin nie richtig fallen lassen, sie hat nur selten einen Orgasmus erlebt. Stattdessen ist alles auf die Befriedigung des Partners ausgerichtet. Die Vorstellung, sich verwöhnen zu lassen und Dinge auszuprobieren, ist allerdings mit einem starken Gefühl von Scham und Kontrollverlust sowie einer Angst, dass ihr Partner dann Macht über sie hätte, verbunden.

Die Patientin absolvierte nach dem Abitur ein duales BWL-Bachelorstudium, der Partner machte eine Ausbildung zum Elektriker. Beide waren in ihrem jeweiligen Beruf nicht zufrieden und aufgrund ihres schon länger bestehenden Faibles für Fairtrade- und Bio-Ware gründeten sie gemeinsam die Bekleidungsfirma. Inzwischen war das zweite Kind geboren. Durch viel Werbung über Social Media verbreitete sich das Konzept gut, sodass auch eine zweite Filiale eröffnet wurde und in der Hochphase 10 Mitarbeiter:innen angestellt waren. Mit diesen kam es immer wieder zu Problemen, da die Patientin einerseits überhöhte Ansprüche zu haben scheint („Die sollen mal für die Sache brennen und Sondereinsatz zeigen!" bei einer Mindestlohnbezahlung), andererseits aber große Schwierigkeiten hat, ihre Meinung durchzusetzen oder Forderungen der Mitarbeiter:innen (z. B. nach kurzfristigem Urlaub) abzulehnen. So entstehen immer wieder latente Machtkämpfe.

Solche zeigen sich auch häufiger mit der 12-jährigen Tochter, die „immer bestimmen wolle“. Neben solchen Schwierigkeiten ist die Patientin aber auch oft in starker Besorgnis um ihre Tochter, da sie fürchtet, Schwierigkeiten wie Mobbing und Außenseiterstellungen könnten auch ihrer Tochter widerfahren und dass dies dann die Schuld der Patientin sei. Die beiden anderen Kinder erscheinen insgesamt weniger präsent. Beim mittleren Sohn fürchtet die Patientin manchmal, dass er als Sandwichkind zu kurz kommen könnte.

Dauerhaft unterstützende Freundschaften hat die Patientin kaum. Mit einigen Freundinnen zeigt sich ein Muster von kurzfristig sehr engem Kontakt („und dann haben wir die ganze Nacht geredet“). Wenn die Patientin dann aber mehr Kontakt sucht, sind die Freundinnen nicht mehr verfügbar.

15.5 Beurteilung von Achse I (Krankheitserleben und Behandlungsvoraussetzungen)

15.5.1 Hauptdiagnosen und Schweregrad, Dauer und Verlauf

Als Hauptdiagnose liegt eine sonstige rezidivierende depressive Störung in Form einer agitierten/abgewehrten Depression vor (F33.8): Statt sich niedergeschlagen, antriebslos, traurig, lebensmüde zu fühlen, ist die Patientin meist innerlich rastlos, getrieben, kommt nicht zur Ruhe. Als weitere Diagnose liegt eine nicht näher bezeichnete Persönlichkeitsstörung (F60.9) mit narzisstisch-zwanghafter Akzentuierung vor.

Die globale Schwere der Störung ist aufgrund des abgewehrten Charakters beim Erstgespräch eher als mittelgradig (2) einzustufen. Allerdings ist im Verlauf – bei Einbruch der starken Abwehr – mit einer Verschlechterung zu rechnen.

Die Beeinträchtigung der Patientin nach GAF ist in der depressiven Symptomatik als anhaltend gering (65), sozial anhaltend mäßig (55) und beruflich leicht (75) ausgeprägt. Die Symptomatik besteht bereits seit der Kindheit, in der die Patientin bereits extrem leistungsbezogen und ständig erschöpft war. Hier lag zudem eine Trichotillomanie vor (F63.3). Der Verlauf der Symptomatik ist insgesamt als episodenhaft und gleichbleibend einzustufen.

15.5.2 Krankheits- und Behandlungskonzepte

Das Krankheitskonzept ist weitgehend external-sozial (3) geprägt, da die Patientin vor allem den Wegfall ihres Partners (als Geschäftspartner und Vater ihrer Kinder) für ihre eigenen Schwierigkeiten verantwortlich macht. Es klingen allerdings auch intrapsychische Konzepte (2) an, denn die Patientin denkt doch viel über ihre Schwierigkeiten in Beziehungen nach und was „mit ihr los sei“.

Einerseits hat die Patientin ein external-soziales Behandlungskonzept: Am liebsten hätte sie, dass nur ihr Partner Therapie macht oder sie paartherapeutisch oder in Bezug auf ihr Geschäft beraten würden. Andererseits spürt man aber auch, dass die Patientin für sich selbst psychotherapeutischen Handlungsbedarf sieht und auch ein Wunsch da ist, sich selbst besser zu verstehen. Insgesamt herrscht ein external-soziales (2) sowie psychotherapeutisches Veränderungs- und Behandlungskonzept (3) vor. External-alternative und somatische Konzepte liegen eher nicht vor (0).

15.5.3 Veränderungsressourcen

Der Leidensdruck der Patientin ist sehr schwankend. Es gibt wenige Momente, in denen er deutlich spürbar wird und die Patientin sehr verzweifelt ist, in anderen Momenten wirkt sie, als hätte sie alles im Griff und würde gar nicht leiden. Insgesamt ist er als mittelgradig (2) einzustufen. Im Umgang mit der Erkrankung zeigt die Patientin eher wenig positive Coping-Strategien, da sie Symptome vorwiegend wegdrückt, kontraphobisch abwehrt (1).

Die Patientin wird in Bezug auf ihr psychische Erkrankung nur gering bis mittelgradig unterstützt (1). Ihre Eltern haben psychische Beschwerden schon in ihrer Kindheit bagatellisiert und nehmen sie nicht ernst. Immerhin übernehmen sie Kinderbetreuung, wenn es der Patientin schlecht geht. Der Partner ist phasenweise unterstützend, selbst aber stark belastet. Ein soziales Freundschaftsnetzwerk existiert kaum.

Die Patientin ist an innerpsychischen Prozessen interessiert und zeigt große Bereitschaft, über diese nachzudenken. Sie zeigt dabei Fähigkeiten zur Reflexion und Introspektion, die allerdings zeitweise auch pseudohaft anmuten. Die Offenheit ist insgesamt mittelgradig bis hoch ausgeprägt (3).

15.5.4 Innere und äußere Veränderungshemmnisse

Die Situation der Patientin präsentiert vielseitige äußere und innere Hemmnisse: Die äußere Situation, in der ein Ausfall der Patientin tatsächlich mit drastischen finanziellen und familiären Konsequenzen einhergehen würde, verhindert, dass sie sich mit schwierigen Gefühlen auseinandersetzen kann (3). Über Alternativen in der Lebensgestaltung nachzudenken (z.B. ihr Geschäft aufzugeben und sich einen anderen Beruf zu suchen), gestaltet sich allerdings schwierig, da die Patientin ihr Geschäft dringend zur Selbstwertregulierung braucht. Sich mit sich selbst zu beschäftigen, droht außerdem Schwierigkeiten in der Kindererziehung und Partnerschaft offenzulegen, was die Patientin stark abwehren muss (4).

15.5.5 Psychotherapieziel

Die Patientin wünscht sich zunächst überwiegend Anleitung und Techniken, wie sie schwierige innere Zustände wegbekommen kann (4). Sie ist aber recht bald davon zu überzeugen, dass es nicht nur um ein „Wegkriegen“ von Emotionalität geht, sondern diese eine Bedeutung hat, die sie auch erkunden mag (3). Symptomreduktion erscheint hier also nur vordergründig das Ziel der Patientin (2). Die therapeutische Zuwendung kann sie gut annehmen und fühlt sich auch unterstützt (2).

15.6 Beurteilung von Achse II (Beziehung)

Die Patientin hat eigentlich den großen (unbewussten) Wunsch nach echter Zugehörigkeit und bedingungsloser Anerkennung, der sich jedoch hinter einem demonstrativ unabhängigen, fordernd-dominanten Auftreten verbirgt.

P: A: Sie erlebt andere immer wieder so, dass sie sie im Stich lassen (Item 15; Partner, Eltern, Mitarbeiter:innen), nur mit sich selbst beschäftigt sind (Item 32; Partner, Eltern) oder viel von ihr fordern (Item 10, Vater, Kinder).

P: P: Im eigenen Erleben reagiert die Patientin so, dass sie sich um alles selbst kümmert, organisiert, Anweisungen gibt (Item 7), gar nichts zu brauchen scheint (Item 31), da auf die anderen sowieso kein Verlass ist. In manchen Situationen sucht sie aber auch sehr stark nach Nähe (Item 23), wenn es die Chance auf sie geben könnte.

A: P: Sie bemerkt dabei nicht, dass sie für andere als „zu viel“ erlebt wird, entweder weil sie anweisend und dominant (Item 10), auch entwertend (Item 11) und wichtigtuerisch (Item 19) ist oder weil sie zu viele Ansprüche hat, sich aufdrängt (Item 8).

P: P: Andere erleben sich so, dass sie sich vor ihr zurückziehen, sich distanzieren wollen (Item 32), weil sie zu viele Ansprüche hat. Andererseits entsteht manchmal auch der Impuls, sich gegen sie zu wehren (Item 18) und in einen Machtkampf mit ihr zu gehen.

Den Rückzug der anderen erlebt die Patientin als das gewohnte „im Stich lassen“ (Item 15). Wenn sich andere gegen die Ansprüche der Patientin wehren, empfindet sie dies so, als würden sie sich widersetzen und die Patientin kontrollieren (Item 10).

In jedem Fall werden ihre Bedürfnisse nach Zugehörigkeit und Anerkennung nicht gesehen, da die Patientin entweder Unabhängigkeit demonstrierend herumkommandiert oder so aufdringlich ist, dass man sie jeweils abweist.

15.7 Beurteilung von Achse III (Konflikt)

Bei der Patientin liegt ein komplexes Gemisch aus mindestens drei relevanten Konflikten vor.

Selbstwertkonflikt: Zunächst ist das Selbstwertthema (K4) im gemischten, vorwiegend aktiven Modus zu identifizieren: Sie schwankt zwischen unrealistischen Größenfantasien einerseits, mehrere Filialen ihres Geschäfts in ganz Deutschland aufzumachen, weitere Kinder zu bekommen usw. Es wird dabei deutlich, dass sich ihr Wert als Mensch nur an Leistungen orientiert. Ihre Kinder erscheinen dabei wie Selbstobjekte, auf die sie nur ansatzweise stolz sein kann, wenn sie etwas leisten. Eine wirkliche Bezogenheit zu ihnen scheint allerdings nur selten gegeben. Ähnlich wie die ökologisch hochwertigen Kleider sind sie etwas, womit sich die Patientin „schmücken“ kann. Gegenüber dem Partner, bei dem sie sich eine Person ausgesucht hat, die weniger Leistung erbringt als sie, und gegenüber den Eltern kann die Patientin sehr entwertend werden und sich als die kompetentere Person fühlen, während eine erfahrenere Kollegin oder die über ihr stehende Therapeutin zunächst idealisiert werden.

Andererseits ist dieses Gebilde hochfragil: Bei Störungen, wenn die Patientin z. B. Konflikte mit ihren Kindern hat oder merkt, dass im Geschäft etwas nicht funktioniert, kann der Selbstwert abstürzen und sie ist dann „die schlechteste Mutter“ der Welt, das Geschäft geht sowieso bankrott und ist nicht mehr zu retten und sie ist daran schuld. Die Angst davor, als Mensch überhaupt nichts wert zu sein (unerträgliches Minderwertigkeitsgefühl als Kernaffekt), wird aber die meiste Zeit mit einem erhöhten Streben nach Anerkennung und Wichtigsein bekämpft.

Es fällt insgesamt auf, dass die Patientin mit sich selbst sehr kalt umgeht, sehr perfektionistisch ist und sich keine Fehler erlaubt. Hinweise in der Biografie finden sich für das Selbstwertthema dahingehend, dass die Patientin schon früh keine narzisstische Spiegelung erfuhr und auch in ihren Affekten nicht ernst genommen und markiert wurde. Später konnte sie Aufmerksamkeit der Eltern nur durch Leistung bekommen und erfuhr hier ein wenig Anerkennung, wenn auch meist monetärer Art. Die auslösende Situation der Trennung des Partners könnte als narzisstische Kränkung verstanden werden. Narzisstische Wut (Leitaffekt) bei ausbleibender Anerkennung zeigt sich schnell, z. B. auch in der therapeutischen Situation, als die Therapeutin ihr Geschäft nicht kennt.

Unterwerfung vs. Kontrolle und Versorgung vs. Autarkie: Als zwei weitere Konfliktthemen sind der Unterwerfung-Kontroll-Konflikt (aktiver Modus) und der Versorgung-Autarkie-Konflikt (aktiver Modus) zu finden. Die Patientin zeigt in Beziehungen Dominanz und Sorge, dem anderen hilflos ausgeliefert zu sein, was für den Unterwerfung-Kontroll-Konflikt (K2) spricht. Allerdings scheint das dahinterliegende Motiv nur vordergründig mit der Frage nach „Wer hat das Sagen in Beziehungen?“ zu tun zu haben, sondern dieses Thema wird genutzt, um den Versorgung-Autarkie-Konflikt (K3), teilweise auch den K4 (und auch strukturelle Schwierigkeiten) zu regulieren: Wenn die Patientin den anderen kontrolliert, kann dieser sie nicht verlassen (oder entwerten).

Ihr unbewusster Wunsch, auch einmal versorgt zu werden, wird in verschiedenen Kontexten deutlich (Anklammern am Partner und auch der Therapeutin, Versorgung einfordern bei Freundinnen). Er wird aber stark abgewehrt, indem sie in einer Haltung verweilt, die folgender Satz beschreibt: „Die anderen machen es sowieso nicht, wie ich es brauche. Dann mache ich es lieber selbst." Und so kümmert sie sich stark um andere: Sie rettet den Vater und den Partner aus schwierigen Situationen, versorgt die Kinder (teils auch mit TV), will es allen Mitarbeiter:innen recht machen. Das Versorgungsthema erscheint auf dem Boden einer von emotionaler Mangelversorgung geprägten Kindheit, in der sich die Patientin in weiten Teilen einsam und isoliert fühlte und sich tatsächlich um sich selbst kümmern musste, begründet. Gleichzeitig lösen Situationen, in denen sie weg von den Eltern allein ist, in der Jugend Krisen aus, vielleicht da dann wirklich keine Chance auf Versorgung besteht (K3) und sie ihre Leistungsfähigkeit unter Beweis stellen muss (K4). Später reagiert sie bei Kränkung oder drohender Trennung mit Enttäuschungswut als Leitaffekt, da ihr dann droht, dass all ihre Bemühungen umsonst waren und sie doch nichts (zurück)bekommen wird (Kernaffekt: unerträgliches Mangelgefühl). Gleichzeitig kann sie sich, z. B. in der Sexualität, nicht versorgen lassen, auch da der andere dann Macht hätte und sie sehen könnte, wie sie ist. (An dieser Stelle spielen also auch der Unterwerfung-Kontroll- sowie Selbstwertkonflikt eine große Rolle.)

Bewertung der Konflikte: Insgesamt kann der K4 als Hauptkonflikt angesehen werden. Der K3 ist ebenfalls als sehr bedeutsam (3) und als zweitwichtigster Konflikt zu bewerten. Bei K2 erscheint ein Rating von bedeutsam (2) sinnvoll, da dieser Konflikt eher der Abwehrmodus zu sein scheint, der dazu dient, dahinterliegende Schwierigkeiten von Selbstwertunsicherheiten und Versorgungswünschen zu kontrollieren. Ihr häufig verwendeter Satz „Dann hab' ich es allen gezeigt." kann vor diesem Konfliktgeflecht folgendermaßen erweitert werden: „Ich habe allen gezeigt, dass ich es doch Wert bin und Kontrolle habe, den anderen dabei überhaupt nicht brauche."

15.8 Beurteilung von Achse IV (Struktur)

Zunächst ist bei dieser Patientin anzumerken, dass strukturelle Schwierigkeiten teilweise erst im Laufe der Behandlung deutlich werden, da durch die aufrechte Fassade, Pseudo-Reflexion und beeindruckende Leistungsfähigkeit vorhandene Defizite überdeckt sind. In der Beziehungsgestaltung mit dem Partner wird mit der Zeit allerdings deutlich, dass eine starke Verstricktheit und manipulative Ambivalenz herrschen, die längere Zeit andauerten. Zudem wird der Grad der Unangemessenheit der Selbstüberhöhung sowie der biografisch erfahrenen emotionalen Mangelversorgung und ihrer Selbstvernachlässigung erst später präzisiert. Die strukturellen Einschränkungen erscheinen auf Grundlage der Biografie der Patientin sehr begründet, denn sie erlebte von Beginn ihres Lebens an ein kaltes Umfeld, indem die Eltern kaum auf kindliche Bedürfnisse eingingen und das kleine Mädchen nicht beruhigen konnten. Insgesamt ist die Patientin auf mäßig bis gering integriertem Strukturniveau (2,5) einzustufen.

15.8.1 Selbst- und Objektwahrnehmung

Die Patientin hat die Fähigkeiten, den *Blick auf die eigene Person* zu richten, allerdings erzeugen Rückmeldungen oft Kränkung und Unverständnis, vor allem in Konfliktbereichen. *Affektdifferenzierungsfähigkeiten* sind wenig ausgeprägt, eigene affektive Zustände können schwer differenziert wahrgenommen werden, sondern zeigen sich eher als Erregung oder Affektleere. Die *Identität* ist in der Kohärenz angegriffen, unverbundene Selbstaspekte (Freiheitsliebe vs. Da-Sein für die Kinder) stehen in Konfliktbereichen unverbunden nebeneinander und können schwer integriert werden (2,5).

Die *Selbst-Objekt-Differenzierung* fällt der Patientin besonders in Konfliktbereichen schwer, vor allem die Abgrenzung von ihrer Tochter oder dem Partner, wenn es diesen schlecht geht. Beim *Gegenüber* können Affekte und das Innenleben der Personen kognitiv erahnt werden, vor allem bei Rückmeldung durch andere. Die *integrierte Objektwahrnehmung* ist beeinträchtigt, die Patientin zeigt teilweise Spaltungen, die Objekte in einem Moment als nur positiv, im nächsten als nur negativ wahrzunehmen (2,5).

15.8.2 Selbst- und Beziehungsregulation

Die Patientin zeigt zwar vorwiegend übersteuerte Regulationsstrategien, die allerdings teils so rigide sind, dass das emotionale Erleben der Patientin stark beeinträchtigt ist. Die *Impulssteuerung* erfolgt meist impulsunterdrückend, auch wenn in belastenden Situationen (Konflikte mit Kindern) auch Impulsdurchbrüche zu beobachten sind. Die *Affekttoleranz* findet in einer Weise statt, dass schwierige Affekte schwer ertragen werden können und daher ausgeblendet werden. Auch in der *Selbstwertregulation* liegen erhebliche Beeinträchtigungen vor, die Patientin flüchtet sich teilweise in unrealistische Größenfantasien oder wertet sich völlig ab, was allerdings auch auf dem Hintergrund des Selbstwertkonflikts als konfliktbedingte Einschränkung zu sehen ist (2,5).

Der Patientin fällt es bei eigener Belastung oder konfliktbedingten Auslösern schwer, *Beziehungen zu schützen* und die Perspektive der anderen zu bewahren. *Antizipative Fähigkeiten* sind vorhanden (sie kann gut vorhersehen, was ihr Verhalten bei anderen auslöst), sie kann diese aber wenig nutzen, um ihr Verhalten zu regulieren (und tut Dinge, obwohl sie für den anderen schwierig sind). Beim *Interessenausgleich* stehen entweder die eigenen oder die anderen Interessen im Vordergrund, sodass es schwer ist, Kompromisse zu finden. Wertehaltungen (z. B. in der Erziehung) erscheinen leicht idealisiert und lösen bei Nichtbefolgung Schulgefühle aus (2,5).

15.8.3 Abwehr

Stabilisierung gelingt nur unter weitgehender Aussparung von *Erlebensbereichen,* z. B. der eigenen Emotionen. Die Abwehr hat *interpersonelle* Anteile, die Patientin braucht oft den anderen, um intrapsychische Konflikte zu bewältigen, was auch durch Angriffe in der therapeutischen Beziehung deutlich wird. Als *Mechanismen* treten sowohl zwanghafte Mechanismen (Affektisolierung, Reaktionsbildung) als auch unreife Mechanismen (Spaltung, Idealisierung, Entwertung) auf (2,5).

15.8.4 Kommunikation nach innen und außen

Affekte und Fantasien werden nur eingeschränkt erlebt und fast völlig ausgeschaltet; in belastenden Situationen kann es auch zu Überflutungen (Panikanfälle) kommen. *Lustvolles Erleben* ist der Patientin weder in Sexualität noch in anderen Bereichen möglich, hier herrscht ein sehr strenger, verbietender Umgang mit sich selbst vor; die Patientin kann sich nur sehr schwer etwas gönnen. Ihr *Körperbild* ist zwar gut, allerdings wird der Körper sehr funktionalisiert und an einer äußeren Fassade orientiert. Bedürfnisse werden bei Belastung ignoriert (2,5).

Die *emotionale Kontaktaufnahme* ist leicht von drängend-übergriffigen Ansprüchen (siehe auch K3) geprägt und die Kommunikation ist mühsam. Das Zusammentreffen von emotionaler Nähe und *Intimität* kann von der Patientin schwer ertragen werden, ein flexibles Geben und Nehmen ist nicht möglich. Die Patientin hat eine grundsätzliche *empathische Fähigkeit,* die Erlebniswelt anderer nachzuempfinden, allerdings geschieht dies eher als übersteigert sensitives Verstehen, vor allem in Bereichen der eigenen Ängste und Wünsche (z.B. bei der Tochter) (2,5).

15.8.5 Bindung an innere und äußere Objekte

Die Patientin hat kaum positive *innere Bilder,* einzige Ausnahme ist die Beziehung zur Tante. Zentrale Angst ist, das steuernde Objekt zu verlieren und durch diesen Verlust aber auch beschädigt zu werden. *Introjekte* zu nutzen fällt der Patientin sehr schwer, sie kann sich in belastenden Situationen kaum selbst beruhigen. *Beziehungen* erscheinen zudem stark funktionalisiert und sind teilweise von Spaltungstendenzen geprägt (3).

Die *Bindungsfähigkeit* ist geprägt von zwar lang andauernden, aber rückblickend wenig zufriedenstellenden Beziehungen. *Hilfe anderer* kann meist schwer angenommen werden, stattdessen wird auf eigener Unabhängigkeit bestanden. *Reale Trennungen* lösen trotzdem Krisen (Anklammern oder Übergehen) aus (2,5).

15.9 Psychodynamische Überlegungen und Epikrise

Die Patientin wendet sich zunächst mit einem Wunsch nach Anleitung, wie sie ihr Leben wieder in den Griff kriegen kann, an die Psychotherapeutin mit Ideen einer kurzen Intervention, da sie eigentlich ihren Partner für das Problem hält. Diese Vorstellung kann allerdings überraschend schnell relativiert werden, vermutlich da es doch etwas in ihr gibt, was die eigene Bedürftigkeit und Verzweiflung spürt. Auf dem Hintergrund der kargen, von Ansprüchen und Streitereien geprägten Kindheit und Jugend, in der die Patientin schnell das Gefühl bekam, ganz allein klar kommen zu müssen und dies kaum auszuhalten ist, erscheinen die strukturellen Schwierigkeiten, die die intelligente Frau zu überdecken gelernt hat, nachvollziehbar. Hervorzuheben ist auch, dass die Patientin kaum Fähigkeiten zur Triangulierung entwickeln konnte, was die familiäre Situation deutlich erschwert. Insgesamt beeindruckt die Patientin durch eine sehr stark abgewehrte Gefühlswelt und andauernde kontraphobische Autonomiebestrebungen sowie Selbstüberhöhungen, die sie im Leben (zumindest vermeintlich) weit gebracht haben. Gleichzeitig scheint für eine Bearbeitung dieser schwierigen Konstellationen die behutsame Lockerung der Abwehr vonnöten, um sich inneren Zuständen mehr zuwenden zu können – hierbei muss jedoch die Bedrohlichkeit dieser Zustände im Auge behalten werden, da eine Dekompensation, die irgendwie auch nötig erscheint, droht. Deshalb wird eine Analytische Psychotherapie mit 2 Wochenstunden eingeleitet, um die Patientin bei Krisen ausreichend auffangen zu können.

Die therapeutische Beziehung ist geprägt von einem Wechsel zwischen immer wieder geäußerten Zweifeln am Vorgehen der Behandlung (K4) einerseits und anklammerndem Verhalten (K3) andererseits. Dies zeigt vielleicht die drängende Suche der Patientin nach einem haltgebenden Objekt, einer alternativen Mutter, die nicht nur kritisiert und Forderungen stellt, sondern die Patientin aushält mit Angriffen, Gefühlen und verbotenen Fantasien (z.B. alle Kinder im Stich lassen und durchbrennen). Abgleiche der Vorstellungen der Patientin mit der Realität lösen viel Unmut, später aber auch Verzweiflung aus. Die erste Phase der Behandlung ist für die Therapeutin geprägt von viel Containment und Auffangen der Redeströme der Patientin. Für die Therapeutin, die teilweise in sehr negativen Gegenübertragungsgefühlen von Entsetzen und Wut über das Verhalten der Patientin, aber auch eigener Ratlosigkeit, gefangen ist, ist der Beginn mit einiger Anstrengung verbunden. Erst nach 50 Stunden kommt die Patientin etwas zur Ruhe und ein gemeinsameres Arbeiten wird möglich. Die Patientin wirkt dadurch „echter“ und kann sich dem eigenen Inneren mehr zuwenden, wodurch in der Gegenübertragung mehr Sympathie und Mitleid entstehen. Die behutsame Lockerung der Abwehr führt aber auch dazu, dass es der Patientin schlechter geht, sie ihre Verzweiflung, Erschöpfung, Lebensmüdigkeit und Sehnsucht nach einer verpassten Jugend mehr wahrnimmt. Immer wieder steht ein stationärer Aufenthalt im Raum, den die Patientin allerdings aufgrund ihrer Verpflichtungen nicht wirklich durchführen will. Der Partner und die Patientin nehmen eine räumliche Trennung vor und installieren ein Wechselmodell, das der Patientin einige freie Abende beschert, an denen sie z. B. zu Veranstaltungen wie „Mamas tanzen“ geht, wodurch etwas Freude ins Leben tritt. Als der Partner schnell eine neue Beziehung findet, stürzt das die gekränkte Patientin erneut in eine Krise. In dieser gesteht sie sich ein, dass das Geschäft auf die Art nicht weiterlaufen kann, und entscheidet, eine der Filialen aufzugeben und nur noch mit wenigen Mitarbeiter:innen, mit denen sie sich gut versteht, weiterzumachen. Hierfür ist allerdings viel zu organisieren, was die Patientin als Grund anführt, um die Behandlung nach 160 Stunden zu beenden, da sie sich nun erst einmal (allein) darum kümmern wolle. In einer berührenden letzten Stunde stellt sie aber in den Raum, sich in ein paar Jahren erneut zu melden, um „noch tiefer“ einzusteigen.

16 „Statt der Mutter nur Nebel im Kopf“

Eva Flemming, Carsten Spitzer

Hauptdiagnose:

ICD-10: F45.1 Undifferenzierte Somatisierungsstörung

ICD-11: 6C20 Somatische Belastungsstörung

16.1 Einleitung

Diese Fallgeschichte handelt von der 54-jährigen Frau R., die im Säuglingsalter zwischen 3 und 15 Monaten in einer Wochenkrippe in der DDR betreut wurde und an der Studie „Bindung und seelische Gesundheit ehemaliger Wochenkrippenkinder“ (Flemming et al., 2024; Flemming et al., 2025) im Mai 2022 teilnahm. In diesem Rahmen wurde mit ihr das bindungsdiagnostische Adult Attachment Interview (AAI, George et al., 1996; Überblick bei Hesse, 2016) durchgeführt, das als halbstrukturiertes Interview die Kindheitserfahrungen und deren aktuelle Bewertung erfragt. Das Transkript des mittels AAI generierten Bindungsnarrativs stellt hier die Grundlage für das Rating der OPD-Achsen dar. Ergänzend wurden Informationen aus dem Diagnostischen Kurzinterview für Psychische Störungen (Mini-DIPS, Margraf et al., 2017) und einem freien Interview zur damaligen familiären Situation und den Umständen der Wochenkrippenbetreuung hinzugezogen. Damit soll gezeigt werden, dass und wie eine diagnostische Einschätzung nach OPD-3 auch anhand von diagnostischem Material erfolgen kann, welches in anderen Kontexten als dem psychotherapeutischen (Erst-)Gespräch erhoben wird. Nach einer kurzen Hintergrundinformation zu den Wochenkrippen und den biografischen Angaben von Frau R. werden im Folgenden die Ratings der OPD-Achsen durch Ausschnitte aus ihrem AAI-Transkript (kursiv dargestellt) illustriert.

16.2 Hintergrund

Die Wochenkrippen waren neben den Tageskrippen Bestandteil des regulären Krippenwesens der DDR und für die Betreuung der Säuglinge ab der 6. Lebenswoche bis zum vollendeten 3. Lebensjahr zuständig. In diesen Einrichtungen verblieben die Kinder durchgängig mit Übernachtung von Montagfrüh bis Freitagabend bzw. Samstagmittag. Kontakt zu den (leiblichen) Eltern bestand nur an den Wochenenden. Auch wenn die medizinische und hygienische Versorgung in der Regel gegeben war, entsprachen die strukturellen Bedingungen in den Wochenkrippen denen von Heimeinrichtungen: Das Personal betreute größere Gruppen gleichaltriger Kinder im Drei-Schicht-System. Für jeden Säugling stand etwa eine Stunde Zeit pro Tag für alle pflegerischen Tätigkeiten wie Füttern, Wickeln und Baden zusammen zur Verfügung. Neben den engen zeitlichen Vorgaben wurde der Aufbau von sicheren Bindungen der Kinder an die Erzieherinnen durch den Personalmangel und die hohe Fluktuation des Fachpersonals erschwert oder sogar unmöglich gemacht hat (Liebsch, 2023). Die frühen Bindungserfahrungen der ehemaligen Wochenkrippenkinder sind somit durch sich regelmäßig wiederholende Diskontinuitäten und längere Trennungen von den Bezugspersonen (von den Eltern am Montagmorgen und von den Betreuerinnen am Freitagnachmittag) und in vielen Fällen vermutlich durch emotionale Deprivation gekennzeichnet (Flemming et al., 2025).

16.3 Biografische Angaben und diagnostische Informationen

Frau R. wird 1968 geboren und besucht ab dem 3. Lebensmonat für die Dauer von etwa einem Jahr eine Wochenkrippe in einer Großstadt. Die Gründe für die Wochenkrippenbetreuung sind das Studium der Mutter und die hohe berufliche Beanspruchung des Vaters. Danach wird Frau R. in einer Tageseinrichtung betreut. Sie erfährt von der Wochenkrippenunterbringung erst als Erwachsene durch Unterlagen, die sie zufällig im Schrank der Eltern findet. Die Eltern bestätigen ihren Wochenkrippenbesuch, jedoch findet kein vertiefendes Gespräch darüber statt. Frau R. kommentiert das so: *„In der Familie wird über Emotionen, Gefühle, Kränkungen nicht gesprochen; es ist nicht üblich, über sich selbst zu sprechen.“*

Die Eltern sind zum Zeitpunkt ihrer Geburt verheiratet. Nach ihrem Jurastudium arbeitet die Mutter im Bürodienst bei der Staatssicherheit; der Vater ist Offizier bei der Staatssicherheit. Ab dem 8. Lebensjahr kommt es zu emotionalem und körperlichem Missbrauch durch den Vater (Beschimpfungen und Demütigungen, zeitweise täglich Schläge in den Nacken, Tritte in den Hintern). Frau R. wendet sich deswegen an ihre Klassenlehrerin, die eine Vertrauensperson für sie ist. Die Lehrerin unternimmt jedoch nichts, da sie aufgrund der Tätigkeit von Frau R.s Vater Repressalien durch die Staatsicherheit befürchtet. Mit 16 Jahren zieht Frau R. nach dem Abschluss der Schule von zu Hause aus und absolviert eine Lehre. Frau R. ist ledig und kinderlos. Sie hat mehrere kürzere Beziehungen gehabt; aktuell lebt sie ohne Partner.

Aus der somatischen Anamnese sind drei Bandscheibenvorfälle der Halswirbelsäule hervorzuheben, wegen derer sie in Kombination mit ihren psychischen Erkrankungen (siehe unten) seit mehr als 10 Jahren frühzeitig berentet ist. Sie leidet außerdem an Verspannungen in der Nacken- und Schultermuskulatur, weil sie ihren Kopf immer wie eine Schildkröte zwischen ihre Schultern zurückzieht, was sie mit der Gewalt durch den Vater in Zusammenhang bringt. Als stark belastend beschreibt sie außerdem einen Überfall, den sie als junge Frau während ihrer Ausbildung erlebt habe. Das genaue Geschehen kann sie nur schemenhaft schildern: Sie wird von hinten angegriffen und umklammert, kann sich aber losreißen und nach Hause flüchten. Danach traut sie sich monatelang nicht aus der Wohnung. Im weiteren Verlauf nimmt sie mehrfach psychotherapeutische Behandlungen in Anspruch: Mit 34 Jahren erfolgt eine stationäre Behandlung, bei der eine rezidivierende Depression und soziale Ängste diagnostiziert werden, anschließend begibt sie sich in ambulante Psychotherapie. Im Alter von 53 Jahren findet eine tagesklinische Behandlung statt; es werden eine rezidivierende depressive Störung und eine posttraumatische Belastungsstörung (PTBS) diagnostiziert, zudem wird der Verdacht auf eine komplexe posttraumatische Belastungsstörung geäußert.

16.4 Ergebnisse der Bindungs- und klinischen Diagnostik

Das AAI-Transkript von Frau R. weist auf eine sichere Bindungsrepräsentation (F) hin, auf Ebene der Subkategorien am ehesten als sichere Bindung mit ärgerlich-verwickelten Anteilen (F5). Vor dem Hintergrund der insgesamt als unzureichend beschriebenen frühen Beziehungserfahrungen wird das Transkript am ehesten als „erworben-sicher“ (Main et al., 2003, S. 176) eingeschätzt. Dies bedeutet, dass die sichere Bindung außerhalb der Ursprungsfamilie durch korrigierende Beziehungserfahrungen im weiteren Lebensverlauf erworben wurde. Mithilfe des Mini-DIPS werden folgende psychische Störungen in den letzten 12 Monate diagnostiziert: Panikstörung (F41.0) und undifferenzierte Somatisierungsstörung (F45.1). Darüber hinaus finden sich über die Lebensspanne eine rezidivierende depressive Störung (F33) und eine posttraumatische Belastungsstörung (F43.1; aufgetreten nach dem Überfall im jungen Erwachsenenalter, aktuell remittiert nach tagesklinischer Behandlung).

16.5 Szenische Informationen aus dem persönlichen Gespräch und Gegenübertragung der Interviewerin

Das Interview mit Frau R. ist das einzige des gesamten Forschungsprojektes, welches auf Wunsch der Probandin in ihrer Häuslichkeit geführt wird, da sie sich den Weg zum Studienort aufgrund der Panikattacken nicht zutraut. Der Interviewerin bleiben eindrücklich die beiden großen Portrait-Bilder der kürzlich verstorbenen Katzen an der Wohnzimmerwand in Erinnerung; Fotos von Menschen gibt es hingegen nicht. Dies vermittelt der Interviewerin den Eindruck einer großen Einsamkeit. Im Gespräch wirkt Frau R. offen, zugewandt und bemüht um eine differenzierte und reflektierte Darstellung ihrer Erfahrungen. Es treten immer wieder längere Sprechpausen auf, wobei der Eindruck entsteht, dass sie kurzzeitig dissoziiert. In der Gegenübertragung erlebt sich die Interviewerin sehr fürsorglich, vorsichtig und behutsam. Sie hat das Bedürfnis, Frau R. viel Zeit für ihre Schilderungen zu geben und sie am Ende des Interviews durch ein Erfragen der gegenwärtigen Ressourcen gewissermaßen ins „Hier und Jetzt“ zurückzuholen und zu stärken.

16.6 Beurteilung von Achse I (Krankheitserleben und Behandlungsvoraussetzungen)

Achse I kann nicht beurteilt werden, da zu wenig Informationen vorliegen.

16.7 Beurteilung von Achse II (Beziehung)

Hier dienen die Schilderungen von aktuellen Beziehungsepisoden im AAI und der szenisch-interaktionellen Information aus dem Interview als Beurteilungsbasis. Die Interviewerin nimmt einen Kontrast wahr zwischen dem, wie Frau R. ihre sozialen Beziehungen schildert, und der Beziehungsdynamik in der Interviewsituation, wobei beides im Folgenden kurz skizziert wird:

Erleben der Patientin: Vermutlich aufgrund der im impliziten Gedächtnis gespeicherten, verbal kaum zugänglichen Erfahrungen emotionaler Deprivation in der Wochenkrippe zeigt Frau R. sich als Kind ihren Eltern, vor allem ihrer Mutter gegenüber als besonders bedürftig (Item 23) und bringt ihre Bedürftigkeit sehr zur Geltung (Item 19). Ihre Mutter kümmert sich jedoch nicht nur nicht um die kindlichen Bedürfnisse (Item 15), sondern schützt sie auch nicht vor dem aggressiven Vater (Item 14). Resigniert verzichtet Frau R. darauf, eigene Bedürfnisse zu zeigen (Item 31), zieht sich zurück (Item 32) und weist Kontakt ab, zumindest dann, wenn verbindlichere Bindungen, Intimität und Nähe entstehen könnten (Item 29). So formuliert sie: *„Ich habe ja immer gehofft, dass dann einer kommt und mir hilft. Meine Emotionen habe ich ja immer sehr extrem ausgedrückt, in der Hoffnung, dass da mal endlich einer kommt und für mich da ist. Aber entweder war da niemand, oder ich wurde dann immer noch extra bestraft. (...) Ich habe nicht mehr geweint, weil ich ja auch gemerkt habe: Das bringt ja nichts. Also es hilft mir ja keiner.“*

Erleben der anderen: Obwohl das AAI-Transkript keine Informationen dazu liefert, wie andere Menschen Frau R. erleben, ist sehr wahrscheinlich, dass andere Frau R. als verschlossen, distanziert (Item 32) und selbstgenügsam (Item 31) erleben. Darauf reagieren andere, indem sie Abstand halten und sie dabei übersehen (Item 16) bzw. vernachlässigen (Item 15), was eine Wiederholung der frühen Beziehungserfahrungen darstellt und Frau R.s Annahme bestätigt, dass andere sich nicht kümmern oder ihr sogar schaden.

In der Interviewsituation stellt sich jedoch eine andere Beziehungsdynamik her: Hier zeigt sich Frau R. offen und zugewandt; die Interviewerin spürt ihre Bedürftigkeit und Wünsche nach Nähe, was Mitgefühl und Fürsorge auslöst. Möglicherweise stellt die zeitliche Begrenzung der Untersuchungssituation in Kombination mit einer therapeutisch ausgebildeten Interviewerin einen „sicheren“ Rahmen dar, in dem es Frau R. – vermutlich auch vor dem Hintergrund positiver Vorerfahrungen mit therapeutischen Beziehungen – (wieder) möglich ist, ihre Bedürfnisse offener zu zeigen.

16.8 Beurteilung von Achse III (Konflikt)

Abhängigkeit vs. Individuation: Als führendes motivationales Thema imponiert eine existenzielle Bindungsproblematik, die Frau R. über eine forcierte Unabhängigkeit und Vermeidung von Nähe gelöst hat (K1 Abhängigkeit vs. Individuation, aktiver Modus). Die folgenden Textausschnitte aus dem AAI-Transkript illustrieren dies eindrücklich:

„Ich kann ja permanente Nähe nicht aushalten. Also permanente körperliche Nähe und permanente emotionale Nähe kann ich nicht aushalten. Und deswegen bin ich, als ich halt einmal in meinem Leben schwanger war, gleich so in Panik geraten, dass für mich nur klar war, das muss weg, das muss weg, ich kann das nicht, ich kann das nicht. Obwohl ich ja immer sehr ambivalent war. Also es gab auch Phasen, wo ich tiefe Sehnsucht auch danach hatte, ein eigenes Kind zu haben oder Kinder. Aber das konnte ich mir nicht erfüllen, diesen Wunsch. Zum Teil auch, weil ich eben nicht die passenden Männer/also ich mir auch Beziehungen gesucht oder gestaltet habe, die auch nicht geeignet gewesen wären, um einem Kind ein stabiles Zuhause zu geben.“

An späterer Stelle stellt sie einen Bezug zur Wochenkrippenbetreuung her:

„Dieser ständige Wechsel in der Wochenkrippe. Zwei Tage zu Hause, vielleicht gerade das Gefühl wieder: Ah, ich bin wieder bei Mama. Und dann wieder weggegeben. Nach einer Woche wieder nach Hause. Vielleicht wäre es besser gewesen, ich wäre komplett in dieser Wochenkrippe geblieben und hätte nicht immer dieses Hin und Her erleben müssen. Denn das zieht sich durch mein Leben wie ein roter Faden, diese ständigen Wechsel. Ich kann/konnte Kontinuität nicht aushalten. Ich brauche immer wieder Veränderung, immer wieder. Das ist in allen Lebensbereichen. Was die Wohnung und den Wohnort anbelangt, betrifft Beziehungen, das betrifft, als ich noch gearbeitet habe, die Arbeitsstellen. Ich konnte nirgendswo länger als zwei, drei Jahre bleiben. Ich halte das nicht aus.“ (Die Passage verweist gleichzeitig auf eine strukturelle Beeinträchtigung der Dimension Bindungsfähigkeit.)

Die aktuelle Beziehung zu den Eltern beschreibt Frau R. als sehr wechselhaft: *„Da gab es immer die Phasen der Annäherung. Und dann gab es wieder die Phasen der Distanzierung.“* Zu beiden Elternteilen hat sie zeitweise den Kontakt abgebrochen. Zur aktuellen Beziehung zu ihrer Mutter führt sie aus:

„Mutter sehr ambivalent. Immer wieder spüre ich ganz stark die Sehnsucht, mit ihr verbunden zu sein. Und gleichzeitig/na, nicht gleichzeitig. Aber dann gibt es auch wieder diese Momente, wo ich sie wegstoßen möchte und Abscheu empfinde vor ihr. Teilweise einen richtigen Ekel, Hass auf sie empfinde. Und einfach nur in Ruhe gelassen werden möchte. Und da pendle ich immer so hin und her. Ich bin aus verschiedenen Gründen aus X [ihr damaliger Wohnort] weggezogen. Aber ein wesentlicher Punkt war auch räumliche Distanz zu schaffen.“

Versorgung vs. Autarkie und Selbstwertkonflikt: Des Weiteren finden sich im Transkript Hinweise auf Konfliktthemen in den Bereichen Versorgung vs. Autarkie (K3) und Selbstwert (K4). Diese sind am ehesten vor dem Hintergrund der als unzureichend beschriebenen emotionalen Versorgung durch die Bezugspersonen von Frau R. zu verstehen: *„Also Zuneigung oder Fürsorge ging halt auch sehr viel über Essen. Über Essen, über Kleidung kaufen. Schon so Geschenke machen. Körperliche Berührungen gab es in unserer Familie null.“* Die Selbstwertproblematik ist verdichtet in dem Gefühl, „zu viel“ für ihre Mutter zu sein, was sich u. a. in der frühen Krippenbetreuung niederschlug.

„Es kam öfter mal so, wenn ich dann so quicklebendig irgendwie rumhopste und sprudelte (...) dann kam dann immer: ‚Och, Kind, sei mal jetzt still, ich kriege Kopfschmerzen‘ oder so. Also es war nicht immer nur gesprochen, sondern dann auch manchmal eben einfach so der Ausdruck. Und kleine Kinder versuchen ja immer die kleinsten Regungen auch zu lesen in den Gesichtern der Bezugspersonen. Und dass dann eben schnell dann auch mal so ein: Hm, dass ich ihr jetzt zu viel wurde. Das Gefühl bekam, ich bin jetzt zu viel, ne? Ich störe sie jetzt.“

Der Autarkie-Versorgung-Konflikt (K3) wird von Frau R. im aktiven Modus gelöst über eine forcierte emotionale Selbstversorgung. Eine Verschränkung von K3 und K4 zeigt sich in ihrer Antwort auf die Frage, wie sie als Kind mit Traurigkeit umgegangen sei:

„Möglichst irgendwie mich unsichtbar machen und weg. Also (...) bin entweder in mein Zimmer, Tür zu. Oder wenn ich im Raum mit anderen war, dann irgendwie möglichst irgendwie in eine Ecke oder so, dass man mich nicht mehr sieht. Dass man das nicht mitbekommt so.“

Diese Passage macht deutlich, dass Versorgungswünsche mit Scham besetzt sind. Neben der oben beschriebenen emotionalen Selbstversorgung wehrt Frau R. ihre Bedürftigkeit durch altruistische Abtretung ab:

„Ich habe ja auch mal mit Menschen mit Behinderungen gearbeitet. Und da habe ich auch die Tendenz an mir bemerkt, so überbehütend zu sein. Und ganz oft die Rückmeldung bekommen habe: ‚Mensch, du verstehst mich immer so gut. Bei dir fühle ich mich immer so gut‘.“

Diese Abwehr bedeutet gleichzeitig eine Selbstüberforderung:

„(...) das Nicht-vertrauen-Können. Also das Gefühl, sich nur auf sich selbst verlassen zu können. Und selbst da an den eigenen Unzulänglichkeiten eben zu scheitern und sich zu überfordern. Und das wirft mich immer wieder auch zurück, würde ich sagen. So. Das Versuchen, es alleine hinzukriegen.“

Einordnung der Konflikte: Weil das AAI in einem Forschungs- und nicht in einem psychotherapeutischen Kontext mit einer Probandin geführt wurde, die nicht primär Hilfe sucht, gibt es keine Informationen zu möglichen Auslösesituationen, die für die Konfliktdiagnostik wichtig wären. Auf Basis des Transkripts finden sich die meisten Indikatoren für den Konflikt zwischen Abhängigkeit und Individuation (K1); auch die in den letzten 12 Monaten bestehende Panikstörung könnte als Hinweis auf den Leitaffekt Angst interpretiert werden, der typisch für den K1 ist. Es bestehen jedoch enge Verschränkungen mit konflikthaften Versorgungs- (K3) und Selbstwertthemen (K4). Für eine eventuelle Psychotherapie müsste genauer exploriert werden, welcher Konflikt die aktuelle Lebensgestaltung von Frau R. am meisten beeinträchtigt und welche Auslöser (Beziehungsepisoden) im gegenwärtigen Alltag zur Symptomentstehung bzw. -verschlechterung beitragen. Die oben beschriebene enge Verknüpfung von K4 (passiver Modus: „ich bin nichts wert“) mit K3 (aktiver Modus: „ich muss mich selbst versorgen“) stellt ein lebenslanges Muster dar, das es Frau R. möglicherweise erschwert, sich auf eine emotionale Versorgung durch den Therapeuten einzulassen – dies aufzulösen, wäre eine der zentralen therapeutischen Aufgaben. Die hohe Ambivalenz bzgl. Beziehungswunsch vs. starke Vermeidung respektive Rückzug (K1) macht es vermutlich nicht einfach, diese Themen längerfristig aufzuarbeiten. Erwartbar wären vielmehr Abbrüche oder Rückzugstendenzen bei zunehmender Verbindlichkeit und Nähe in der therapeutischen Beziehung. Als prognostisch günstig ist zu werten, dass es Frau R. in Freundschaften offenbar gelingt, emotionale Abhängigkeit zuzulassen, was auch eine Ressource (entsprechend Achse I, Behandlungsvoraussetzungen) darstellt: *„Ich habe allerdings einige langjährige Freundschaften, die ich über die Zeit pflegen konnte. Das habe ich geschafft. Das ist auch für mich sehr kostbar."*

16.9 Beurteilung von Achse IV (Struktur)

Auf der Basis der geschilderten teilweise traumatischen biografischen Erfahrungen und der sehr eingeschränkten Lebenswelt von Frau R. in den folgenden Jahren zeigen sich in der Strukturachse erwartungsgemäß Beeinträchtigungen, die sich auf die folgenden Bereiche beziehen: Steuerung (insbesondere Affekttoleranz und Selbstwertregulierung), Bindung an innere und äußere Objekte sowie Kommunikation nach außen (emotionale Kontaktaufnahme und Intimität). Im Folgenden wird eine Auswahl von Interviewausschnitten dargestellt, anhand derer eine Einschätzung der Strukturdimensionen verdeutlicht werden kann. Soweit möglich, werden auch die entsprechenden Ratings angegeben.

Selbstreflexion: Die Fähigkeit zur Selbstreflexion (im Interview gut = 1, möglicherweise unter emotionalem Druck geringer) zeigt sich in der differenzierten Darstellung der Kindheitserfahrungen und ihrer Schwierigkeiten im weiteren Lebensweg.

„Da ist immer wieder dieser Wunsch: Ah, warum können wir nicht so eine Familie sein wie andere Familien? So dieses immer wieder: Total schade. Da immer wieder mit dieser Realität konfrontiert zu werden. So, das ist halt auch unangenehm. Und unbefriedigend. Und da mich immer wieder neu zu justieren und zu sagen: Es ist, wie es ist. Und ähm das einfach zu akzeptieren. Und eben daraus noch das Beste zu nehmen."

Affektdifferenzierung: Ihre Affektdifferenzierung kann als mäßig (2) eingeschätzt werden, da sie immer wieder Schwierigkeiten zeigt, sich aversiv-aggressiven Affekten (wie z. B. Enttäuschung oder gar Hass, etwa bezüglich ihrer Eltern) zuzuwenden. Dies kann sie – vermutlich aufgrund ihrer psychotherapeutischen Erfahrungen – bemerken und auf einer metakognitiven Ebene reflektieren: *„Ich fange jetzt auch an so mich schwammig auszudrücken. Ist ja immer schwierig das Feld Emotionen und darüber zu sprechen."* Hier formuliert sie selbst, dass ihre Affektdifferenzierung unter emotionalem Druck eingeschränkt ist.

Integrierte Objektwahrnehmung: Hinsichtlich des Vaters zeigt sie eine mäßig integrierte Objektwahrnehmung, da aus ihren Schilderungen die Komplexität und Widersprüchlichkeit ihres Vaters nur bedingt hervorgeht, sondern wahrscheinlich durch ihre (unerfüllten) Wünsche an ihn vergleichsweise einseitig ausfällt.

„Also [dass] mein Vater inzwischen auch Emotionen zulassen kann. Früher war bei ihm ja auch alles vermauert mit einer dicken Betonwand um ihn/um sich herum. Und er jetzt tatsächlich auch emotional/also seine eigenen Gefühle und auch Gefühle anderer doch auch mal wahrnimmt inzwischen. Aber es ist natürlich trotzdem auch/es bleibt mir ihm schwierig, weil bestimmte Macken, die er damals hatte, die hat er auch heute noch. Und da bin ich/Ich bin ja immer noch sehr verletzlich."

Hingegen scheint die Mutter nicht ganzheitlich repräsentiert zu sein. Das äußert sich in deutlichen Schwierigkeiten, die Beziehung zu beschreiben, etwa mithilfe von fünf Adjektiven:

„(Pause von 7 Sekunden) Tja, fünf Adjektive. … Ja, also schon durchaus liebevoll in der/in der Zeit, ne? Ich muss das immer wieder betonen. Aber auch (…) ja, genervt/Also ich war ein sehr lebendiges Kind und meine Mutter war auch manchmal genervt von mir. (Pause von 27 Sekunden) Kann ich jetzt gar nicht so … (Pause von 20 Sekunden) Nein,

also ich habe jetzt wieder den Nebel im Kopf. ... Da kommt jetzt leider nichts."

Der „Nebel im Kopf" und auch die längeren Sprechpausen können als dissoziative Phänomene verstanden werden, die die Patientin vor einer Überflutung von heftigen Affekten in Bezug auf die Mutter schützen (gleichzeitig auch wieder ein Hinweis auf die mäßige Affektdifferenzierung und eine mäßig bis geringe Affekttoleranz [2,5–3]). Hinweise auf eine beeinträchtigte integrierte Objektwahrnehmung finden sich auch in der Beschreibung der aktuellen Beziehung zur Mutter:

„Endlich spüre ich mich auch mit meiner Mutter verbunden. Und dann kommt irgendwann immer wieder diese andere Phase, wo ich das eben nicht ertragen kann, dieses Verbundensein mit meiner Mutter, sondern dann möchte ich/also da kriege ich dann auch ganz schreckliche (...) Emotionen. Also das geht sogar so weit, dass ich mir auch manchmal schon ihren Tod gewünscht habe, um endlich Ruhe zu haben vor ihr."

Hier beschreibt Frau R, wie ihre Fähigkeit zur ganzheitlichen Objektwahrnehmung im Kontakt mit der Mutter „einbricht". Möglicherweise besteht hier eine Variabilität dieser Strukturdimension: Im relativ „geschützten" Rahmen der Interviewsituation ist Frau R. in der Lage, ihre widersprüchlichen Affekte im Hinblick auf die Mutter zu reflektieren, jedoch könnte diese Fähigkeit im direkten Kontakt mit der Mutter bzw. unter emotionalem Druck nur noch gering (3) bis mäßig (2) integriert sein (Schwarz-Weiß-Sicht).

Impulssteuerung und Affekttoleranz: Dominierend sind Schwierigkeiten in der Dimension der Steuerung: Frau R. stellt ihr Verhalten, wenn sie sich als Kind aufgeregt hat, so dar, dass Impulssteuerung und Affekttoleranz vermindert waren:

„Rumgeschrien. Also richtig Schreiattacken auch. (...) starke Fluchtimpulse. Also wenn es irgendwie ging, bin ich auch weggerannt. (...) Und teilweise auch ungewollt selbstverletzend. Also jetzt nicht hier gewollt, sondern eher so in der Wut dann auch mal mit Fäusten gegen die Wand geschlagen und mir dabei aber richtig durch/die Handgelenke dabei also weggetan mir dabei und so, ne?"

Affekte werden überflutend erlebt: *„Da war ich das erste Mal verliebt. Und der hat mich dann von einem Tag auf den anderen einfach fallenlassen. Und sich nicht mehr gemeldet. Und das war ja auch ein Verlust. Ja. Und das war so schlimm auch, dass ich dann teilweise schon suizidal äh war."* Die beiden genannten Beispiele aus der Kindheit und Jugend von Frau R. entsprächen einer gering integrierten Steuerung (Affekttoleranz und Selbstwertregulierung = 3). Denkbar wäre, dass Frau R. auch auf dieser Strukturdimension eine „Nachreifung" im Lebensverlauf (ggf. durch therapeutische Behandlungen) erfahren konnte und aktuell ein mäßiges Strukturniveau aufweist. Für das Erwachsenenalter finden sich Hinweise auf einen eher übersteuernden Umgang mit Affekten (mäßig integrierte Affekttoleranz [2]).

Abwehr: Der folgende Textabschnitt (bezogen auf den Verlust eines Großelternteils) ist gleichzeitig auch ein Hinweis auf eine mäßig (2) integrierte Abwehr (Affektisolierung):

„Ich habe eigentlich die Erinnerung, dass ich auch da Trauer nicht zulassen kann. Also ich verspüre sie einen Moment. Und dann wird sie wegrationalisiert. So. Die darf nicht (...) gefühlt werden. Ist zu gefährlich. Also so kann ich das jetzt nur benennen. Das ist eher so dieses einen Moment lang fühle ich das auch. Und dann wird es aber/ja, dann ist nicht mehr fühlbar. Also dann beschäftige ich mich zwar noch mental mit dem Verlust, aber fühle das dann nicht mehr."

Kommunikation nach innen: Für die Dimension Kommunikation nach innen gibt es im Transkript wenig Material, zumal der Bereich der Körperlichkeit/Sexualität im AAI nicht explizit erfragt wird. In einigen Äußerungen von Frau R. deutet sich jedoch eine diesbezüglich hohe Ambivalenz an: *„Ich habe jetzt gar keine körperlichen Berührungen mehr, keine Zärtlichkeit mehr. Und irgendwas/ich brauche das. Also wenn* *ich schon keinen Mann, keinen Freund habe, oder leider auch keine beste Freundin, mit der man sich mal in den Arm nimmt oder mal Händchen hält. Ja, meine beste Freundin die hat ähnliche Berührungsprobleme wie ich. Deswegen drücken wir uns zur Begrüßung und zum Abschied. Aber sonst berühren wir uns auch nicht, ne? Und da merke ich eben da: Ich brauche da was."* An anderer Stelle formuliert sie: *„Also meine beiden Katzen (...) die waren beide mein Kindersatz und Partnerersatz. Also was jetzt körperliche Nähe und Zärtlichkeit anbelangt, waren die einfach/Also da konnte ich ungehemmt lieben und mich lieben lassen."* Hier zeigt sich unseres Erachtens einerseits eine tiefe Sehnsucht nach lustvollem Erleben, andererseits die Unfähigkeit, diese in einer Beziehung zu stillen; die (ungefährlichen) Katzen dienen hier als Surrogat.

Kommunikation nach außen: Gleichzeitig können diese Äußerungen auch zur Beurteilung der Dimension Kommunikation nach außen genutzt werden: Die emotionale Kontaktaufnahme zur besten Freundin ist klar durch eine reduzierte Affektexpression gekennzeichnet (mäßig bis gering integriert). Ihre Fähigkeit zur Empathie kann an einer weiter oben zitierten Äußerung und folgender Bemerkung eingeschätzt werden: *„Meine Sensibilität und Einfühlsamkeit die (...) ich ja schon diesen Erfahrungen zuschreibe, dass die auch was Positives haben, weil ich/weil ich eben mit anderen Lebewesen generell, also nicht nur mit Menschen, sondern auch mit Tieren, mitschwingen kann. Und da eben Bedürfnisse eben auch spüren kann."* Offensichtlich gelingt Frau R. ein Einfühlen und eine Identifikation mit den ‚Schwachen' (Menschen mit Beeinträchtigungen, Tiere), sodass hier vermutlich eigene Ängste und Wünsche wirksam werden (mäßig bis gering integriert).

Bindung an innere Objekte: Frau R. beschreibt Schwierigkeiten in der Dimension Bindung nach innen/Introjekte nutzen (mäßig bis gering integriert: abhängig von der Präsenz realer Objekte): *„Also ich habe manchmal das Gefühl, dass ich emotional immer noch wie so ein Kind bin. Und da irgendwie eigentlich immer noch so einen liebevollen Erwachsenen brauche, der mich an die Hand nimmt und mir dann erklärt: Du bist total in Ordnung. Und: Komm du darfst jetzt weinen. Und: Du darfst jetzt das und das. Wenn du wieder wütend bist, dann gucken wir mal zusammen, wie wir damit/wie du damit umgehen kannst. Das kriege ich alleine kaum hin. Ich habe immer wieder das Gefühl, ich bin ein Kind in dem Körper eines Erwachsenen. Auch wenn ich mich total gut ausdrücken kann, ne? Also ich sage mal so, geistig bin ich auch ziemlich erwachsen, körperlich auch, aber emotional eben nicht. Und darunter leide ich eben mitunter auch sehr, dass da so eine große Kluft auch klafft."*

Die Schwierigkeit, positive Beziehungserfahrungen innerlich zu halten (Introjekte nutzen), thematisiert Frau R. auch im Zusammenhang mit ihren Beeinträchtigungen in der Selbstwertregulierung. Auf die Fragen, wie ihre Erfahrung mit ihren Eltern ihre Persönlichkeit als Erwachsene beeinflusst haben, antwortet sie:

„Na, ich würde sagen, dass mein geringes Selbstwertgefühl da eben den Ursprung hat. Und dass ich das bis heute nicht schaffe, da so ein stabiles, gutes Selbstwertgefühl zu entwickeln und zu halten. Also mit therapeutischer Unterstützung kriege ich das immer mal hin. Aber wenn diese Unterstützung dann wieder wegfällt, weil ja die Therapien irgendwann auch ein Ende haben, dann rutsche ich irgendwann wieder in meine große Unsicherheit. Also Selbstwert spielt auf jeden Fall eine große Rolle."

Bindung an äußere Objekte: Die Dimension Bindung an äußere Objekte ist gering integriert (3), was in der bereits oben zitierten Passage besonders deutlich wird: *„Ich kann/konnte Kontinuität nicht aushalten. Ich brauche immer wieder Veränderung, immer wieder (...)."* Die Bindungsfähigkeit bzw. Unmöglichkeit, verbindliche und kontinuierliche Beziehungen einzugehen, ist ein bestimmendes Lebensthema von Frau R. Die Schilderungen von Bindungsbeziehungen, insbesondere zur Mutter, sind widersprüchlich: *„Immer wieder spüre ich ganz stark die Sehnsucht,* *mit ihr verbunden zu sein. Aber dann gibt es auch wieder diese Momente, wo ich sie wegstoßen möchte und Abscheu empfinde vor ihr. Teilweise einen richtigen Ekel, Hass auf sie empfinde. Und einfach nur in Ruhe gelassen werden möchte. Und da pendle ich immer so hin und her.“*

Zusammenfassend: Es lässt sich festhalten, dass die frühe emotionale Deprivation und die defizitären familiären Beziehungserfahrungen in der späteren Kindheit zu einer ungenügenden Entwicklung wesentlicher struktureller Fähigkeiten (insbesondere Bindung, Selbstwertregulierung, Affekttoleranz; Objektwahrnehmung) geführt haben. Angesichts dieser frühen Erfahrungen ist die relativ besser ausgeprägte Selbstreflexion bemerkenswert und steht möglicherweise im Zusammenhang mit einer strukturellen Nachreifung im Rahmen der mehrmaligen psychotherapeutischen Behandlungen. Während Frau R. als Jugendliche und junge Erwachsene ein insgesamt geringes Strukturniveau aufweist, erscheint sie aktuell mäßig bis gering (2,5) integriert: Es bestehen deutliche Einschränkungen, jedoch können die strukturellen Fähigkeiten unter günstigen Bedingungen aufrechterhalten werden: So zeigen sich in der „sicheren“ Interviewsituation (in den eigenen vier Wänden und zeitlich auf ein Treffen begrenzt!) in der Interaktion mit der Interviewerin kaum Hinweise auf gravierende strukturelle Defizite. Im Hinblick auf psychotherapeutische Behandlungsvoraussetzungen ist dies zunächst als günstig zu werten. Jedoch wäre zu erwarten, dass im Rahmen einer längerfristigen Behandlung bei zunehmender emotionaler Nähe die strukturellen Defizite von Frau R. in den Bereichen Steuerung, Bindung und emotionale Kommunikation auch in der therapeutischen Beziehung stärker zum Tragen kommen. Insgesamt scheint es so, dass Frau R. zum Zeitpunkt der Studienteilnahme eine relative Stabilität in ihrem Alltag und eine Kompensation der strukturellen Defizite erreichen konnte, jedoch zu dem „Preis“ der Aufgabe von beruflicher Leistungsfähigkeit und der Vermeidung intimer Beziehungen.

16.10 Abschließende Überlegungen

Anhand des Fallbeispiels soll verdeutlicht werden, dass auch in einem nicht primär klinisch orientierten Rahmen, d. h. einer zu Forschungszwecken durchgeführten Bindungsdiagnostik, eine orientierende Einschätzung nach OPD-3 möglich ist. Insgesamt zeigt sich, dass anhand des AAI-Transkripts diagnostisches Material für die Achsen Beziehung, Konflikt und Struktur gewonnen werden kann, welches ggf. im Rahmen einer psychotherapeutischen Folgebehandlung auch klinisch nutzbar gemacht werden kann. Einschränkend ist, dass sich das AAI primär auf die frühe und aktuelle Beziehung zu den Eltern (oder ggf. anderen primären Bezugspersonen) bezieht. Weitere bedeutsame Beziehungen (Partnerschaften, Freundschaften) werden nicht gezielt erfragt, ebenso wie die berufliche Entwicklung und die aktuelle Lebenssituation; sie tauchen somit allenfalls randständig in den spontanen Schilderungen der Interviewpersonen auf. Somit bleiben im Fall von Frau R. wesentliche Informationen offen, die zu einer vertieften Beurteilung der OPD-Achsen notwendig gewesen wären: Wie gestaltet sie ihre aktuellen Beziehungen? Welche wiederkehrenden Konflikte führten zu den wiederholten Abbrüchen der Partnerschaften und Arbeitsverhältnisse? Welche Beziehungsepisoden haben ein Auftreten bzw. eine Verschlechterung der angstbezogenen und somatoformen Symptome zur Folge?

Offen bleibt aus diagnostischer Sicht auch die Verschränkung von Struktur und Konflikt mit den Folgen der kumulativen Traumatisierungen, welche Frau R. im Lebensverlauf erleben musste. Auch wenn im Mini-DIPS die Diagnose der PTBS zum Zeitpunkt der Studienteilnahme nicht mehr als erfüllt gelten kann, berichtet Frau R. im AAI von möglichen traumabezogenen Symptomen: *„Es gibt ganz viele Trigger, die ich nicht kenne. Also es gibt immer wieder Momente in meinem Alltag auch heute noch, die mich triggern, die mich in Panik versetzen,* *die Bedrohungsgefühle in mir auslösen. Wo ich nicht genau weiß, warum.*“ Eine genauere Exploration dieser „Trigger bzw. Momente im Alltag“ wäre an dieser Stelle aus klinisch-diagnostischer Sicht notwendig. Grundsätzlich ist anzunehmen, dass die strukturellen Beeinträchtigungen von Frau R. (als Folge der defizitären frühen Beziehungserfahrungen) eine Vulnerabilität für die Entstehung der posttraumatischen Belastungsstörung nach einem traumatischen Erlebnis im Erwachsenenalter (Überfall) dargestellt haben. Gleichzeitig kann angenommen werden, dass diese traumatische Erfahrung bei Frau R. deshalb so pathogen wirkte, weil die direkte körperliche Präsenz des Täters (Umklammerung) ihren zentralen Konflikt von Nähe und Distanz (K1) berührt.

Abschließend wird im Interview auch deutlich, dass es Frau R. bereits erfolgreich gelungen ist (möglicherweise durch therapeutische Unterstützung), furchtsame Affekte im Zusammenhang mit frühen Beziehungstraumatisierungen (Gewalt durch den Vater) so weit zu regulieren, dass diese ihr Verhalten nicht mehr bestimmen und eine deutliche Entlastung erreicht werden konnte: „*Ein ganz wichtiger Punkt ist der: Ich habe keine Angst mehr vor meinem Vater. Und ich habe noch lange auch als Erwachsene meine Schwester immer gebeten, wenn ein Treffen mit meinem Vater anstand: „XX (Name Schwester), kommst du mit? Ich kann nicht mit ihm alleine sein. Ich kann mit ihm nicht alleine in einem Raum sein.*“ *Und das hat sich inzwischen komplett aufgelöst. Also das ist kein Thema mehr jetzt für mich.*“

17 „Ein Indianer kennt keinen Schmerz – oder doch?“

Philipp Wülfing, Carsten Spitzer

Hauptdiagnose:

ICD-10: F45.4 Somatoforme Schmerzstörung

ICD-11: 6C20 Somatische Belastungsstörung

17.1 Erstkontakt

Zum Aufnahmegespräch für eine stationäre Psychotherapie erscheint ein großgewachsener und athletisch gebauter Mann in den Fünfzigern. Die Haut ist gebräunt, das lange graue Haar zu einem Pferdeschwanz gebunden, die Gesichtszüge markant. Unwillkürlich drängt sich die Assoziation an eine Heldenfigur aus einem Karl-May-Roman auf – aufrecht, stolz, unangreifbar wirkend. Durch die Brillengläser wirken seine Augen vergrößert, als würden sie die Umgebung ständig auf Gefahren absuchen. Im Kontrast zu der Heldenfigur stehen seine Bewegungen: hektisch, fast „zappelnd“, weshalb man trotz seiner Größe, der Erscheinung und seines Alters an ein Kind denken muss. Er spricht sehr schnell und hat einen starken Dialekt, weshalb es schwer ist, seinen Ausführungen zu folgen. Es entsteht der Eindruck eines Menschen in dauerhafter Anspannung, der kaum zur Ruhe kommt und sich zugleich mit großem Bemühen in der therapeutischen Situation orientieren möchte.

Herr W. berichtet von langjährigen, schwer einzuordnenden Schmerzen, die seit seinem qualifizierten Alkoholentzug vor gut 15 Jahren bestünden und mit einem Gefühl der Entfremdung vom eigenen Körper sowie einer ausgeprägten inneren Unruhe einhergingen. Die bis vor einem Jahr einigermaßen aushaltbaren Schmerzen seien inzwischen „unerträglich“ und ließen sich am ehesten wie „einschießende Blitze“ beschreiben. Während früher unterschiedliche und wechselnde Körperpartien betroffen gewesen seien, leide er seit einem Jahr unter „Ganzkörperschmerzen“. Hierunter sei er zunehmend weniger belastbar, habe sich sozial zurückgezogen und wirke freud- sowie antriebslos. Auch eine innere Unruhe und Reizbarkeit hätten weiter zugenommen. Neben verschiedenen körperlichen Beschwerden schildert er eine anhaltende Erschöpfung, ein Gefühl chronischer Überforderung sowie Phasen, in denen er sich „wie neben sich stehend“ erlebe. In Situationen innerer Anspannung träten vermehrt Erinnerungsbilder an Kindheitserfahrungen in sein Erleben. Dies erlebe er als irritierend, da er davon ausgegangen sei, dieses Kapitel seines Lebens abgeschlossen zu haben.

Einen konkreten Auslöser für die Zunahme seiner Schmerzen kann der Patient nicht benennen. Aus seinen Schilderungen lassen sich jedoch zwei bedeutsame Konstellationen herausarbeiten: Zum einen wurde vor etwa 18 Monaten eine arterielle Hypertonie diagnostiziert. Seither hege er die Überzeugung, dies könne ein Vorzeichen einer potenziell lebensbedrohlichen Erkrankung sein, was ihn nachhaltig verunsichere. In der Folge habe er begonnen, mehrfach täglich seinen Blutdruck zu kontrollieren, was er bis heute fortsetze. Trotz unauffälliger Werte sei die damit einhergehende ängstliche Anspannung unverändert geblieben. Vielmehr hätten seine Ängste im Kontext beruflicher Mehrbelastung sowie des pandemiebedingten Wegfalls sozialer Kontakte weiter zugenommen, sodass er sich zunehmend „durchlässiger“ fühle. Erschwerend kämen anhaltende Konflikte am Arbeitsplatz hinzu, insbesondere mit einem Vorgesetzten, durch die er sich wiederholt ohnmächtig und ausgeliefert gefühlt habe. Diese Erlebnisse würden ihn an Situationen aus seiner Kindheit erinnern, in denen er im Elternhaus körperliche Misshandlungen erlitten habe.

Trotz der schnellen, teils drängenden Sprechweise, die zunächst Distanz und Überforderung erzeugt, entsteht auch ein leiser Eindruck von Verletzlichkeit und der Sehnsucht nach Kontakt. Im Verlauf des Gesprächs kommen neben den körperbezogenen auch weitere Ängste zur Sprache, etwa vor engen Räumen oder Kontrollverlust. Mehrfach betont er, wie wichtig es für ihn sei, endlich einen Zugang zu den inneren Ursachen seiner Beschwerden zu finden. Gleichzeitig schwingt ein Misstrauen mit, ob man ihm überhaupt helfen könne. Diese Ambivalenz bleibt in der therapeutischen Beziehung spürbar: Ein gleichzeitiges Suchen nach Nähe und ein Zurückweichen, wenn diese zu konkret wird.

Herr W. lebt mit seiner Ehefrau und dem Stiefsohn in einem Haus auf dem Land, die Partnerschaft wird als stabil und tragend erlebt. Aus einer ersten Ehe gibt es eine 30-jährige Tochter, zu welcher seit Jahren eine konfliktreiche Beziehung besteht. Der Patient verfügt über eine handwerkliche Ausbildung und arbeitet gegenwärtig im Dienstleistungsbereich. Konflikte am Arbeitsplatz, insbesondere Schwierigkeiten, sich den Anweisungen eines Vorgesetzten unterzuordnen, haben zu einem Rückzug aus sozialen Beziehungen geführt. Er empfindet sich als „allein auf weiter Flur“, berichtet aber zugleich von spirituellen Ressourcen und einem wiedergewonnenen Zugang zu Ruhe durch Meditation und Natur.

17.2 Biografische Aspekte

Herr W. wächst mit seiner Mutter und einem 2 Jahre älteren Halbbruder in einer Kleinstadt auf. Über seinen leiblichen Vater weiß er wenig. Er erlebt sich als das „ungewollte Produkt“ einer Affäre seiner Mutter mit dem besten Freund ihres damaligen Ehemanns. Dieser habe nach Bekanntwerden der Schwangerschaft die Scheidung initiiert. Der leibliche Vater ist früh verstorben, ein Kontakt hat nie bestanden. Als Herr W. 3 Jahre alt ist, zieht ein neuer Partner der Mutter in die gemeinsame Wohnung. Dieser Partner ist streng, jähzornig und gewalttätig. Schon in den ersten Wochen nach dem Einzug kommt es zu willkürlichen und massiven körperlichen Übergriffen durch den Stiefvater. Diese führen nicht selten zu Verletzungen, die eigentlich einer ärztlichen Behandlung bedurft hätten, jedoch niemals medizinisch versorgt worden seien. Die Mutter greift nicht ein. Sie sitzt in der Küche und schweigt. Die Beziehung zu ihr wird als überwiegend abweisend und unterkühlt beschrieben. Auch das Verhältnis zum Halbbruder bleibt distanziert, denn er ist körperlich schwer krank und muss häufig im Krankenhaus behandelt werden. Mit der Geburt eines zweiten Halbbruders fühlt sich der damals 6-jährige Patient vollends ins Abseits gestellt. Geborgenheit erlebt er einzig bei den Großeltern mütterlicherseits, wo er die Ferien verbringt. Diese Großeltern bilden die einzigen positiv besetzten Objekte in einer sonst feindlichen Welt. Wiederholt kommt es zu massiver Gewalt im häuslichen Umfeld, wobei der Stiefvater Herrn W. selbst für geringfügige Anlässe körperlich misshandelt, auch wenn diese dem jüngeren Halbbruder zuzuschreiben sind.

Bereits im Kindesalter erlebt er zunehmend intensive Spannungs- und Wutzustände, die er nicht zu regulieren vermag. In einem solchen Zustand stranguliert er im Alter von 12 Jahren seinen jüngeren Halbbruder bis zur Bewusstlosigkeit, nachdem dieser ihn beim Tischtennisspielen besiegt und anschließend auslacht. Im schulischen Kontext kommt es regelmäßig zu Konflikten mit Lehrkräften und Mitschülern, insbesondere aufgrund von Schwierigkeiten, sich den geltenden Regeln und Anweisungen unterzuordnen. Ab seinem 10. Lebensjahr ist er regelmäßig in Prügeleien verwickelt und wird Mitglied einer Clique, in der Gewalt und Alkohol den Alltag bestimmen. Mit 16 Jahren wehrt Herr W. sich erstmalig gegen den Stiefvater, der ihn seitdem nicht mehr anfasst.

Nach dem Abschluss der mittleren Reife beginnt er eine handwerkliche Ausbildung. Später folgt ein verkürzter Wehrdienst. In dieser Zeit lernt er seine erste Ehefrau kennen. Die 10-jährige Beziehung ist von eskalierenden, wechselseitigen Gewalthandlungen und Alkoholmissbrauch geprägt. Aus dieser Verbindung geht eine Tochter hervor, die die gewaltgeprägte und hochkonflikthafte Paardynamik der Eltern miterlebt, ohne jedoch selbst zum Ziel direkter körperlicher Übergriffe zu werden. Die empfundene Verantwortung und Liebe zu seiner Tochter lassen Herrn W. erkennen, dass es ihm in der Beziehung zu seiner Ehefrau nicht gelingen wird, abstinent zu bleiben und gewaltfrei zu leben. In der Folge reicht er die Scheidung ein, um der sich zunehmend verselbstständigenden Dynamik aus Gewalt und Alkoholkonsum zu entkommen. Nach einer kurzen Phase der Abstinenz kommt es zu einem Rückfall. Auch die nachfolgenden Partnerschaften sind erneut durch Alkoholkonsum und gewalttätige Auseinandersetzungen gekennzeichnet. In seinen Mittdreißigern zeigen er und seine damalige Partnerin sich gegenseitig wegen schwerer Körperverletzung an. Beide werden verurteilt; Herr W. erhält eine Bewährungsstrafe. Kurz darauf verliert er infolge von Trunkenheit am Steuer seinen Führerschein. Dieses Ereignis sowie die Verurteilung führen dazu, dass er sich zu einem qualifizierten Entzug mit anschließender Entwöhnung entschließt. Seitdem lebt Herr W. abstinent. Im Rückblick beschreibt er diesen Einschnitt als „Läuterung", durch die es ihm gelungen sei, ein „normales Leben" zu führen und eine neue Partnerschaft einzugehen. Mittlerweile ist er mit seiner Partnerin verheiratet; zum Stiefsohn besteht ein stabiler und guter Kontakt. Die neue Familie erlebt er als haltgebend und unterstützend.

17.3 Beurteilung von Achse I (Krankheitserleben und Behandlungsvoraussetzungen)

17.3.1 Diagnosen

Die klinisch führende Diagnose ist eine anhaltende somatoforme Schmerzstörung (ICD-10: F45.4) und eine mittelgradig depressive Episode (F32.1) mit ängstlich-hypochondrischer Tönung. An körperlichen Erkrankungen besteht ein arterieller Hypertonus. Die globale Schwere der Störung ist als sehr stark ausgeprägt (4) einzuordnen. Das Funktionsniveau in der Woche vor Aufnahme wird nach GAF hinsichtlich der Symptomatik, der beruflichen und sozialen Funktion bei ca. 45 eingeschätzt. Beweglichkeit und Selbstfürsorge sind nicht eingeschränkt (Stufe 1), die Alltagsaktivitäten hingegen mittelgradig (Stufe 2) und die körperlichen Beschwerden sind mit Stufe 3 zu bewerten. Die aktuellen Symptome bestehen seit über 10 Jahren und sind schubförmig progredient. An Vorerkrankungen sind eine Störung des Sozialverhaltens in Kindheit und Jugend (F91.3) sowie eine dissoziale Persönlichkeitsstörung (F60.2) zu vermuten. Des Weiteren bestand eine Alkoholabhängigkeit (F10.2); seit einem qualifizierten Entzug und einer anschließenden Entwöhnungsbehandlung lebt Herr W. abstinent. Eine posttraumatische Belastungsstörung (F43.1) ist als Lebenszeitdiagnose mit Sicherheit anzunehmen; aktuell werden dissoziative Phänomene, vor allem Derealisation und Intrusionen, geschildert, die diagnostische Schwelle wird wegen des fehlenden Vermeidungsverhaltens jedoch nicht erreicht (subklinische Ausprägung).

17.3.2 Krankheits- und Behandlungskonzepte

Herr W. versteht seine Beschwerden zunehmend als intrapsychisch bedingt und erkennt die Wechselwirkungen zwischen seelischer Belastung und körperlicher Symptomatik in Ansätzen; die frühere somatische Fixierung ist einer ambivalenten, aber prinzipiell offeneren Haltung gegenüber psychodynamischen Erklärungsmodellen gewichen (2). Aufgrund positiver Erfahrungen mit einem ambulant eingestellten Antidepressivum und des ausdrücklichen Wunsches, die Medikation unverändert fortzuführen, wurde das somatische Krankheits- und Veränderungskonzept als moderat ausgeprägt (2) eingeschätzt. Weil er das Ziel verfolgt, ein tieferes Verständnis für seine Beschwerden zu gewinnen, kann das psychotherapeutische Behandlungskonzept als sehr hoch beurteilt werden (4). Sozial orientierte oder alternative Krankheits- oder Behandlungskonzepte bestehen nicht (0).

17.3.3 Veränderungsressourcen und -hemmnisse

Herr W. beschreibt einen ausgeprägten Leidensdruck (4). Gleichzeitig sucht er aktiv nach Ressourcen zur Selbstregulation, u.a. in Form von Achtsamkeit und täglicher Meditation (Coping: 3). Auch wenn die Unterstützung durch die Ehefrau als hoch einzuschätzen ist, muss berücksichtigt werden, dass nur wenige tragfähige Freundschaften bestehen und die Beziehung zur leiblichen Tochter konflikthaft und aktuell abgebrochen ist. Hinzu kommt, dass vorhandene soziale Kontakte vom Patienten nur in begrenztem Maß aktiv in Anspruch genommen werden. In der Gesamtschau ist daher von einer mäßig ausgeprägten sozialen Unterstützung auszugehen (2).

Äußere Veränderungshemmnisse sind nicht zu erkennen (0). Die eigenen „Gewaltexzesse“ und das „Versagen“ als Vater sind deutlich schuld- und schambesetzt, was in Kombination mit den strukturellen Einschränkungen dazu führen könnte, dass eine vertiefte Auseinandersetzung mit den eigenen aggressiven Anteilen und deren konstruktiv-adaptive Nutzbarmachung zur Selbstbehauptung nicht gelingt, sodass die Ausprägung der inneren Veränderungshemmnisse als moderat (2) bewertet wird. Ein sekundärer Krankheitsgewinn besteht nicht (0).

17.3.4 Veränderungsstrategien und Ziele

Im Rahmen der Psychotherapie äußert der Patient einen ausgeprägten Wunsch nach Symptomreduktion (4). Diese soll sowohl über reflexive Prozesse (3) und emotionale Entlastung (3) als auch über konkrete Hinweise und aktive Anleitung zur Verbesserung seiner Selbstregulations- und Beziehungsfähigkeit (3) erreicht werden.

17.4 Beurteilung von Achse II (Beziehung)

Vor dem Hintergrund seiner frühen Beziehungserfahrungen erlebt Herr W. andere Menschen als bedrohlich, aggressiv und schädigend (Stiefvater; Item 14) und ihn ignorierend (Item 16) bzw. ihn im Stich lassend (Item 15; Mutter). Darauf hat er früher mit Trotz (Item 18) und eigener Aggressivität (Item 14) reagiert; mittlerweile betont er, seine Angelegenheiten grundsätzlich allein regeln zu können (Item 32), was ihm das Gefühl von Kontrolle verleiht, gleichzeitig aber seine Sehnsucht nach einer Verlässlichkeit und Schutz bietenden Bindung verbirgt. Entsprechend erlebt er sich in neuen Kontakten einerseits als distanziert (Item 32), andererseits als freundlich und „pflegeleicht“ mit der Botschaft „Belastet euch nicht meinetwegen.“ (Items 31 und 26). Die Umgebung reagiert darauf meist mit respektvoller Distanz und überlässt ihm den Raum, den er einzufordern scheint (Item 1). Genau dieser Rückzug

(Item 32) der anderen vergrößert jedoch sein inneres Gefühl der Verlassenheit (Items 15 und 16). Gerät Herr W. in innere Spannungszustände, kippt sein Auftreten: Seine Sprache verliert an Kontur, wird drängend und flutartig, ebenso wie die Präsentation seiner Beschwerden (Item 8), worin die unausgesprochene Aufforderung liegt, ihn aus seiner Hilflosigkeit und Not zu befreien (Item 23). Das Gegenüber fühlt sich dann schnell zuständig (Item 7), zugleich aber von der Unlösbarkeit der Situation überfordert. Nach einer Phase intensiver Fürsorge (Item 7) entstehen Gefühle von Ohnmacht und heimlichem Ärger (Item 14), die Rückzug (Item 32) bewirken.

Beziehungsdynamik: Die Beziehungsdynamik könnte so zusammengefasst werden: Auf die biografisch frühen Erfahrungen von Willkür, Gewalt und Vernachlässigung hat Herr W. zwei prototypische Reaktionsmuster ausgebildet. Bei ausreichender Steuerungsfähigkeit verhält er sich im Kontakt eher freundlich-distanziert und selbstgenügsam-anspruchslos. Lassen seine Regulationskapazitäten nach (z.B. bei Anspannung, Bedrohung oder [fantasiertem] Kontrollverlust), wird sein Auftreten dringlich-drängend, was die anderen überlastet. Sowohl angepasste Selbstgenügsamkeit als auch distanzlos-anklammernde Hilflosigkeit lassen das Gegenüber auf Abstand gehen, was die unbewusste Annahme nährt, dass er von anderen übersehen (Item 16) und vernachlässigt wird (Item 15).

17.5 Beurteilung von Achse III (Konflikt)

Die über die Lebensspanne im Vordergrund stehenden strukturellen Defizite erschweren die Identifikation konfligierender Motive bei diesem Patienten.

Abhängigkeit vs. Individuation: Die massive innere Unruhe und Anspannung können als Angstkorrelat und damit als Leitaffekt des Abhängigkeit-vs.-Individuation-Konflikts (K1) aufgefasst werden. Die biografische Verankerung dieser Thematik kann mit der abweisenden, ihn nicht schützenden Mutter und dem Stiefvater, dessen Nähe mit Gewalt und körperlicher Vernachlässigung assoziiert ist, plausibilisiert werden. Auch in der Übertagungs- und Gegenübertragungsdynamik spielen Nähe und Distanz eine wichtige Rolle. Die Erfahrungen von unzuverlässigen Bezugspersonen werden mit einem Streben nach Unabhängigkeit scheinbar bewältigt. Bemerkenswert ist dabei ein Wechsel im Bewältigungsmodus dieses Konflikts. In der Zeit des massiven Alkoholkonsums erfolgt die Spannungsregulation zwischen Nähe (Abhängigkeit) und Distanz (Individuation bzw. Autonomie) eher passiv bzw. in gemischter Form: Der Konsum dient als regulierendes Selbstobjekt, das Rückzug und scheinbare Selbstgenügsamkeit ermöglicht bzw. vermeintliche Autonomie sichert. Auch die destruktive Beziehungsdynamik kann als äußerst dysfunktionale Variante verstanden werden, Nähe und Distanz herzustellen bzw. zu regulieren. Mit Beginn der Abstinenz ist eine deutliche Verschiebung in den aktiven Modus zu beobachten. Herr W. betont nun seine Selbstständigkeit und seine Fähigkeit, emotionale und praktische Probleme allein zu lösen. Diese aktive Bewältigung sichert psychische Stabilität, erschwert jedoch den Zugang zu eigenen Abhängigkeitswünschen, welche er nur indirekt über den Körper ausdrücken kann. Die Schmerzen übernehmen die Funktion, emotionale Bindungsbedürfnisse und Nähewünsche zu vermitteln; sie erlauben ein „Sprechen" über seelische Not, ohne dass auf der bewussten Ebene die Position der Autonomie verlassen wird.

Unterwerfung vs. Kontrolle: Die Betonung der Selbstständigkeit bei Herrn W. verweist jedoch nicht darauf, dass der Abhängigkeit-vs.-Individuation-Konflikt (K1 aktiv) als zentraler Fluchtpunkt seiner Psychodynamik zu verstehen ist. Vielmehr steht die Autonomie im Dienste der Kontrolle, sodass wir den Konflikt zwischen Unterwerfung vs. Kontrolle in seiner aktiven Form als lebensbestimmenden Hauptkonflikt annehmen (K2 aktiv). Biografisch verankert ist eine unerträgliche Hilflosigkeit (Kernaffekt) angesichts der brutalen Willkür des Stiefvaters und einer Schutz versagenden Mutter. Die ängstlich-depressiv gefärbte Anspannung und innere Unruhe sind somit als undifferenzierte Ärgeräquivalente zu interpretieren. Für diesen Konflikt als repetitiv-dysfunktionalen „Motor“ spricht auch die Auslösesituation: Sowohl die arterielle Hypertonie als auch der Konflikt mit dem Arbeitskollegen implizieren potenziell einen Kontrollverlust, Ausgeliefertsein und vor allem Ohnmacht. Seine täglich mehrmaligen Blutdruckmessungen dienen dazu, die Kontrolle zu behalten bzw. wiederzugewinnen, was im Kern als unkontrollierbar erlebt wird und auch ist. In der aktuellen Beziehungsgestaltung und der Übertragung-Gegenübertragung spiegelt sich der Wunsch nach Kontrolle bzw. die Abwehr von Hilflosigkeit ebenfalls wider. Als er noch manifest alkoholabhängig war, zeigte sich das typische Konfliktschema: In seiner ersten Ehe wechseln sich Überwältigung mit aggressivem Dominanzstreben und Ausgeliefertsein mit ohnmächtiger Hilflosigkeit ab – Herr W. ist gleichermaßen Täter wie Opfer. Seitdem er abstinent lebt, hat er seine Abhängigkeit „im Griff“, d.h. unter Kontrolle, sodass aktuell der aktive Bewältigungsmodus überwiegt.

Versorgung vs. Autarkie: Alternativ lässt sich die Depressivität als Leitaffekt und damit Hinweis auf den Versorgung-vs.-Autarkie-Konflikt verstehen, der mit den frühkindlichen emotionalen Mangelerfahrungen korrespondiert und partiell auch zu dem Eindruck des Behandlers von „Bedürftigkeit“ passt. Weiter lässt sich argumentieren, dass die Diagnose der arteriellen Hypertonie unbewusst eine Bedrohung der Autarkie darstellt und Versorgungswünsche mobilisiert (Versorgung vs. Autarkie [K3 aktiv]). Daher wäre denkbar, diesen Konflikt als vorhanden, aber wenig bedeutsam einzuschätzen.

Andere Konfliktthemen: Diese treten gegenüber den genannten Motiven in den Hintergrund. Ein Selbstwertkonflikt (K4) kann angesichts der frühen Biografie vermutet werden und zeigt sich andeutungsweise, etwa in Kränkungsreaktionen im beruflichen Kontext. Einschränkungen in der Selbstwertregulation sind als strukturelles Defizit abgebildet. Scham als Leitaffekt kommt kaum vor, ebenso spielen Entwertungen und Idealsierungen keine zentrale Rolle. Der abzuwehrende respektive zu bewältigende Kernaffekt des Patienten ist nicht Minderwertigkeit. Die immer wieder von ihm thematisierten Schuldgefühle (K5) wurden nicht im Kontext eines biografisch verankerten Konfliktmotivs gewertet, sondern als „reale“ Schuld angesichts seiner früheren Delinquenz und Gewalttätigkeit. Das im Therapieverlauf auftauchende Thema männlicher Identität und zunehmend unbefriedigende Sexualität in der aktuellen Ehe wurden eher aus der Perspektive der zuvor erwähnten Konflikte gewertet denn als Hinweise auf eine primäre ödipale Problematik (K6).

Diese Überlegungen unterstreichen die Stichhaltigkeit der oft genutzten Bühnenmetapher: Die Aufführung (motivationale Themen) wird durch die beschädigte und unzweckmäßige Bühne (strukturelle Voraussetzungen) gestört; anders formuliert: Der Inhalt (das „Warum“) wird durch einen dysfunktionalen Rahmen (das „Wie) nur schwer erkennbar.

17.6 Beurteilung von Achse IV (Struktur)

Bereits die Umstände seiner Zeugung verweisen auf erhebliche strukturelle Schwierigkeiten in der Wahrnehmung und Regulation des Selbst und der Objekte bei seinen leiblichen Eltern, die sich dann in den biografisch frühen Beziehungserfahrungen mit der Mutter und dem Stiefvater fortsetzen: Massiver körperlicher Missbrauch und Vernachlässigung in Kombination mit emotionaler Vernachlässigung haben seinen kindlichen Alltag geprägt – lediglich die Großeltern tauchen als positiv besetzte, haltgebende und liebevolle Objekte in seinen Schilderungen auf. Unter diesen Entwicklungsbedingungen konnte Herr W. strukturelle Fähigkeiten nur bedingt entwickeln. Insbesondere die adoleszente Delinquenz, die frühere Alkoholabhängigkeit und die damalige Beziehungsgestaltung mit wechselseitigen Gewalttätigkeiten verweisen auf ein gering bis desintegriertes Strukturniveau (z. B. Impulssteuerung 3,5). Zu beachten ist jedoch, dass die OPD-3 als Beurteilungsgrundlage der Struktur die letzten 5 Jahre berücksichtigt. Hier ist es aufgrund verschiedener positiver Einflussfaktoren (u. a. ambulante Psychotherapie, Alkoholabstinenz, haltgebende Partnerschaft) zu einer leichten Verbesserung gekommen.

17.6.1 Selbst- und Objektwahrnehmung

Herrn W. gelingt es nur eingeschränkt, *affektive und innere Zustände* differenziert wahrzunehmen und sprachlich zu erfassen. Affekte äußern sich vorwiegend über körperliche Spannungen und bleiben oft losgelöst von situativen Bedeutungszusammenhängen. Ambivalente Gefühle werden kaum erkannt. Unter Belastung treten somatoforme oder dissoziative Phänomene auf, ohne symbolisierbar zu sein. Seine *Identität* wirkt wenig konsolidiert: Er beschreibt sich widersprüchlich, ohne die bestehenden Polaritäten integrieren zu können, etwa mit der Aussage: „In mir drin bin ich ganz weich und dann wieder ganz hart – und ich werde zum Berserker." Die *Selbstreflexion* bleibt kontextabhängig und instabil. Das Strukturniveau wird als mäßig bis gering integriert (2,5) beurteilt. Unter Anspannung kommt es zur Durchmischung von *Selbst- und Objekterleben.* Affekte und Bewertungen werden dem Gegenüber zugeschrieben; projektiv-identifikatorische Muster treten auf. So kam es einmalig zu einem sadistischen Gegenübertragungserleben im Rahmen der Einzeltherapie, in der der Therapeut den Impuls verspürte, den Patienten für eine minimale Rahmenverletzung übermäßig heftig zu bestrafen. Emotionale Nuancen im Verhalten anderer werden reduziert wahrgenommen, oft in dichotomer Weise. In stabileren Phasen ist differenzierte Wahrnehmung möglich, bricht jedoch bei Belastung zugunsten vereinfachender Zuschreibungen zusammen, sodass diese Strukturdimension ebenfalls mit 2,5 bewertet wird.

17.6.2 Selbst- und Beziehungsregulation

Die *Impulssteuerung* wirkt übersteuert, frühere externalisierte Aggressionen wurden durch autoaggressive Tendenzen abgelöst. Ambivalente *Affekte* sind schwer haltbar; unter Anspannung dominieren Überforderung, Rückzug oder Selbstabwertung. Die *Selbstwertregulation* ist instabil und von äußerer Bestätigung abhängig, die gleichzeitig schwer angenommen wird. In konflikthaften Situationen geraten andere in den Dienst der Affektregulation, was zu *eingeschränkter Perspektivübernahme* führt. Handlungskonsequenzen können dann nur *begrenzt antizipiert* werden. Unter Anspannung oszilliert Herr W. zwischen überangepasstem und rigide selbstbezogenem Verhalten. Schuldgefühle sind eher Ausdruck eines strafenden Über-Ichs als einer inneren Wertorientierung, was zusammengenommen für ein mäßig bis gering integriertes Niveau spricht (2,5).

17.6.3 Abwehr

Es überwiegen prämentalistische *Abwehrmechanismen:* somatische Abwehr, Affektabspaltung, Verleugnung und projektive Prozesse. Affekte werden nicht symbolisiert, sondern körperlich oder interaktionell ausagiert. Reifere Mechanismen wie Sublimierung bleiben randständig. Damit ist die Abwehr ebenfalls zwischen mäßig und gering integriert (2,5) einzustufen.

17.6.4 Kommunikation nach innen und außen

Herr W. zeigt Neugier für innere Prozesse und nutzt meditative Zugänge, *Affekte* erscheinen jedoch oft entkoppelt von Bedeutung. Die *innere Erlebniswelt* bleibt geglättet, widersprüchliche Anteile werden ausgeklammert. In der Kommunikation nach außen ist er sprachlich kompetent, doch unter Druck werden seine Äußerungen drängend und entgrenzt. *Emotionale Anliegen* werden dann körperlich oder indirekt vermittelt. *Empathie* ist zwar grundsätzlich vorhanden, jedoch nur in stabilen Situationen in begrenztem Umfang abrufbar. Unter emotionaler Belastung bricht diese deutlich ein; Herr W. reagiert dann verengt, gereizt oder stark ichbezogen, sodass Perspektivübernahme kaum möglich ist. Dies spricht für eine deutliche Beeinträchtigung (2,5).

17.6.5 Bindung an innere und äußere Objekte

Innere Objekte sind in ruhigen Phasen verfügbar, verlieren unter Belastung jedoch an Stabilität. Der *innere Dialog* schwankt zwischen idealisierenden („Ich habe erreicht, was kaum jemand vor mir geschafft hat.“) und kritisierenden Anteilen („In mir drin bin ich immer noch derselbe Berserker, nichts hat sich verändert.“). Differenzierte Beziehungserfahrungen sind kaum verfügbar; *Nähe* erscheint oft konfliktbehaftet oder instabil. Herr W. sucht stabile Beziehungen, erlebt Nähe unter Belastung jedoch ambivalent. *Vertrauen* fällt ihm schwer, insbesondere bei eigener Bedürftigkeit. Unterstützung kann er nur begrenzt annehmen. *Trennungen* werden äußerlich akzeptiert, innerlich jedoch nicht vollständig verarbeitet. Dies zeigt sich, als Herr W. mit Ärger reagiert, als der Einzeltherapeut den bevorstehenden Abschied aus der stationären Behandlung anspricht. Affektive Bindungen an verlorene Objekte bleiben bestehen und erschweren neue Beziehungen. Im therapeutischen Raum wird dies spürbar, wenn der Patient wiederholt auf frühere wichtige Bezugspersonen (Ex-Ehefrau) zurückkommt und dabei intensive Emotionen zeigt, während er gegenüber der aktuellen therapeutischen Beziehung zurückhaltend-vorsichtig bleibt.

Abbildung 17-1 zeigt den OPD-3 Ratingbogen der Achse IV des Patienten.

17.7 Psychodynamische Überlegungen und Epikrise

Das aktuelle Krankheitsgeschehen von Herrn W. lässt sich vor dem Hintergrund früher Bindungstraumatisierungen und massiver Gewalterfahrungen verstehen, die zu einer tiefgreifenden strukturellen Beeinträchtigung geführt haben. Dabei ist die in der Behandlung zentrale Schmerzsymptomatik an die Stelle früherer Impulsdurchbrüche getreten. Die bewusste Entscheidung, seine Tochter vor seiner eigenen Aggressivität zu schützen, und die sich daraus ergebenden Konsequenzen (Scheidung der ersten Ehe, Alkoholabstinenz) können psychodynamisch als Wirken positiver Objektrepräsentanzen verstanden werden: Die guten, haltgebenden, wohlwollenden Großeltern sind quasi die letzten Rettungsanker, der ihm hilft, sich aus einer progredient-destruktiven Entwicklung mühsam, aber letztendlich erfolgreich herauszuarbeiten. Mit der Abstinenz verliert der Patient aber auch langjährig etablierte Spannungsregulationsmechanismen. Die zuvor externalisierten Affekte, insbesondere Wut und Ohnmacht, müssen nun anderweitig bewältigt werden. Damit wird der Körper zum bevorzugten Ort ihrer Repräsentation, sodass die Aggressivität über die anhaltenden Schmerzen gebunden und „unter Kontrolle“ gehalten wird. Gleichzeitig dienen die Schmerzen der Selbstbestrafung und als Sühne für die tatsächliche und fantasierte Schuld angesichts eigener Delinquenz und Antisozialität.

OPD-3 Ratingbogen Achse IV: Struktur (Forschungsversion).								
Zeitfenster: ☐ 5 Jahre ☐ verkürzt/verlängert auf: ________								
	gut ①	gut bis mäßig 1,5	mäßig ②	mäßig bis gering 2,5	gering ③	gering bis desintegriert 3,5	desintegriert ④	nicht beurteilbar ⑨
Selbstwahrnehmung	①	○	②	⊗	③	○	④	⑨
ST1.1 Selbstreflexion	①	○	②	⊗	③	○	④	⑨
ST1.2 Affektdifferenzierung	①	○	②	○	⊗	○	④	⑨
ST1.3 Identität	①	○	②	⊗	③	○	④	⑨
Objektwahrnehmung	①	○	②	⊗	③	○	④	⑨
ST1.4 Selbst-Objekt-Differenzierung	①	○	②	⊗	③	○	④	⑨
ST1.5 Objektbezogene Affektdifferenzierung	①	○	②	○	⊗	○	④	⑨
ST1.6 Integrierte Objektwahrnehmung	①	○	②	⊗	③	○	④	⑨
Selbstregulation	①	○	②	⊗	③	○	④	⑨
ST2.1 Impulssteuerung	①	○	②	⊗	③	○	④	⑨
ST2.2 Affekttoleranz	①	○	②	○	⊗	○	④	⑨
ST2.3 Selbstwertregulierung	①	○	②	⊗	③	○	④	⑨
Beziehungsregulation	①	○	②	⊗	③	○	④	⑨
ST2.4 Beziehungen schützen	①	○	②	⊗	③	○	④	⑨
ST2.5 Antizipation	①	○	②	○	⊗	○	④	⑨
ST2.6 Interessenausgleich	①	○	②	⊗	③	○	④	⑨
Abwehr	①	○	②	⊗	③	○	④	⑨
ST3.1 Erlebensmöglichkeiten	①	○	②	○	⊗	○	④	⑨
ST3.2 Interpersonalität	①	○	②	⊗	③	○	④	⑨
ST3.3 Mechanismen	①	○	②	⊗	③	○	④	⑨
Kommunikation nach innen	①	○	②	○	⊗	○	④	⑨
ST4.1 Affekte und Fantasien nutzen	①	○	②	○	⊗	○	④	⑨
ST4.2 Lustvolles Erleben	①	○	②	○	⊗	○	④	⑨
ST4.3 Körperselbst	①	○	②	⊗	③	○	④	⑨
Kommunikation nach außen	①	○	②	⊗	③	○	④	⑨
ST4.4 Emotionale Kontaktaufnahme	①	○	②	⊗	③	○	④	⑨
ST4.5 Intimität	①	○	②	⊗	③	○	④	⑨
ST4.6 Empathie	①	○	②	○	⊗	○	④	⑨
Bindung innere Objekte	①	○	②	⊗	③	○	④	⑨
ST5.1 Internalisierung	①	○	②	⊗	③	○	④	⑨
ST5.2 Introjekte nutzen	①	○	②	⊗	③	○	④	⑨
ST5.3 Variabilität	①	○	②	⊗	③	○	④	⑨
Bindung äußere Objekte	①	○	②	⊗	③	○	④	⑨
ST5.4 Bindungsfähigkeit	①	○	②	⊗	③	○	④	⑨
ST5.5 Vertrauen	①	○	②	⊗	③	○	④	⑨
ST5.6 Bindung lösen	①	○	②	⊗	③	○	④	⑨
Struktur gesamt	①	○	②	⊗	③	○	④	⑨

Abbildung 17-1: OPD-3 Ratingbögen, Achse IV: Struktur zu Fall 17 „Ein Indianer kennt keinen Schmerz – oder doch?“.

Darüber hinaus übernehmen die Schmerzen eine bedeutsame kommunikative Funktion: Sie ermöglichen Herrn W., emotionale Not und Bindungsbedürfnisse in körperlicher Form zu äußern, ohne sich dem Risiko aktiver Bedürftigkeit und potenzieller Zurückweisung, gar Vernachlässigung, auszusetzen. Diese Überlegungen zeigen die Überdeterminierung der Symptomatik.

In der therapeutischen Beziehung zeigt sich Herr W. gleichzeitig suchend und misstrauisch. Die Nähe zum Gegenüber wird ebenso ersehnt wie gefürchtet. Dieses ambivalente Beziehungsmuster steht stellvertretend für seine lebensgeschichtlich bedingte Schwierigkeit, zwischenmenschliche Verbindungen als zuverlässig und haltgebend zu erleben. Die geschilderten dissoziativen Phänomene können in diesem Zusammenhang als letzte Schutzmöglichkeit verstanden werden, wenn die affektive Spannung die psychischen Verarbeitungskapazitäten übersteigt.

Der Beginn der stationären Behandlung markiert somit einen bedeutsamen Schritt: Die bisherige Strategie der Affektabwehr über körperliche Symptome hat ihre entlastende Wirkung weitgehend verloren. Herr W. befindet sich in einem Zustand hoher psychischer und körperlicher Erschöpfung, sucht aber gleichzeitig aktiv nach einem neuen Umgang mit sich selbst und seinen inneren Konflikten. Die therapeutische Beziehung bietet hierfür erstmals einen Raum, in dem destruktive innere Anteile gehalten und vorsichtig integriert werden können. In der interaktionellen Gruppentherapie zeigt sich Herr W. anfänglich stark angespannt. Besonders Stille wird als bedrohlich erlebt. Häufig reagiert er mit weitschweifigen, assoziativ aufgeladenen Beiträgen, die weniger kommunikativer als entlastender Natur sind. Aufgrund der massiven inneren Unruhe und Verzweiflung liegt der therapeutische Schwerpunkt zunächst auf emotionaler Eindämmung und haltgebender Struktur. Im Team zeigen sich rasch Spaltungsphänomene. In den ersten Wochen der Behandlung entwickelt sich eine projektiv-identifikatorische Dynamik, in deren Verlauf der behandelnde Therapeut – vom Patienten unbewusst in die Rolle eines schützenden Alliierten gedrängt – scharfe Kritik von Teammitgliedern erfährt, weil er den Patienten, der sich insbesondere dem Pflegepersonal gegenüber anspruchsvoll und abweisend zeigt, wiederholt in Schutz nimmt. Insbesondere in dieser frühen Phase der Behandlung war ein Verstehen des szenischen Geschehens bedeutsam für die Entwicklung des Arbeitsbündnisses.

Statt konfrontierender Deutungen steht das Containment traumatischer Affekte im Vordergrund. Das Stress-Toleranz-Training auf Grundlage der Dialektisch-Behavioralen Therapie nach Linehan (2015) unterstützt den Patienten in der Affekt- und Impulsregulation. Dies führt zu einer allmählichen Beruhigung sowie zu einer besseren Integration in die Gruppe. Während sprachlich orientierte Therapien ihn weiterhin stark verunsichern, kann Herr W. in der Musiktherapie erstmals destruktiv-aggressive Selbstanteile als zu sich gehörig erleben. Es entsteht Raum für emotionale Resonanz und die Frage nach der „Normalität“ des eigenen Empfindens. Die Auseinandersetzung mit eigener Gewalt ermöglicht ein vorsichtiges Nachtrauern. Im Verlauf bessern sich die Schmerzen, die Anspannung lässt nach und depressive Symptome sind rückläufig. Der Beginn eines inneren Integrationsprozesses wird ambulant weitergeführt.

18 „Ein ständiger Kampf mit der Welt“

Christian Sell

Hauptdiagnose:

ICD-10: F20.0 Paranoide Schizophrenie

ICD-11: 6A20 Schizophrenie

18.1 Einleitung

An einem Samstagabend erscheint ein 29-jähriger Patient gemeinsam mit seinem älteren Bruder auf der Akutstation einer psychiatrischen Klinik. Er ist ein großgewachsener, junger Mann in Jogginganzug, mit sorgsam gestutztem Bart und schwarzen Haaren. Der Patient ist motorisch sehr unruhig, geht im Raum umher und wirkt sichtlich verärgert. Vor allem der Bruder drängt auf eine rasche Aufnahme, der der Patient schließlich zustimmt. Er berichtet, er sei trotz starker Verwirrtheit Auto gefahren und habe damit andere gefährdet. Der Patient selbst sehe dagegen weder ein Problem noch einen Hilfebedarf. Da er bereits mehrfach auf der Station behandelt worden war, ist er dem Team bekannt. Bei der Aufnahme wirkt er sehr aufgeregt, spricht gedrängt und mit hohem Stimmdruck, begleitet von teilweise chaotischer Gestik. Immer wieder betont er, dass er sich missverstanden fühle. Im Kontakt mit seinem vertrauten Bezugspfleger beruhigt er sich, willigt in eine antipsychotische Behandlung mit Haloperidol ein und findet am nächsten Tag Anschluss an die Stationsabläufe. Zwei Tage später erfolgt das Aufnahmegespräch mit dem behandelnden Therapeuten.

18.2 Lebenssituation, biografischer Hintergrund und erster klinischer Eindruck

Der Patient ist ledig und hat keine Kinder. Nach der Realschule habe er eine Ausbildung als Tischler gemacht und arbeite jetzt auch als Angestellter in diesem Beruf. Aktuell ist er krankgeschrieben. Er sei in einer süddeutschen Großstadt aufgewachsen, wo er heute mit seinem Bruder in einer Mietwohnung lebe. Die Eltern seien in den 1990er-Jahren aus dem Nahen Osten nach Deutschland gekommen. Seine Familie sei Teil einer stark orthodoxen islamischen Gemeinschaft, die klare Regeln für alle Lebensbereiche vorgebe. Mit der „Außenwelt“ habe man nur das Nötigste zu tun. Der Wille Allahs stehe über allem.

Über die Eltern sagt er, sie seien „sehr vernünftige Leute“. Die religiöse Erziehung nach dem Koran habe ein schönes, harmonisches Familienleben ermöglicht. Sein Vater sei „ein Vorbildvater“ gewesen, „alles 100 %ig“, an dem es nichts auszusetzen gebe. Über die Mutter sagt er an anderer Stelle allerdings, dass sie viele Jahre aus der Glaubensgemeinschaft ausgeschlossen gewesen sei und eine bipolare Störung habe. In seiner Kindheit sei sie „nicht normal“ gewesen, sei oft „durchgedreht“, habe oft herumgeschrien und er glaube, dass sie immer wieder mit anderen Männern geschlafen habe. Sie sei „richtig crazy“ gewesen, habe sich „wild geschminkt und nackt getanzt“. Es habe, als er älter war, auch manchmal handgreifliche Auseinandersetzungen zwischen ihm und der Mutter gegeben. Heute nehme sie Medikamente und es sei besser.

Die wichtigste Person in seinem Leben sei Allah. Von den Menschen nennt er einen Freund aus der Gemeinschaft. Der sei wie ein Bruder, besuche ihn in der Klinik und habe ihm ein Handy geschenkt, damit er sich mit „geistigen Dingen“ beschäftigen könne. Streiten würden sie nie. Mit der Familie dagegen gebe es Streit. Sein Bruder sei sehr sauer, weil er das Medikament abgesetzt habe, und wolle nun nicht mehr mit ihm zusammenwohnen. Er sei sauer, dass er ihn eingewiesen habe. Er sei gar nicht psychotisch gewesen, andere hätten das gesehen, er nicht. An den Ablauf des Streits könne er sich überhaupt nicht erinnern, er verdränge sowas. Es sei laut geworden, aber er wisse es nicht mehr genau. Freundschaften außerhalb der Gemeinde gebe es nicht. Er brauche keine weiteren Kontakte, da ihm die Gemeinschaft und der Glaube genügten. Freizeitaktivitäten außerhalb der religiösen Treffen gebe es kaum. Eine Partnerschaft habe er bisher nie gehabt; auch erotische Kontakte habe es bislang nicht gegeben.

Auf die Bitte um Selbstbeschreibung sagt der Patient zunächst ausschließlich, er sei zuverlässig. Dann fügt er hinzu, dass er allerdings in Phasen, in denen er die Medikamente abgesetzt habe, „gelogen habe, dass sich die Balken biegen“. Er lacht verschmitzt, sagt, er habe „Unfug getrieben“. Auf Nachfrage lacht er erst, wird dann aber plötzlich ernst: „Nee, Unfug treiben ist schlecht. Darf nicht sein.“

18.3 Bisheriger Krankheitsverlauf und Behandlungen

Die Symptome seien erstmals vor etwa 6 Jahren aufgetreten, während der Ausbildung. Zum bisherigen Krankheitsverlauf berichtet der Patient von einer phasenhaft auftretenden Symptomatik, deren Schweregrad in den einzelnen Phasen etwa gleich ausgeprägt gewesen sei. Abseits von einzelnen Gesprächen im Rahmen mehrerer akutpsychiatrischer Aufenthalte seit Krankheitsbeginn wurden bislang keine stationären oder ambulanten psychotherapeutischen Behandlungen unternommen.

Der Patient berichtet, sein Vater sei sicher, dass ihm jemand heimlich eine Pille gegeben habe und dadurch im Kopf etwas kaputt gegangen sei. Er selbst denke, es sei wohl eher der Stress der Schule gewesen. Er habe dann nicht mehr hingehen können und sei krankgeschrieben worden. Zuhause sei es dann noch schlimmer gekommen: Er habe Panikattacken bekommen und Wahnideen, dass er von Dämonen verfolgt werde, dass man ihm Drogen unterjubeln wolle. Er habe auch Stimmen gehört. Die hätten ihm gesagt, er solle einen älteren Mann aus seiner Glaubensgemeinschaft aufsuchen und sich bei diesem entkleiden, um alles Weltliche abzuwerfen. Er habe gehofft, bei diesem Mann wohnen zu können und dort Unterstützung zu finden, „damit alles besser wird“. Er habe sich zum Ausziehen durch einen Vers aus dem Koran inspiriert gefühlt. Er sei damals sicher gewesen, dass es Allah war, der mit ihm sprach. Ein anderes Mal hätten die Stimmen gesagt, dass es gar nicht stimme, dass die ganze Erde von Menschen bewohnt sei. Alles um ihn herum sei nur eine von Iblis[3] aufgebaute Fassade, um ihn zu täuschen. Er sei deshalb mit dem Auto bis nach Kroatien gefahren, um zu schauen, ob die Zivilisation irgendwann ende. Wiederholt habe er seine Medikamente abgesetzt. Haloperidol habe ihn kognitiv eingeschränkt, Aripiprazol habe ihn „rallig gemacht“. Dann seien die Stimmen wiedergekommen, auch das Gefühl, verfolgt zu werden. Einmal sei er trotz eines bestehenden Unterbringungsbeschlusses aus der Klinik „abgehauen“ und quer über die Autobahn gelaufen, um zu einem bestimmten Mitglied seiner Glaubensgemeinschaft zu gelangen. Er sei schon mehrfach fixiert worden. Den Ärzten gegenüber, die mit ihm MRT-Bilder angeschaut hätten, sei er misstrauisch. Viel-

3 Entspricht im Islam dem Teufel; er gilt als Verführer, der die Menschen in die Irre führt.

leicht hätten sie ihm etwas verschwiegen, ihn getäuscht. Es seien ja „Ungläubige“, keine Brüder aus seiner Gemeinschaft.

18.4 Erleben des Patienten und Verhalten auf Station

Das Behandlungsteam auf Station berichtet, dass der Patient sich weitestgehend auf seinem Zimmer aufhalte und es abseits der Mahlzeiten kaum Kontakt zu Mitpatienten gebe. Er selbst berichtet dem Interviewer, dass für ihn mittlerweile die Regel gelte, dass er nur eine halbe Stunde am Tag im Koran lesen und religiöse Inhalte auf seinem Handy anschauen dürfe. Für ihn sei das viel zu wenig, um sich vom Einfluss der Welt abzuschirmen. Die Welt sei von Iblis beherrscht. Er sagt, er wolle sich mit nichts anderem beschäftigen als mit Gottes Wille, weil alles andere wertlos sei. Wenn er ein normales Buch lesen solle oder Gottes Wort im Koran, sei es doch klar, was wichtiger sei. Auf die Frage, ob er denn glaube, dass niemand aus seiner Gemeinschaft auch mal einen Roman zur Unterhaltung lese, lacht er den Interviewer aus. Das könne er sich nicht vorstellen: „Ich würd's nicht machen, wieso sollten die es machen?!“

Der Patient berichtet, dass er jetzt in der Klinik eine Mitpatientin kennengelernt habe. Sie hätten sich bereits zweimal getroffen. Er überlege, wie es wäre, wenn er mit ihr „etwas hätte“. Sie sage ihm beim Abschied immer „Alles Liebe“ – er sei sicher, dass es zwischen ihnen gefunkt habe. Sie sei aber keine Muslima. Außerdem rauche sie. Er wisse nicht, ob er das mit sich vereinbaren könne. Als das Gespräch auf dieses Thema kommt, wirkt er plötzlich benommen. Er sagt, das seien „fleischliche Begierden“, und die seien nicht im Einklang mit dem Willen Allahs. Es sei ein ständiger Kampf mit der Welt. Durch die Dämonen sei es so schwer, sich an Allahs Gebote zu halten. Die Gemeinschaft müsse heilig und rein bleiben, damit sie nicht von falschen Einflüssen beschmutzt werde. Selbstbefriedigung und Pornografie seien zwar keine schweren Sünden, aber auch Unreinheiten. Er wolle unbedingt damit aufhören, habe sich vorgenommen, es wenigstens einen Monat lang nicht zu tun und diese Impulse zu unterdrücken. Bislang passiere es ihm aber immer wieder. Bei seinem letzten Aufenthalt in der Psychiatrie sei es so schlimm gewesen, dass er den Wunsch entwickelt habe, dass eine Pflegerin ihn dafür auspeitschen solle.

Lange habe er geglaubt, dass er von einem dämonischen Wesen, einem Schaitan[4], besessen sei, der ihn vom rechten Weg abbringen wolle. Ein Pfleger habe ihm einmal gesagt: „Da will doch etwas aus Ihnen raus!“ Das habe ihn sehr beschäftigt und beunruhigt. Er frage sich, woran der Pfleger das sehe, was überhaupt aus ihm herauswolle. Wenn er einen Dämon habe, müsse er das doch erfahren. Als er darüber spricht, wird er unruhig, lauter, schaukelt mit den Beinen. Zwischenzeitlich habe er gedacht, der Schaitan sitze in seiner rechten Gehirnhälfte und kontrolliere sein rechtes Auge. Beim Gebet lenke er ihn ab, gebe ihm andere Gedanken ein und wolle bestimmte Dinge anschauen. Heftig zugespitzt habe er dann versucht, sein Auge herauszuschneiden; auch danach sei er fixiert worden.

18.5 Beurteilung von Achse I (Krankheitserleben und Behandlungsvoraussetzungen)

18.5.1 Diagnosen, Schweregrad, Dauer und Verlauf

Die *Hauptdiagnose gemäß ICD-10* ist eine paranoide Schizophrenie (F20.0). Somatische Begleiterkrankungen sind nicht bekannt. Alkohol- oder Drogenkonsum werden vom Patienten glaubhaft verneint; auch anamnestisch finden sich keine Hinweise darauf. Der *globale Schwe-*

4 Im Islam Bezeichnung für dämonische Wesen, die den Menschen böse Gedanken eingeben und sie vom rechten Weg abbringen sollen.

regrad der Störung ist sehr hoch (4). Das berufliche, soziale und auf die psychische Symptomatik bezogene *Funktionsniveau (GAF)* wird in der Woche der stationären Aufnahme mit 30 eingeschätzt. Der Patient ist aktuell auch mit Unterstützung nicht arbeitsfähig, zieht sich zunehmend zurück und verbringt die meiste Zeit mit religiösen Studien. Im EQ-5D werden die Lebensbereiche *Mobilität* und *körperliche Schmerzen* als unauffällig (Stufe 1), die Bereiche *Selbstfürsorge* und *Alltagstätigkeiten* als stark eingeschränkt (Stufe 3) eingeschätzt.

18.5.2 Krankheits- und Veränderungskonzepte

Zu der Frage, wie er sein Leiden versteht, macht der Patient an verschiedenen Stellen unterschiedliche und zum Teil widersprüchliche Aussagen: Einerseits gibt es ein hoch ausgeprägtes *somatisches Krankheitskonzept (3)* und ein zumindest mittelmäßig ausgeprägtes *external/sozial orientiertes Krankheitskonzept (2)*. Der Patient berichtet wiederholt von einer Stoffwechselstörung in seinem Gehirn – einer „Erkrankung wie jeder anderen“. Stress auf der Arbeit könne dann z.B. dazu führen, dass psychotisches Erleben ausgelöst werde. Gleichzeitig hat der Patient aber auch ein sehr hoch ausgeprägtes *alternatives Krankheitskonzept (4)*: Er verweist wiederholt darauf, dass bestimmte Stellen im Koran für ihn darauf hindeuten, dass Dämonen Wahnsinn hervorrufen könnten. Im Interview gibt es immer wieder Hinweise darauf, dass der Patient glaubt, von bösen Kräften beeinflusst zu sein. Dabei geht er davon aus, dass dies eine direkte Reaktion darauf sei, dass er Gott nahe sein wolle, was wiederum die Dämonen verhindern wollten und ihn deshalb attackierten und verwirrten. Ein *auf intrapsychischen Faktoren beruhendes Krankheitskonzept* scheint der Patient hingegen bislang nicht zu haben (0).

Veränderungs- und Behandlungskonzepte scheinen beim Patienten insgesamt nicht sehr stark ausgeprägt zu sein. Er scheint nicht zu denken, dass sich sein Zustand grundlegend verbessern ließe. Es gibt ein mittelmäßig ausgeprägtes *somatisches Behandlungskonzept (2)*, der Patient lässt sich immer wieder auf eine antipsychotische Medikation ein, spricht auch vom damit einhergehenden „narkoleptischen Schutz“, setzte die Medikamente allerdings auch schon wiederholt eigenmächtig ab. Etwa gleichrangig scheint es auch *soziale (2)* und *alternative (2)* Veränderungskonzepte zu geben: Einerseits verspricht sich der Patient von vorbildlichen Mitgliedern seiner Glaubensgemeinschaft Anleitung und Hilfe mit seinen Problemen, andererseits geht er auch davon aus, dass religiöse Studien und eine größere Nähe zu Allah ihm helfen werden. Ein *psychotherapeutisches Behandlungskonzept* im Sinne von Veränderung durch innerpsychische und emotionale Prozesse ist nur in Ansätzen erkennbar *(1)*.

18.5.3 Veränderungsressourcen und -hemmnisse

Mit Blick auf die Veränderungsmotivation des Patienten ist zunächst der sehr hohe *Leidensdruck (4)* durch die Symptomatik und die psychosozialen Folgen der Erkrankung zu nennen. Seine bisherigen *Coping-Ressourcen* sind allerdings gering *(1)* ausgeprägt: Immer wieder scheint der Patient den Symptomen seiner Erkrankung hilflos ausgeliefert zu sein und er greift dann auch zu dysfunktionalen (sozialer Rückzug) bis gefährlichen (Auge entfernen) Bewältigungsstrategien. *Psychosoziale Unterstützung* ist mittelmäßig ausgeprägt *(2)*: Der Patient wird ab und zu von einer kleinen Zahl von Mitgliedern seiner Glaubensgemeinschaft besucht. Sein Bruder fühlt sich zudem für ihn verantwortlich. Gleichzeitig gibt es mit den Familienmitgliedern auch regelmäßig heftige Konflikte, die den Patienten sichtbar belasten. Die *Offenheit*, im Sinne der „Psychological Mindedness“, ist beim Patienten sehr gering *(1)* ausgeprägt. Er scheint auch auf Nachfrage keinen introspektiven Zugang zu seiner Gefühls-

und Vorstellungswelt zu haben und kann diese auch nicht mit seinen Problemen in Zusammenhang bringen.

Äußere Veränderungshemmnisse im Umfeld des Patienten sind mittelmäßig bis hoch *(2–3)* ausgeprägt: Einerseits raten ihm andere Mitglieder seiner Glaubensgemeinschaft zur Fortführung der Medikation und unterstützen ihn auch während der stationären Behandlung. Andererseits scheinen einige der gelehrten Glaubensinhalte eine Abwendung von der Welt und eine misstrauische Grundhaltung eher zu verstärken. Außerdem lassen die religiösen Regeln und Gebote, die der Patient besonders streng auslegt, nur wenig Spielraum. Insbesondere scheint es für den Patienten gegenwärtig unmöglich, die Glaubensinhalte mit seinem sexuellen Begehren und emotional bedeutsamen Beziehungen zu Andersgläubigen zu vereinbaren. *Innere Veränderungshemmnisse* sind hoch bis sehr hoch ausgeprägt *(3–4)*: Der Patient bezeichnet sich zwar selbst als psychisch krank und behandlungsbedürftig, sieht sein Leiden aber gleichzeitig auch als bedingt durch die von Iblis beherrschte Welt. Viele seiner Schwierigkeiten sieht er daher nicht als persönliche Probleme, an denen er arbeiten müsste, sondern als notwendigen Ausdruck seines Strebens nach Nähe zu Gott. *Sekundärer Krankheitsgewinn* erscheint nur gering ausgeprägt *(1)*: Der Patient wünscht sich glaubhaft, an seinen Arbeitsplatz zurückkehren und wieder am religiösen Leben seiner Gemeinde teilnehmen zu können.

18.5.4 Veränderungsstrategien und Ziele

Der Patient äußert vorrangig einen starken Wunsch nach *Symptomreduktion (4)*. Dabei wird im Gespräch deutlich, dass er sich zusätzlich *aktive Anleitung (3)* wünscht und die *emotionale Unterstützung (2)* durch Freunde und Gemeindemitglieder als hilfreich erlebt. *Reflexion und Klärung* scheint er bislang nicht als ein mögliches Mittel der Veränderung anzusehen *(0)*.

Abbildung 18-1 zeigt den OPD-3 Ratingbogen der Achse I des Patienten.

18.6 Beurteilung von Achse II (Beziehung)

Um die wiederkehrenden dysfunktionalen Beziehungsmuster des Patienten nachzuvollziehen, ist es notwendig, sowohl seine Wahrnehmung und seinen Umgang mit realen Bezugspersonen als auch seine Beziehung zu psychotisch ins Außen projizierten anderen – etwa dem teuflischen Iblis oder dem Schaitan in seinem Kopf – zu berücksichtigen. Diese Projektionen sind vermutlich auch vor dem Hintergrund früher Beziehungserfahrungen des Patienten zu verstehen. Wir betrachten sie jedenfalls als Ausdruck seiner inneren Welt von Beziehungsrepräsentanzen.

P: A: Der Patient erlebt andere als verfolgend, massiv *grenzverletzend und übergriffig (Item 8)* sowie besitzergreifend und *kontrollierend (Item 10)*: Die Mutter verliert immer wieder die Kontrolle und wird sexualisierend, Iblis und die Dämonen sind nach seiner Überzeugung hinter ihm her und gaukeln ihm seine Umwelt nur vor. Der Schaitan in seinem Kopf lenkt gegen den Willen des Patienten dessen Blick auf pornografische Inhalte und stört ihn beim Beten. Dies ist für den Patienten besonders bedrohlich, da es gleichzeitig auch andere gibt, die Glaubensgemeinschaft und biografisch vermutlich vor allem den Vater, die ihn ebenfalls kontrollieren und genau überwachen, ob er sich an Allahs Gebote hält, und die ihn *mit Schuldvorwürfen verfolgen (Item 12)*. Sonst droht ihm (wie der Mutter) der Ausschluss aus der heiligen Gemeinschaft.

P: P: Der Patient erlebt sich selbst so, dass er auf diese anderen reagiert, indem er sich einerseits von der Welt *zurückzieht (Item 32)*, *vorsichtig und wachsam* ist *(Item 30)*, andererseits aber auch, indem er sich Allahs Geboten vollständig und bis zur Selbstaufgabe *unterwirft (Item 26)*.

OPD-3 Ratingbogen Achse I:
Psychische Störungen, Krankheitserleben und Behandlungsvoraussetzungen.

2.3	**Psychische und Psychosomatische Störungen**		
	1A Psychische Störungen/ Verhaltensstörungen	ICD oder DSM	
	Hauptdiagnose (Referenzdiagnose)	F 20.0: Paranoide Schizophrenie	
	weitere Diagnose 1		
	weitere Diagnose 2		
	weitere Diagnose 3		
	weitere Diagnose 4		
	weitere Diagnose 5		
	1B Körperliche Erkrankungen	ICD	
	Hauptdiagnose	...	
	weitere Diagnose 1		
	weitere Diagnose 2		
	weitere Diagnose 3		
	weitere Diagnose 4		
	weitere Diagnose 5		
	Alter: 29 Jahre	Geschlecht: ⊗m / w / d	Erhebungszeitpunkt 07 / 2025
2.4	**Gegenwärtige Schwere der Symptomatik/Störung**		
2.4.1	globale Schwere der Störung	⓪ ① ② ③ ⊗④	⑨
2.4.2	GAF: Maximalwert der letzten 7 Tage Symptomatik Berufliche Funktionen soziale Funktionen	 30 30 30	⑨
2.4.3	EQ-5D-Modifiziert Summe: 8 Itemwerte →	1. 1 2. 3 3. 3 4. 1	⑨
2.5	**Dauer und Verlauf der Erkrankung/des Problems**		
2.5.1	Dauer der aktuellen psychischen Störung	○ < 6 Monate ○ 6–24 Monate ⊗ 2–10 Jahre ○ > 10 Jahre	⑨
2.5.2	andere Vorerkrankungen	Gab es psychische Vorerkrankungen? Welche? ...	⑨
2.5.3	chronischer Verlauf der aktuellen psychischen Symptomatik (wenn Symptomatik länger als 6 Monate besteht)	Verlauf der Symptomschwere (Trend) ⊗ gleichbleibend ○ abnehmend ○ progredient Weitere Angaben zum Verlauf: ○ ohne Schwankungen ⊗ fluktuierend ○ phasenhaft-remittierend ○ schubförmig progredient	⑨

Abbildung 18-1: OPD-3 Ratingbogen Achse I: Psychische Störungen, Krankheitserleben und Behandlungsvoraussetzungen.

2.6	**Krankheitskonzepte**						
2.6.1	somatisches Krankheitskonzept	0	1	2	3 ✗	4	9
2.6.2	externale Krankheitskonzepte	0	1	2 ✗	3	4	9
2.6.2.1	sozial orientiertes Krankheitskonzept	0	1	2 ✗	3	4	9
2.6.2.2	alternative Krankheitskonzepte	0	1	2	3	4 ✗	9
2.6.3	intrapsychische Krankheitskonzepte	0 ✗	1	2	3	4	9
2.7	**Veränderungs- und Behandlungskonzepte**						
2.7.1	somatisches Behandlungskonzept	0	1	2 ✗	3	4	9
2.7.2	äußeres und soziales Behandlungskonzept	0	1	2 ✗	3	4	9
2.7.3	alternatives Behandlungskonzept	0	1	2 ✗	3	4	9
2.7.4	psychotherapeutisches Behandlungskonzept	0	1 ✗	2	3	4	9
2.8.1	**Veränderungsressourcen**						
2.8.1.1	Leidensdruck	0	1	2	3	4 ✗	9
2.8.1.2	Umgang mit der Erkrankung (Coping)	0	1 ✗	2	3	4	9
2.8.1.3	psychosoziale Unterstützung	0	1	2 ✗	3	4	9
2.8.1.4	Offenheit	0	1 ✗	2	3	4	9
2.8.2	**Veränderungshemmnisse**						
2.8.2.1	äußere Veränderungshemmnisse	0	1	2	3 ✗	4	9
2.8.2.2	innere Veränderungshemmnisse	0	1	2	3	4 ✗	9
2.8.2.3	sekundärer Krankheitsgewinn	0	1 ✗	2	3	4	9
2.9	**Psychotherapie – Veränderungsstrategien und Ziele**						
2.9.1	Symptomreduktion	0	1	2	3	4 ✗	9
2.9.2	Reflexion und Klärung	0 ✗	1	2	3	4	9
2.9.3	emotionale Unterstützung	0	1	2 ✗	3	4	9
2.9.4	aktive Anleitung	0	1	2	3 ✗	4	9

Abbildung 18-1: Fortsetzung

A: P: Andere erleben den Patienten in solchen Situationen allerdings vor allem so, dass er die böse Welt und die Dämonen beschuldigt und eigene Verantwortung kaum anerkennt *(Item 20)*. Sein Glaube wirkt auf andere fanatisch übersteigert. Wenn er – durch diese Überzeugungen motiviert – nackt im Garten eines Gemeindemitglieds auftaucht oder von der Pflegekraft ausgepeitscht werden möchte, erlebt man ihn als *bedrängend, grenzverletzend und übergriffig (Item 8)*. Zudem widersetzt er sich *trotzig (Item 18)* und ohne adäquate Risikoabschätzung medizinischen Anordnungen und gesellschaftlichen Regeln: Er fährt trotz Verwirrtheit Auto, versucht sein Auge zu entfernen und entzieht sich der Behandlung, indem er auf die Autobahn läuft.

A: A: Andere erleben sich selbst im Kontakt mit dem Patienten entsprechend *vorsichtig und misstrauisch (Item 30)*, da sie seine Handlungen schwer einschätzen können und das Ausmaß seiner Überzeugungen als bedrohlich erleben. Aus diesem Misstrauen heraus entsteht ein Bedürfnis, den Patienten *stark anzuleiten und zu kontrollieren (Item 10)*, was zu restriktiven Maßnahmen führt – von der Begrenzung der Lesezeit im Koran bis hin zur Fixierung. Weiterhin machen andere, beispielsweise der Bruder, dem Patienten für sein riskantes und verantwortungsloses Verhalten heftige *Vorwürfe (Item 12)*.

Zentrale Beziehungsdynamik: Zusammenfassend lässt sich die zentrale Beziehungsdynamik des Patienten wie folgt formulieren: Er erlebt andere immer wieder als übergriffig und kontrollierend einerseits und als mit Schuldvorwürfen verfolgend andererseits. Darauf reagiert er in seinem Erleben so, dass er sich von der bösartigen Welt zurückzieht, auf der Hut ist und versucht, sich Allahs Regeln gänzlich zu unterwerfen. Die Strategien, die er hierzu entwickelt, machen anderen jedoch unbewusst ein schwieriges und ängstigendes Beziehungsangebot: Er übernimmt kaum Verantwortung für sein oft hochriskantes Verhalten, wirkt bedrängend, grenzverletzend und übergriffig und widersetzt sich gesellschaftlichen Regeln. Dies führt dazu, dass andere ihrerseits vorsichtig und misstrauisch bleiben, den Patienten stark kontrollieren und ihm Vorwürfe für sein verantwortungsloses Verhalten machen. Der Patient erlebt sich dadurch wiederum bestätigt in seiner Überzeugung, dass die anderen ihn kontrollieren und beschuldigen. So verfestigt sich eine Atmosphäre wechselseitigen Misstrauens.

18.7 Beurteilung von Achse III (Konflikt)

Beim Patienten steht als Hauptkonflikt die Integration von Selbst- und Objektwert *(Selbstwertkonflikt, K4)* im Vordergrund. Der Konflikt wird als *sehr bedeutsam (3)* eingeschätzt. Insgesamt nehmen die Konfliktthemen des Patienten angesichts seiner schweren strukturellen Beeinträchtigungen die Form von *Dilemmata* an. Wenn sie in seinem Erleben aktiviert werden, kommt es zu psychotischen Zusammenbrüchen: Die Gegensätze können nicht gleichzeitig als innerpsychisch widerstreitend repräsentiert werden (z.B. religiöse Wertvorstellungen vs. sexuelles Verlangen). Stattdessen muss eine Seite – etwa die Reinheit – verabsolutiert und die andere – das sexuelle Verlangen – im Zuge wahnhaften Erlebens nach außen projiziert werden. Dies geschieht nicht symbolisch, sondern konkret, sodass er etwa versucht, den Schaitan mit einem Messer aus dem eigenen Auge zu entfernen.

Selbstwertkonflikt: Der Selbstwertkonflikt (K4) zeigt sich im *vorwiegend aktiven Lösungsmodus,* sowohl biografisch als auch aktuell. In den Erzählungen des Patienten tritt er besonders im Gegensatzpaar zwischen der heiligen Glaubensgemeinschaft und der vom Teufel beherrschten Welt hervor. Als Leiteffekte imponieren Grandiosität und narzisstische Wut: Der Patient betont, er wolle sich ausschließlich mit dem Willen Gottes beschäftigen, weil alles andere wertlos sei. Auf die „normale“ Welt und das weltliche Leben schaut er spürbar herab. Hinter dieser Haltung scheint als Kernaffekt ein vernichtendes Gefühl von Minderwertigkeit zu stehen, welches er fortlaufend abwehren muss, indem er betont, mit der Welt nichts zu tun zu haben, sondern nur mit Gott. Die daraus für ihn selbst erwachsenen Anforderungen (z.B. mit Blick auf sexuelle Entsagung) findet er keineswegs überzogen, sondern angemessen. Szenisch wird das Selbstwertthema greifbar, wenn er den Interviewer auslacht, nachdem dieser angemerkt hat, dass möglicherweise auch Mitglieder seiner Glaubensgemeinschaft hin und wieder einen Roman lesen würden. Für den Patienten sei das minderwertiges Wissen. Selbst sein handwerkliches Wissen bewertet er lediglich als Mittel zum Zweck.

Abhängigkeit vs. Individuation und Schuldkonflikt: Neben dem Hauptkonflikt sind beim Patienten besonders das Spannungsfeld Abhängigkeit vs. Individuation (K1) sowie der Schuldkonflikt (K5) wichtig, die *beide als bedeutsam (2)* eingeschätzt werden.

Der Konflikt *Individuation vs. Abhängigkeit (K1)* zeigt sich ebenfalls im *vorwiegend aktiven Lösungsmodus.* Der Patient vermeidet emotional wirklich bedeutsame Beziehungen: Er wolle sich von den Menschen der Welt abschotten und vor allem im Koran lesen. Allah sei die wichtigste Person in seinem Leben. In seinen Berichten wird deutlich, dass immer wieder große Wünsche nach emotionaler Nähe auftauchen – etwa, wenn er sich spontan erotisch für eine Mitpatientin interessiert. Diese Wünsche bekämpft er jedoch aktiv und verwirft sie als unvereinbar mit Allahs Geboten. Kommt es doch zu impulsiven Durchbrüchen – wenn er ausgepeitscht werden möchte oder sich im Haus eines Glaubensbruders entkleidet – werden existenzielle Angst und Aversion als Leiteffekte erlebbar.

Der *Schuldkonflikt (K5)* zeigt sich im *gemischten Lösungsmodus.* Einerseits beschäftigt er sich fortwährend mit eigenen als schuldhaft erlebten Verfehlungen – wobei auch eine gewisse Unterwerfungslust als Leitaffekt spürbar wird; andererseits übernimmt er kaum Verantwortung für sein riskantes Verhalten. Bei Letzterem verortet der Patient die Ursache seiner Schwierigkeiten immer wieder im Außen, bei Teufeln und Dämonen.

18.8 Beurteilung von Achse IV (Struktur)

Gesamtstrukturniveau: Das Gesamtstrukturniveau des Patienten wird im Zeitfenster der letzten 5 Jahre als *desintegriert (4)* eingeschätzt, wobei einige Strukturfacetten etwas besser integriert scheinen. Es zeigen sich Hinweise auf zeitliche Variabilität, etwa darin, dass der Patient wiederholt an seinen Arbeitsplatz als Tischler zurückkehren konnte. Diese temporäre Verbesserung (+1) ist vermutlich auf die antipsychotische Medikation zurückzuführen. Gegenwärtig, nach dem eigenmächtigen Absetzen der Medikation, ist wieder das Ausgangsniveau anzunehmen. Hinweise auf eine *Auslenkung des Gesamtstrukturniveaus in den verschiedenen Lebensbereichen* bestehen nicht.

18.8.1 Selbst- und Objektwahrnehmung

Die Fähigkeit des Patienten zur *Selbstreflexion* ist stark eingeschränkt *(3,5).* Als schwierig erlebte Anteile, etwa sexuelles Begehren, schreibt er nicht sich selbst, sondern dem Schaitan zu. Rückmeldungen dazu, wie er von anderen wahrgenommen wird, bleiben auch über den Behandlungsverlauf hinweg folgenlos oder werden – wie die Aussage eines Pflegers, „dass etwas aus ihm herauswolle" – wahnhaft missverstanden. Auch die *Affektdifferenzierung* ist stark beeinträchtigt *(3,5)*: Ein innerer Abstand zu den eigenen Gefühlen besteht kaum. Wird er im Interview auf widersprüchliche Affekte hingewiesen, kann er diese nicht benennen, reagiert jedoch mit sichtbarem körperlichem Druck. In der Wahrnehmung seiner *Identität (4)* kommt es zu stereotypen Selbstbeschreibungen als tiefreligiöse Person, während unerwünschte Selbstanteile in wahnhaften Ersatzfiguren wie Iblis lokalisiert werden. Biografische Bezüge, die im Interview hergestellt werden, kann er nicht nachvollziehen.

Die *Selbst-Objekt-Differenzierung* ist ebenfalls als desintegriert *(4)* einzuschätzen: Im Wahn kann der Patient nicht sicher zwischen inneren Vorstellungen und äußerer Wahrnehmung unterscheiden. So unternahm er lange Autofahrten, um die Welt als vermeintliche, vom Teufel errichtete Kulisse zu entlarven. *Objektbezogene Affektdifferenzierung (4)* ist kaum gegeben: Affekte anderer kann er meist weder wahrnehmen noch verstehen. Stattdessen interpretiert er einzelne Aussagen wie „Alles Liebe" als eindeutige Indizien für erotisches Interesse. Auch die Integration der *Objektwahrnehmung (3,5)* ist stark eingeschränkt. Andere – etwa der Vater – werden idealisiert, wobei einzelne Eigenschaften für die ganze Person stehen. Mit Unterstützung im Interview kann jedoch stellenweise eine etwas differenziertere Wahrnehmung entstehen, wie im Bild der Mutter.

18.8.2 Selbst- und Beziehungsregulation

Die *Impulssteuerung* ist massiv beeinträchtigt *(3,5)*. Aufkommende Impulse, insbesondere sexuelles Verlangen, werden als existenziell bedrohlich erlebt, was zu schwer selbst- und fremdgefährdenden Handlungen bei Kontrollverlust führen kann. Dies steht im engen Zusammenhang mit der eingeschränkten *Affekttoleranz (3,5)*: Während er im Interview zunächst fast unbewegt wirkt, zeigt er bei emotionalen Themen heftige Unruhe. Ein stabiles, adaptives *Selbstwertgefühl (4)* fehlt. Der Patient pendelt zwischen grandiosen Selbstanteilen mit vermeintlichen göttlichen Eingebungen und drastischen Gegenmaßnahmen gegen als unwert erlebte Selbstanteile.

Der *Schutz naher Beziehungen (3,5)* gelingt nur ansatzweise, soweit andere als Selbstobjekte benötigt werden – wie der Glaubensbruder, der ihm ein Handy bringt. Der Patient gefährdet vorhandene Beziehungen massiv durch sein hochriskantes Verhalten während des Wahns. Für die *Antizipation (3,5)* der Folgen seines Handelns beim anderen benötigt der Patient Hilfe von außen; echte Perspektivübernahme findet nicht statt. Die Fähigkeit zum *Interessenausgleich (3,5)* ist fast vollständig dem religiösen Überzeugungssystem untergeordnet. Dieses wirkt zwar als verinnerlichtes Wertesystem, ist jedoch überwertig und rigide strukturiert.

18.8.3 Abwehr

Die inneren *Erlebensmöglichkeiten* des Patienten sind massiv eingeschränkt *(4)*. Widerstreitende innere Impulse setzen ihn extrem unter Druck und können nur durch wahnhafte Umdeutungen der Realität bewältigt werden. Reifere intrapsychische Abwehrmechanismen stehen kaum zur Verfügung; auch *interpersonelle Abwehrformen (4)* müssen immer wieder durch Wahnerleben erweitert werden. Dominante *Abwehrmechanismen (4)* sind veränderte Realitätskonstruktionen – etwa die Vorstellung einer Kulissenwelt – sowie andauernde Spaltungen, etwa zwischen der heiligen Gemeinschaft Allahs und der von Iblis beherrschten Welt.

18.8.4 Kommunikation nach innen und außen

Affekte und Fantasien (4) können nicht zur Bereicherung des Erlebens genutzt werden. Stattdessen lösen sie beim Patienten chaotische innere Dynamiken aus; Fantasien werden im Wahn zu stark ängstigenden Gewissheiten, auf die der Patient mit zum Teil bedrohlichen Gegenmaßnahmen reagiert. Körpererleben und Sexualität sind von drängenden, zugleich stark ängstigenden Vorstellungen geprägt, die in befremdliche Kompromissbildungen münden (z. B. auf Station ausgepeitscht werden zu wollen). *Lustvolles Erleben (4)* ist damit extrem eingeschränkt. Das *Körperselbst (3,5)* wirkt fragmentiert und vom psychischen Erleben weitgehend abgespalten. Eine basale Selbstfürsorge ist jedoch vorhanden.

Die *emotionale Kontaktaufnahme (3)* ist eingeschränkt, aber weniger stark als andere Bereiche. Seine Stimmungslage wechselt rasch und vermittelt dem Gegenüber widersprüchliche Botschaften von großer Selbstsicherheit einerseits und massiver Angst andererseits. Dennoch wirkt der Patient affektiv beteiligt und scheint auch Interesse am Gespräch zu haben. *Intimität (3,5)* kann kaum gelebt werden. Sexualität findet nur als Masturbation statt und diese wird als schmutzig erlebt. Seine Liebe gilt nur Allah und ist in keiner erkennbaren Weise mit seinem sexuellen Begehren verbunden. Die *empathischen Fähigkeiten* des Patienten *(3,5)* sind nur mit externer Unterstützung ansatzweise zugänglich. Auch dann gelingt es dem Patienten kaum, sich in die Innenwelt anderer einzufühlen; die Beweggründe anderer Menschen bleiben ihm weitgehend rätselhaft.

18.8.5 Bindung an innere und äußere Objekte

Der Patient scheint über keine stabilen Objekte, im Sinne von *internalisierten Beziehungserfahrungen,* zu verfügen *(3,5).* Zwar gibt es eine idealisierte Vorstellung des Vaters und verschiedene bedrohliche Bilder von Dämonen im Außen, doch handelt es sich um eindimensionale Schilderungen ohne Differenzierung. Die zentrale Angst richtet sich auf die Vernichtung der eigenen Identität im Sinne der Verdammnis durch böse Teilobjekte. Die Beziehung zu den *Introjekten* muss entsprechend als desintegriert *(4)* beschrieben werden: Selbstberuhigung durch verinnerlichte Beziehungserfahrungen ist nicht möglich. Stattdessen entstehen in der Einsamkeit heftige – auch sexuelle – Erregung sowie realitätsferne Gewissheiten über Manipulation durch dämonische Kräfte, gegen die er aktiv vorgehen zu müssen glaubt. Die inneren Bilder weisen zudem kaum *Variabilität (3,5)* auf: Sie erscheinen klischeehaft, stark funktionalisiert und ordnen andere entweder der Sphäre des Heiligen oder des Bösen zu.

Die *Bindungsfähigkeit* an äußere Objekte ist gering *(3),* aber vorhanden. Der Patient berichtet glaubhaft, dass ihm einzelne Mitglieder seiner Gemeinde wichtig sind, und auch zum Bruder besteht trotz wiederholter Konflikte eine gewisse Bindung. Allerdings sind Bindungen – auch zu Mitgliedern des Hilfesystems – durch sein mangelndes *Vertrauen (3,5)* belastet. Er unterstellt anderen rasch, mit der von Iblis beherrschten Welt im Bunde zu stehen, und untergräbt zugleich durch seine schwer vorhersehbaren und riskanten Handlungen das Vertrauen der anderen in ihn. Über die Fähigkeit des Patienten, *Bindungen zu lösen,* liegen nur wenige Informationen vor (9 = bitte nachexplorieren). Er berichtet nicht von erlebten Trennungen; das Ende von Behandlungsbeziehungen nimmt er nach Angaben des Teams äußerlich regungslos hin.

18.9 Psychodynamische Überlegungen und Epikrise

Zusammenfassend steht beim Patienten eine schwere strukturelle Beeinträchtigung im Vordergrund. Vor diesem Hintergrund nehmen seine konflikthaften Themen – insbesondere der Selbstwertkonflikt (K4) – die Form von Dilemmata an. Das bedeutet, dass er unbewusst vor der als existenziell erlebten Notwendigkeit steht, eine Seite des bipolaren Spannungsfeldes (z. B. beim K4 den Wert der Welt und der anderen Menschen) gänzlich zu verwerfen. Dies geschieht über Abwehrmechanismen wie psychotische Projektion, wobei u.a. seine eigenen triebhaften Wünsche, die auf andere Menschen gerichtet sind, in realitätsfernen Außenkonstruktionen untergebracht werden (z. B. in dämonischen Wesen, die ihn zu sündiger Sexualität verleiten wollen). Da dilemmatische Konfliktthemen eine weitgehende Tabuisierung allgemein menschlicher Regungen und Wünsche implizieren, bleiben alle bisherigen Lösungsversuche notwendig instabil: Bereits alltägliche Situationen – etwa erotisches Interesse an einer Frau – können heftige Krisen auslösen.

Eine langfristige psychotherapeutische Behandlung ist indiziert (leitliniengemäß bei Schizophrenie in allen Stadien der Erkrankung). Sie erfolgt zunächst akutstationär und anschließend in der psychiatrischen Tagesklinik; später wird sie – mit Unterbrechungen und erneuten stationären Aufenthalten – ambulant fortgeführt. Auf Basis des OPD-Befundes werden *drei Foki* gesetzt:

1. Aufbau eines psychotherapeutischen Behandlungskonzepts (Achse I): Der Patient hatte bislang kaum eine Vorstellung davon, dass innerpsychische Arbeit (z. B. sich mit seinen Gefühlen auseinanderzusetzen) ursächlich zur

Besserung beitragen könnte; auf der Heidelberger Umstrukturierungsskala (HUS) wird dies zu Behandlungsbeginn mit *1 = Nichtwahrnehmung des Fokusproblems* eingestuft.

2. Beziehungsdynamik (Achse II): Ziel ist, die Einsicht zu fördern, dass der Patient nicht nur kontrollierenden/gefährlichen anderen ausgeliefert ist, sondern sein Verhalten diese Reaktionen aktiv mit hervorruft. Aufgrund fehlender Einsicht – bei häufiger Konfrontation mit Vorwürfen anderer – wird dies auf der HUS als *2 = ungewollte Beschäftigung mit dem Fokus* eingestuft.

3. Selbstwertregulierung (Achse IV) bzw. Selbstwertkonflikt (Achse IV): In der therapeutischen Beziehung würde es immer wieder darum gehen müssen, um lebbare Kompromisse zwischen den Ansprüchen des Patienten und der Realität zu ringen. Auch dieses Thema wird vor Therapiebeginn auf der HUS als 2 eingestuft.

Der Schwerpunkt der Behandlung liegt, im Sinne von Lempa et al. (2017), auf der *gelebten (im Unterschied zur verstandenen) Interpersonalität*. Der Patient ist während des stationären Aufenthalts zunächst nur zögerlich für psychotherapeutische Gespräche zu gewinnen, stimmt jedoch auf Empfehlung eines Gemeindemitglieds schließlich einer anschließenden tagesklinischen Behandlung zu – auch mit dem Ziel, eine geringere Neuroleptika-Dosis zu erproben. Er bleibt anfänglich zurückhaltend, integriert sich dann aber überraschend gut in die Gruppe und zeigt Freude an gemeinsamen Spiel- und Filmabenden. Nach 4 Wochen bricht er die Behandlung ab, nachdem es zu einem Streit mit einer Mitpatientin gekommen war, der er vorwarf, sie habe ihn verhext.

Bei Entlassung erhält er das Angebot, sich bei weiterem Gesprächsbedarf zu melden. Einige Monate später kontaktiert er ambulant den Stationspsychologen nach einer belastenden Arbeitssituation. Da er einer wöchentlichen Therapie skeptisch gegenübersteht, werden zunächst niederfrequente, bedarfsorientierte Gespräche im Quartal vereinbart. Im Verlauf eines Jahres gewinnt er den Eindruck, dass ihm die Termine helfen, sich innerlich besser zu ordnen; daraufhin entscheidet er sich, eine ambulante psychodynamische Psychotherapie bei seinem Therapeuten aufzunehmen.

19 „Die gefährliche Begierde nach Mutterliebe“

Nanne Dominick, Inge Seiffge-Krenke

Hauptdiagnose:

ICD-10: F65.8 und F52.7 Paraphilie und Sexsucht

ICD-11: 6C72 Zwanghafte sexuelle Verhaltensstörung

Im Folgenden wird der Fall eines Patienten mit perversionsgeprägter (Online-)Sexsucht vorgestellt, der sich an die Ambulanz für Spielsucht der Klinik und Poliklinik für Psychosomatische Medizin und Psychotherapie der Universitätsmedizin Mainz gewendet hat. Die Einrichtung ist spezialisiert auf die Diagnostik, Behandlung und wissenschaftliche Erforschung von Glücksspiel-, Computer-, Internet- und Online-Sexsucht unter der Leitung von Dr. Klaus Wölfling. Die diagnostische Einschätzung von Herrn P. basiert auf einem psychotherapeutischen Erstgespräch, strukturierten Interviews (z. B. AICA-SKI:IBS [Strukturiertes Klinisches Interview zu Internetbezogenen Störungen]) sowie klinikinternen Fragebögen zur Internetnutzung und Sexualverhaltensstörung. Zudem wurden diverse somatische Abklärungen vorgenommen.

19.1 Eröffnungsszene: Emotional bedürftig und grenzunsicher

Beim Erstkontakt erscheint Herr P., ein 35-jähriger Mann, in Begleitung seiner schwangeren Ehefrau in der Ambulanz. Auf Wunsch der Ehefrau nimmt sie am Gespräch teil. Herr P. wirkt zunächst scheu, mit gesenktem Blick und zögerlichem Augenkontakt. Beim Versuch zu sprechen, gerät er in einen weinenden Zustand und sackt körperlich in sich zusammen. Die Ehefrau schildert daraufhin unter Tränen die Problematik: Ihr Mann konsumiere exzessiv Online-Sex, habe darüber hinaus jedoch auch seit mehreren Jahren eine Affäre mit ihrer eigenen Mutter. Sie äußert massiven emotionalen Schmerz und wirft ihm vor, er habe ihr Leben zerstört. Im weiteren Verlauf berichtet Herr P., dass die Beziehung mit seiner Ehefrau seit seiner Jugend bestehe. Das Paar habe Kinder, für deren Betreuung er selbst primär zuständig sei, da die Ehefrau beruflich stark eingebunden sei. Herr P. berichtet von lang anhaltender Überforderung und Angst vor Objektverlust, insbesondere nach der Geburt des zweiten Kindes. Im beruflichen Bereich (der Patient ist seit Jahren im Verwaltungsbereich bei derselben Firma tätig) berichtet er von Mobbing und heimlicher Pornografie-Nutzung auf der Toilette.

19.2 Frühe biografische Einflüsse und sexuelle Fantasien

Herr P. ist in einer Familie mit zwei Brüdern (-6 Jahre und -8 Jahre) aufgewachsen. Der Vater des Patienten wird im Erstgespräch nicht erwähnt, eine enge ambivalente Bindung an seine Mutter wird deutlich. Herr P. berichtet, dass er ab dem späten Kindesalter (ca. 9 Jahre) wiederholt sexuelle Fantasien im Zusammenhang mit den Müttern von Freunden erlebt habe. Diese Frauen habe er als zugewandt, warmherzig und präsent erlebt; ganz im Kontrast zu seiner eigenen Mutter, die er als emotional distanziert und ablehnend beschreibt. Diese Erfahrungen mütterlicher Fürsorge verband er zunehmend mit sexueller Erregung. Im Jugendalter kam es zu regelmäßigem pornografischem Konsum mit entsprechender Thematik („ältere Frauen“) sowie masturbatorischem Verhalten zur Spannungsreduktion. Im Verlauf entwickelten sich daraus anhaltende, thematisch stabile sexuelle Fantasien, die in Zusammenhang mit realem Kontaktverhalten zu älteren Frauen traten. Im Zentrum dieser sexualisierten Handlungen steht weniger das Bedürfnis nach sinnlichem Genuss, sondern mehr der Versuch, über die körperliche Vereinigung mit (s)einer (Mutter-)Figur, innere Spannungen (aus Konkurrenz, Angst vor Objektverlust, Wertlosigkeitsgefühlen) zu lindern. Es wird sichtbar, dass er seine Sexualität hier als „Mittel zum Zweck“ der inneren Beruhigung und inneren Herstellung von Ordnung (Strukturierung) einsetzt.

19.3 Pornografiekonsum und sexuelle Grenzverletzung

Im Verlauf habe Herr P. zunehmend pornografische Inhalte, insbesondere mit Bezug zu deutlich älteren Frauen („Granny“- oder „Young & Old“-Kategorie und „Tabu-/Inzest-Rollenspiele“), konsumiert. Dieser Konsum habe primär einer Spannungsreduktion und Selbstberuhigung gedient. In Phasen erhöhter innerer Belastung, wie während der COVID-19-Pandemie und damit verbundener sozialer Isolation, habe sich der Konsum erheblich intensiviert und täglich mehrfach und immer heimlich stattgefunden. Parallel habe Herr P. gezielt den virtuellen Kontakt zu älteren Frauen über Chatforen gesucht, was in wiederholte Video-Interaktionen gemündet sei. Die sexuelle Erregung verlagerte sich zunehmend auf reale Beziehungen. Seine Problematik eskalierte, als die Schwiegermutter im Rahmen familiärer Unterstützung regelmäßig im Haushalt anwesend war. Der Patient berichtet, dass er insbesondere ihren fürsorglichen Umgang mit den Kindern als sexuell stimulierend erlebt habe. Nach wiederholter Fantasiebildung und voyeuristischem Verhalten sei es schließlich zu einem ersten sexuellen Kontakt mit der Schwiegermutter gekommen, die ihn oral befriedigte. Daraus habe sich eine mehrjährige geheime Affäre entwickelt.

19.4 Beurteilung von Achse I (Krankheitserleben und Behandlungsvoraussetzungen)

19.4.1 Haupt- und Nebendiagnosen

Hauptdiagnose: Es besteht ein exzessives, zwanghaftes sexuelles Verhalten in Form von ausgeprägtem Online-Konsum, diagnostisch einzuordnen als zwanghafte sexuelle Verhaltensstörung (ICD-11: 6C72). Zusätzlich zeigt sich eine sexuelle Fixierung auf deutlich ältere Frauen, entsprechend einer anderen näher bezeichneten paraphilen Störung (Gerontophilie, ICD-11: 6D3Y).

Nebendiagnosen: Als psychische Begleiterkrankung liegt eine schwere depressive Episode ohne psychotische Symptome (ICD-11: 6A70.3) vor. Der Patient raucht nicht und trinkt gelegentlich mäßige Mengen an Alkohol in sozialen Situationen.

Der Patient wurde sowohl psychologisch (OPD, SKID, AICA-SKI:IBS) als auch somatisch (u. a. Blutbild, EEG, fMRT) umfassend diagnostisch abgeklärt; die medizinischen Befunde sind alle unauffällig.

19.4.2 Schweregrad, Dauer und Verlauf

Die Beeinträchtigung ist im sozialen und beruflichen Bereich stark ausgeprägt (Stufe 4). Das Funktionsniveau nach GAF liegt bei 41–50, der

EQ-5D-Wert bei Stufe 1. Die Paraphilie besteht seit über 10 Jahren, die depressive Symptomatik ist seit < 6 Monaten akut.

Herr P. beschreibt ein primär *somatisches Krankheitsverständnis.* Er erlebt sein sexuelles Verhalten als „fremdgesteuert" und „krankhaft" und verwendet dazu das Bild eines „Tumors im Kopf". Psychodynamische oder psychosoziale Zusammenhänge lehnt er bislang ab. Er erwartet eine rasche, klare Diagnose und Behandlung durch Experten.

Seine *Veränderungsmotivation* ist überwiegend extrinsisch geprägt: Die Androhung einer Trennung durch die Ehefrau veranlasste ihn zur Therapiesuche. Eine genuine, intrapsychische Änderungsbereitschaft ist bislang nicht erkennbar.

Verantwortung für die Problematik weist er primär extern zu: Er macht die emotionale Vernachlässigung durch die Mutter sowie die häufige berufliche Abwesenheit seiner Ehefrau mitverantwortlich. Daraus ergibt sich ein ausgeprägt *externalisierendes Deutungsmuster.*

19.4.3 Behandlungsmotivation/ Behandlungskonzept

Seine Therapiebereitschaft ist vorrangig extrinsisch motiviert: Ausschlaggebend war der massive Druck seitens seiner Ehefrau, die mit einer Trennung droht. Eine genuine psychodynamische Einsicht oder eigenständige Änderungsmotivation ist nicht erkennbar. Das Krankheitskonzept des Patienten ist überwiegend externalisiert: Sowohl das somatische Krankheitsverständnis (Stufe 4) als auch das sozial-external attribuierte Modell (Stufe 4) sind deutlich ausgeprägt. Der Patient macht primär die Mutter (Kindheit) und die Ehefrau (fehlende Präsenz) für seine Symptomatik verantwortlich. Der Patient formuliert wiederholt den Wunsch nach einer klaren, eindeutigen Ursache für seine Beschwerden, die sich durch gezielte fachliche Intervention beheben lassen. Damit verbunden ist seine Annahme, dass lediglich der „richtige Experte" gefunden werden müsse. Eine stationäre oder hochfrequente ambulante Behandlung lehnt er mit Verweis auf organisatorische Gründe ab (fehlende Kinderbetreuung, mangelnde Einbeziehbarkeit des sozialen Umfelds etc.). Diese Einschätzung wird von der Ehefrau geteilt. Zugleich fordert der Patient eine Kombination aus verschiedenen Therapieverfahren an. Sein Krankheitsverständnis ist stark somatisch geprägt (Stufe 4), ergänzt durch ein external-alternatives Konzept (Stufe 2). Er bevorzugt externalisierende Erklärungen, idealerweise medizinische: So vergleicht er seine Symptomatik mit einem „Gehirntumor", der entfernt werden könne.

19.4.4 Leidensdruck, Coping-Ressourcen

Herr P. berichtet über einen stark ausgeprägten Leidensdruck (4), welcher sich ebenfalls aus dem Verhalten des Patienten schließen lässt. Er beschreibt große Verlustängste gegenüber seiner Ehefrau. Er habe große Sorge, sein Baby nie sehen zu dürfen, und das Gefühl, seine Familie zu verlieren, verbunden mit einem bislang nie gekannten negativen Selbstbild und intensiven Ängsten vor Einsamkeit und starken Schuldgefühlen. Seine bisherigen Coping-Strategien – Vereinssport, sozialer Austausch – sind nicht mehr wirksam, ebenso droht die Kinderbetreuung (Versorgung anderer) bei einer Scheidung wegzufallen und würde zum Verlust seiner Ressourcen führen. Als Coping-Ressourcen werden die aktuell noch vorhandenen Ressourcen mit mittelmäßig ausgeprägt (2) bewertet.

19.4.5 Psychosoziale Unterstützung

Oberflächlich betrachtet verfügt Herr P. über ein stabiles soziales Umfeld: eine Ehefrau, die sich um das Wohlergehen der Familie bemüht, berufliche Anbindung, Kontakt zu einem Sportverein sowie enge Beziehungen zu seinen Kindern, die er genießt. Subjektiv jedoch beschreibt der

Patient massive Verlust- und Verlassenheitsängste hinsichtlich seiner Ehefrau. Das starke Schuld- und Schamerleben erschwert es ihm zudem, sich gegenüber Freunden oder dem sozialen Umfeld zu öffnen oder über das Geschehene zu sprechen. Es besteht kein Kontakt zu seinen Geschwistern.

Der Patient steht unter erheblichem innerem Druck, der zeitweise in suizidale Gedanken mündet. Diese Gedanken scheinen weniger Ausdruck eines konkreten Suizidwunsches, sondern vielmehr als Versuch einer Flucht aus der Realität zu verstehen sein – ein verzweifeltes Streben nach Erleichterung und Reduktion innerer Spannung. Insgesamt wurde die psychosoziale Unterstützung mit nicht ausgeprägt Stufe 0 bewertet.

19.4.6 Offenheit

Herrn P. gelingt es nicht, in emotional relevanten Situationen innere oder zwischenmenschliche Prozesse mit seinen Symptomen in Verbindung zu bringen. Auf Deutungsangebote reagiert er nicht, während der Gespräche verharrt er häufig in einem weinenden Zustand. Die Offenheit für psychodynamische Bearbeitung ist daher nicht ausgeprägt (Stufe 0).

19.4.7 Veränderungs- und Behandlungshemmnisse, Krankheitsgewinn

Die *äußeren Veränderungs- und Behandlungshemmnisse* sind mäßig ausgeprägt (Stufe 2): Der Patient nennt die fehlende Kinderbetreuung als wesentliches Motiv für die Ablehnung einer stationären Behandlung. Auch *innere Hemmnisse* sind mäßig ausgeprägt (Stufe 2): Herr P. scheut die intensive therapeutische Auseinandersetzung trotz gewisser moralischer Einsicht. Stationäre Settings lehnt er ab, da er diese stigmatisierend mit „Geisteskrankheit“ verbindet. Ein *sekundärer Krankheitsgewinn* ist mäßig ausgeprägt (Stufe 2): Trotz der Krise erfährt Herr P. Unterstützung durch seine Ehefrau, was möglicherweise stabilisierend wirkt.

19.5 Beurteilung von Achse II (Beziehung)

Die Beziehungsgestaltung des Patienten ist nicht altersgemäß und erinnert eher an ein emotional vernachlässigtes Kind, das emotional bedürftig, regressiv und grenzunsicher wirkt. In der therapeutischen Beziehung zeigt sich ein starkes Nähebedürfnis (Versorgung), das auf grenzüberschreitende Weise eingefordert wird (z. B. Weinen, Jammern, emotionale Überflutung, Wunsch nach täglichen mehrstündigen Behandlungsangeboten). Der Patient verharrt in einer passiven, hilflosen Haltung und überträgt Verantwortung und Handlungskompetenz an die Therapeutin. Nähe wird gefordert, aber nicht differenziert gestaltet. Die Therapeutin wird unbewusst in eine überforderte Elternposition gedrängt.

19.5.1 Wie möchte der Patient gesehen werden?

Der Patient möchte als Opfer äußerer Umstände wahrgenommen werden. Unbewusst strebt er nach Schuldentlastung, um Scham nicht empfinden und die Konsequenzen seines Verhaltens nicht verantworten zu müssen. Dies symbolisiert seinen Wunsch nach Passivität, Entlastung und Rettung durch einen kompetenten Dritten. Der Therapeut soll handeln, heilen, lösen. Bleibt diese Erwartung unerfüllt, entwertet er das Gegenüber und spricht der Therapeutin die Kompetenz ab („Sie sind nicht die Richtige“), verbunden mit dem Wunsch, einen „Spezialisten“ zu finden.

19.5.2 Wie erlebt sich der Patient selbst in Beziehungen?

Der Patient kann kaum eine differenzierte Selbsterfahrung in Beziehungen beschreiben. Es ist anzunehmen, dass er sich primär als ohnmächtig, hilflos und bedürftig erlebt, diese Gefühle jedoch nicht verbalisieren kann. In seiner Ehe beschreibt er sich als bemüht, aber letztlich als Versager und überfordert. Eine positive Selbsterfahrung scheint ausschließlich im sexuellen Kontakt und beim Konsum pornografischer Inhalte möglich: Hier erlebt er sich als zufrieden, geschützt, „im siebten Himmel". Diese Darstellung erinnert an ein emotionales Verschmelzungserleben mit einer allversorgenden Mutter, in dem keine Trennung, kein Mangel existiert. Außerhalb dieser Sphäre wirkt sein Selbstbild diffus, instabil und kaum konsolidiert. Beziehungen werden von ihm nicht aktiv gestaltet, sondern als etwas erlebt, das „mit ihm geschieht".

19.5.3 Was löst er im Gegenüber aus?

Im Gegenüber entsteht rasch ein starkes Gefühl von Verantwortung, Fürsorge und Errettungspflicht. Die Therapeutin erlebt neben Mitleid auch intensive Wutimpulse, insbesondere im Zusammenhang mit der Notwendigkeit ständiger Grenzsetzung und der Konfrontation mit wiederkehrenden Grenzverletzungen, etwa durch den Versuch, Kinder oder Ehefrau in die Behandlung einzubeziehen, eine ausufernde Themenführung und ein hohes Maß an Bedürftigkeit. Diese Dynamik wird verstärkt durch eine vermutlich unbewusste Übertragung: Der Patient besetzt die Therapeutin mit einem negativ gefärbten Mutterbild, er erscheint regressiv-fordernd und drängt das Gegenüber in eine haltende, seine Probleme lösende Rolle.

19.5.4 Beziehungsdynamik

Die Selbst- und Beziehungserfahrungen von Herrn P. lassen sich entlang der vier Perspektiven wie folgt beschreiben:

1 + 2: Perspektive A: Selbst- und Fremderleben durch Herrn P.: Herr P. erlebt sich selbst als unterlegen, emotional abhängig und schutzbedürftig (P: P). Andere Personen nimmt er als nicht verfügbar, kontrollierend und fordernd wahr (P: A).

3 + 4: Perspektive B: Wahrnehmung durch die Therapeutin: Aus Sicht der Therapeutin fällt es schwer, mit Herrn P. empathisch in Kontakt zu treten. Er wird als schwer einfühlbar, voller Scham, fordernd und regressiv erlebt (A: P). Im Erleben der Therapeutin gegenüber sich selbst (A: A) dominieren Gefühle von Hilflosigkeit, Überforderung, Schuldverantwortung und Entwertung.

Abbildung 19-1 zeigt den OPD-3 Ratingbogen der Achse II des Patienten.

19.6 Beurteilung von Achse III (Konflikt)

Auf den ersten Blick scheint es sich bei dem Patienten um einen ödipalen Konflikt (K6) im aktiven Modus zu handeln, auf der Grundlage eines niedrig bis mäßig integrierten Strukturniveaus. Eine genauere Analyse zeigt allerdings, dass eher Versorgungsthemen im Vordergrund stehen. Auch der Selbstwert des Patienten ist niedrig.

19.6.1 K3: Versorgungskonflikt und sexualisierte Abwehr, die an einen ödipalen Konflikt (K6) erinnert

Bereits in der Kindheit entwickelte der Patient wiederkehrende sexuelle Fantasien mit Bezug zu mütterlich-fürsorglichen Frauen, insbesondere den Müttern von Freunden. Allerdings hat der Patient keine reife triangulierte Beziehung zu seiner Frau, seinen Kindern, und auch die Beziehung zu seiner Schwiegermutter ist eine dyadische. Die sexuelle Erregung ist dabei nicht primär auf wechselseitig zu genießende Lust gerichtet, sondern dient der Affektregulation, dem Wiederherstellen innerer Ordnung sowie dem Versuch, belastende Trennungsgefühle zu vermeiden oder abzumildern.

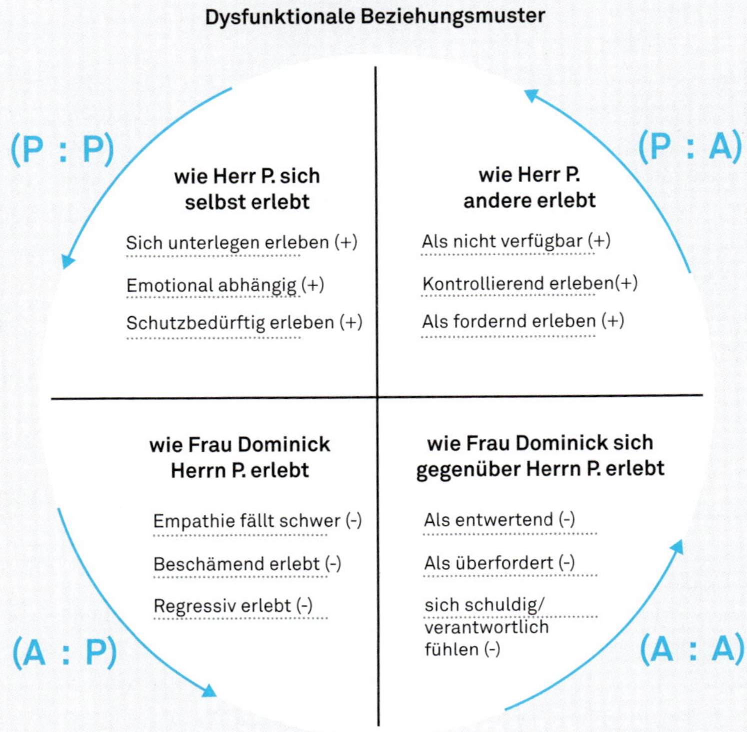

Wie Herr P. andere immer wieder erlebt:	- als nicht verfügbar, emotional abgewandt - als kontrollierend und fordernd - eher beurteilend/entwertend als unterstützend
wie Herr P. auf dieses Erleben reagiert:	- zieht sich zurück, vermeidet Blickkontakt, wirkt schamvoll und regressiv - klammert sich gleichzeitig an Sicherheit/Versorgung, zeigt Unterordnung/Anpassung - handelt aus (Onlinesex/Affäre) als verdeckte Autonomie/Spannungsabfuhr
welches Beziehungsangebot Herr P. anderen damit (unbewusst) macht:	„Kümmere dich um mich, ich bin schwach/schutzbedürftig.“ „Übernimm Verantwortung und sag mir, was richtig ist.“ Setzt andere in die Eltern-/Retter- oder Richter-Rolle (andere: mächtig – ich: ohnmächtig). „Ich bin ein ganz guter und braver Junge"
welche Antwort Herr P. anderen damit (unbewusst) nahe legt:	- Übernehmen, steuern, fordern, Grenzen setzen, moralisieren/kritisieren - oder sich überfordert fühlen und distanziert/hilflos zurückziehen - ggf. verdeckte Entwertung („mit ihm/ihr kommt man nicht in Kontakt")
wie es Herr P. erlebt, wenn andere so antworten, wie Herr P. es ihnen nahe legt:	- fühlt sich noch weniger gesehen/verstanden → bestätigt „Andere sind nicht verfügbar“ - erlebt Scham, Ohnmacht, Alleinsein, wachsende emotionale Abhängigkeit

Abbildung 19-1: OPD-3 Ratingbogen Achse II: Beziehung für Fall 19 „Die gefährliche Begierde nach Mutterliebe“.

Bei der Affäre mit der Schwiegermutter ist es zum Ausagieren gekommen: Aus Fantasien und medialem Konsum von Online-Sex wurden reale sexuelle Handlungen. Die Beziehung war durch Fürsorge geprägt und stellt nur scheinbar eine Re-Inszenierung ödipaler Triangulierung dar. Sowohl seine Familienrolle (Versorgung der Kinder) als auch die Inhalte seiner Paraphilie (Suche nach der versorgenden Mutter) deuten eher auf ein Versorgungsthema hin, genauer auf einen gemischten Modus – aktiv in Bezug auf die Familie/Kinder, passiv in Bezug auf die Perversion.

Kindheitserfahrung und Wiederholungszwang: In der Biografie des Patienten zeigen sich wiederholt Erfahrungen emotionaler Vernachlässigung, familiärer Rivalität und sozialer Ausgrenzung. Diese Erlebnisse führten zu einem unbewussten Wiederholungszwang, Beziehungskonstellationen mit fürsorglich-betonten Mutterfiguren herzustellen – real oder symbolisch (z. B. über pornografische Inhalte). In der Sexualisierung dieser Beziehungen findet der Patient eine Form der Spannungsreduktion und kurzfristigen Selbstregulation. Auch dies spricht eher für einen Versorgungskonflikt, ebenso wie die Reaktivierung durch die bevorstehende Geburt des 4. Kindes.

Reaktivierung durch die Geburt des Kindes: Die Geburt des ersten Kindes markierte einen zentralen Auslöser: Aus der bisherigen Dyade (Partnerin – Herr P.) wurde eine Triade (Partnerin – Kind – Herr P.). Für den Patienten bedeutete dies die unbewusste Wiederbelebung früherer Erfahrungen von Ausschluss, Mangel und der Angst vor dem Objektverlust. Oberflächlich ähnelt die Situation einem ödipalen Szenario, er erlebte sich als „ausgestoßenes Kind", dem im Inneren droht, sein mütterliches Objekt zu verlieren. Im Kern jedoch steht nicht das sexuelle Besitzstreben einer reifen ödipalen Konstellation, sondern der Neid auf die vollständige, ungeteilte Versorgung, die nun dem Säugling zukommt. Diese Wiederholung knüpft an die frühkindliche Erfahrung einer häufig emotional abwesenden Mutter an, vergleichbar mit der späteren beruflich bedingten Abwesenheit seiner Ehefrau. In dem unbewussten Wunsch, eine Dyade wiederherzustellen, sucht Herr P. erneut eine „mütterliche Figur" (hier: die Schwiegermutter), um das erlebte Defizit auszugleichen und emotionale Stabilität herzustellen. Die Sexualisierung fungiert dabei als erlernte, jedoch dysfunktionale Strategie zur Regulation seines Versorgungsthemas und hat eher Abwehrcharakter.

19.6.2 Versorgung (K3) und Selbstwert (K4)

Biografisch und in seiner aktuellen Beziehungsgestaltung, auch in seiner Symptomatik, gibt es demnach mehr Indikatoren für einen Versorgungskonflikt. Bei Herrn P. gibt es des Weiteren einige Indikatoren für einen Selbstwertkonflikt (K4). Zwischen Grandiosität und tiefer Selbstabwertung pendelnd, versucht sich Herr P. durch erotische und perverse Fantasien, in denen er mütterliche Fürsorge und Grandiosität erfährt, zu stabilisieren und Ordnung im Innen herzustellen. Nach dem Ausagieren dominieren jedoch Scham, Schuld und schwere depressive Einbrüche. Das Besondere: Die Verführung und „Eroberung" einer Mutterfigur bietet dabei doppelte narzisstische Aufladung (Tabubruch + Bevorzugung), zugleich jedoch auch tiefen Einbruch im Realitätskontakt (Schuld, soziale Ablehnung, innerer Ekel).

19.6.3 Zusammenfassung

Der Patient scheint einen ungelösten ödipalen Konflikt (K6) im aktiven Modus zu inszenieren. Dieser manifestiert sich in der Affäre mit der Schwiegermutter. Unserer Einschätzung nach handelt es sich nicht um einen echten ödipalen Konflikt, denn geteilter sexueller Genuss und reife triadische Beziehungen sind nicht erkennbar. Es ist eher so, dass die Schwiegermutter den Patienten „oral versorgt“. Es ist also eine dyadische Beziehung und wir vermuten eher eine sexualisierte Abwehr, die schon früh in seinem Leben benutzt wurde, um mit unerträglichen Spannungen fertig zu werden. Mehr Indikatoren gibt es für einen Versorgungskonflikt (K3). Außerdem, wenn auch deutlich weniger ausgeprägt, gibt es Anzeichen für einen Selbstwertkonflikt (K4) mit Schwankungen zwischen narzisstischer Grandiosität (Verführung der Schwiegermutter) und im passiven Modus extremer Scham und Selbstabwertung.

19.7 Beurteilung von Achse IV (Struktur)

Die strukturelle Organisation von Herrn P. ist auf einem niedrig bis gering integrierten Niveau anzusiedeln (2,5). Der Patient zeigt deutliche Einschränkungen in zentralen psychischen Funktionen wie der Affektregulation, Impulssteuerung, Selbst- und Objektwahrnehmung und der inneren Bindungsfähigkeit. Es besteht keine generelle Desintegration, da Realitätsprüfung, Sprache und äußere Orientierung erhalten bleiben. Das Verhalten ist nicht psychotisch entgleist, sondern eher durch regressive, affektiv überflutete und sexualisierte Bewältigungsmuster geprägt.

19.7.1 Selbst- und Objektwahrnehmung

Herr P. zeigt nur eine eingeschränkte Fähigkeit zur differenzierten Selbstwahrnehmung. Er erlebt sich selbst primär über emotionale Zustände wie Ohnmacht, Schuld, Scham oder sexuelles Begehren, ohne dass er diese benennen kann. Die Fähigkeit, eigene Affekte differenziert zu benennen, ist besonders in Krisensituationen stark eingeschränkt. Eine *Affektdifferenzierung* gelingt nur ansatzweise im sexuellen Kontext, wo er sich als „im siebten Himmel“ erlebt. Sein *Identitätsgefühl* erscheint brüchig: Als Vater, Partner und Mann erlebt er sich durchgehend als abhängig von Frauen. Im sexuellen Rückzugsraum hingegen erscheinen narzisstisch grandiose Selbsterfahrungen möglich – dies deutet auf eine kompensatorische Funktion hin.

Auch die Objektwahrnehmung ist eingeschränkt, insbesondere eine *integrierte Objektwahrnehmung* ist nicht möglich. Seine Beziehungspersonen (Ehefrau, Schwiegermutter, Therapeutin) werden in projektiver Weise entweder als rettend/idealisiert oder als abweisend/vernachlässigend (Spaltung) erlebt. Beziehungen dienen überwiegend der Spannungsregulation. Es ist unklar, ob und wie der Patient seine Kinder wahrgenommen und die Versorgung seiner Kinder über Jahre geleistet hat; dies ist in Folgegesprächen zu klären, da dies möglicherweise eine Ressource ist, ggf. aber auch eine Gefahr mit der Möglichkeit der Grenzüberschreitung beinhalten könnte.

19.7.2 Selbst- und Objektregulation

Die *Affekttoleranz* ist sehr gering. Insbesondere in der Sexualität ist die *Impulssteuerung* massiv beeinträchtigt. Herr P. kann seine sexuellen Impulse nicht ausreichend kontrollieren; sie brechen in Form von exzessivem Konsum (Online-Sexsucht), heimlichen Chats oder realen Grenzüberschreitungen (Affäre mit der Schwiegermutter) durch. Diese Impulsdurchbrüche erfolgen im Dienste der inneren Beruhigung. Seine emotionale Selbstregulation ist stark regressiv und fragil, insbesondere unter Stress, Einsamkeit oder Ablehnung. Die Übergänge zwischen innen (Gefühl) und außen (Handlung) sind brüchig, internaler Affektdruck mündet schnell in Handlung, nicht in Reflexion.

In Beziehungen zeigt sich ein überangepasstes, *regressives Beziehungsmuster*. Eigene Bedürfnisse werden zunächst verdrängt oder verleugnet, um das Gegenüber nicht zu verlieren. Später brechen unerträgliche Affekte durch, wobei er meist versucht, durch sexuelle Fantasien oder heimlicher Handlungen sein inneres Seelenleben zu ordnen.

19.7.3 Innere und äußere Kommunikation

Emotional belastende Zustände wie Schuld, Scham und Angst vor Objektverlust werden von Herrn P. nicht symbolisch verarbeitet, sondern externalisiert. Die Fähigkeit zur *inneren Verarbeitung* („Verdauen" von Affekten) ist reduziert. Stattdessen erfolgt eine sexuelle Externalisierung (z. B. Masturbation, Fantasien) als Erleichterung.

Auch in der *äußeren Kommunikation* dominieren regressive, kindlich-anlehnende Ausdrucksformen (z. B. Weinen, Klagen, Wunsch nach Verschmelzung). Sprache dient dabei weniger der Selbstexploration als der Appellfunktion: Der andere (z. B. Therapeutin) soll handeln, retten, halten. Eine genuine Perspektivenübernahme (z. B. für seine Ehefrau oder Schwiegermutter) gelingt nur begrenzt. In Konfliktsituationen überwiegt die eigene Bedürftigkeit, nicht die Beziehungsreflexion.

19.7.4 Bindung an innere und äußere Objekte

Herr P. verfügt über *keine tragfähige Repräsentanz* innerer, unterstützender *primärer Objekte,* die ihm etwa bei seinen Problemen in der Affektregulierung und Kommunikation nach außen helfen könnten. Das innere Erleben ist von Verlassenheit, emotionaler Verwahrlosung und Ausgrenzung dominiert. *Empathie* für andere ist vorhanden, aber selektiv, insbesondere dann, wenn er sich dadurch Zuwendung erhofft.

19.8 Psychodynamische Überlegungen und Epikrise

Das gegenwärtige Krankheitsgeschehen von Herrn P. ist vor dem Hintergrund früher emotionaler Vernachlässigung und andauernder Beziehungsunsicherheiten verstehbar. Seine Online-Sexsucht, im medialen Konsum wie im realen Handeln, dient vorrangig der Affektregulation, Selbstberuhigung und der Wiederherstellung innerer Ordnung. Herr P. erlebt sich selbst diffus, seine Affekte erscheinen hauptsächlich überflutend. In Belastungssituationen fühlt er sich ohnmächtig und ausgeliefert, ohne diese Zustände reflektierend einordnen zu können. Die Fähigkeit zur Selbststeuerung ist entsprechend eingeschränkt; Impulsdurchbrüche, insbesondere im sexuellen Bereich, treten an die Stelle innerer Regulation. Beziehungen werden primär als Mittel zur Spannungsreduktion genutzt, nicht als Ort für Austausch oder Gegenseitigkeit. Nähe wird gesucht, aber nicht dosiert, sie wirkt rasch überfordernd, übermäßig anspruchsvoll. Das Gegenüber wird idealisiert oder entwertet erlebt, die Perspektivübernahme gelingt mit Einschränkung. Diese eingeschränkte Objektwahrnehmung spiegelt sich auch in der therapeutischen Beziehung wider. Im therapeutischen Kontakt zeigt sich Herr P. stark anlehnend, emotional überfrachtend und appellativ. Schuld und Scham werden externalisiert, reife Abwehrmechanismen sind kaum entwickelt. Die sexuellen Handlungen erscheinen dabei weniger als Ausdruck von Begehren, denn als Versuch, existenzielle Spannungen zu reduzieren und emotionale Nähe herzustellen. Zusammenfassend zeigen sich demnach Beeinträchtigungen auf allen Achsen, besonders stark auf der Strukturachse:

- *Beziehungsfähigkeit:* Stark eingeschränkt. Nähe wird grenzüberschreitend gesucht, Beziehungen dienen primär der Selbstregulation, nicht dem Austausch. Ausgeprägte Tendenz zur symbiotischen Verschmelzung.
- *Selbstwahrnehmung:* Undifferenziert. Eigene Affekte/Bedürfnisse werden kaum benannt.

Belastungen lösen Gefühle von Ohnmacht und Ausgeliefertsein aus, ohne bewusste Reflexion.
- *Selbststeuerung:* Deutlich eingeschränkt. Emotionale Überflutungen und Impulsdurchbrüche (z. B. sexuell) ersetzen Selbstregulation.
- *Objektwahrnehmung:* Verzerrt durch Projektion. Andere werden idealisiert oder entwertet. Eingeschränkte Perspektivübernahme, rigides Nähe-Distanz-Verhalten.
- *Kommunikation:* Regressiv, emotional überladen. Häufig klagend oder mit stark appellativem Charakter.
- *Abwehr:* Dominanz unreifer Mechanismen (Spaltung, Entwertung, Verleugnung, Regression). Schuld und Scham werden externalisiert.

Was die Einschätzung des *Konfliktniveaus* angeht, wurden zwar Indikatoren für einen Selbstwertkonflikt und ein ödipales Thema gefunden, es scheint sich aber eher um eine sexualisierte Abwehr zu handeln: die Suche nach Zuwendung und Versorgung im Gewand sexueller Handlungen. Damit liegen die meisten Indikatoren für ein Versorgungsthema vor. Die kompensatorische Sexualisierung dient im Übrigen vor allem der Regulation eines fragilen Selbstwerts. Insgesamt ist das *Strukturniveau* als gering integriert einzuschätzen, mit Einschränkungen in Affektdifferenzierung, Selbstwahrnehmung, Beziehungsfähigkeit und Selbstverantwortung. Dennoch zeigt Herr P. eine grundsätzliche Suchbewegung nach Beziehung und Orientierung. Eine tragfähige therapeutische Beziehung – mit klarer Rahmung, emotionaler Eindämmung und geduldiger Begleitung – könnte mittelfristig zur Stabilisierung und Integration unbearbeiteter innerer Anteile beitragen. Allerdings sind seine *Behandlungsvoraussetzungen* problematisch, vor allem sein externalisierendes Krankheitskonzept, seine geringe Verantwortungsübernahme und Veränderungsmotivation.

Fazit: Eine tiefenpsychologisch-konfrontative Therapie ist zum Zeitpunkt des Erstgesprächs nicht indiziert. Empfohlen wird eine strukturierende, haltgebende und stabilisierende Behandlung mit klaren Rahmenbedingungen und niedriger Frequenz, dieses Angebot nimmt der Patient an. Eine 20-stündige Kurzzeittherapie erbringt einige Veränderungen: Der Patient kann das Setting einhalten, ohne ständig seine Frau oder Kinder zu involvieren und die Therapeutin mit maßlosen Ansprüchen zu überfordern. Damit kann das Thema der Versorgung teilweise aufgegriffen – insbesondere in seinen außerordentlich hohen Ansprüchen an die Therapeutin – und von ihm in begrenztem Maße reflektiert werden. Die Angst vor dem Verlust seiner Kinder, seiner Ehefrau und seine tiefen Schuldgefühle bestimmen viele Stunden. Das Verhältnis zur Schwiegermutter wird beendet; es ist aber mehr als zweifelhaft, inwieweit sich die Paraphilie in Bezug auf ältere Frauen in sein Selbsterleben und seine Partnerschaft integrieren lässt. Aufgrund des eingeschränkten Krankheitsverständnisses (Tumor, der entfernt werden muss) können keine weiteren Fortschritte in Bezug auf die Reflexion der eigenen Beteiligung an der Situation (sowohl aus der Sicht des Patienten als auch der Sicht der Ehefrau) erreicht werden.

20 Fazit und Ausblick

Henning Schauenburg, Inge Seiffge-Krenke

Die Literatur zur OPD ist inzwischen umfangreich. Ein Buch mit ausführlicheren Fallgeschichten, die einem das Arbeiten mit der OPD näherbringen können, gab es allerdings – über die Fälle im eigentlichen Manual hinaus – nicht. Eine Ausnahme bildet das Buch „Heidelberger Standards zur psychodynamischen Diagnostik nach OPD-2" mit Online-Zugriff auf aufgezeichnete echte OPD-Interviews, dargestellt von Schauspieler:innen, in dessen Textteil es kurze Anamnesen und kurze schematische OPD-Ratings gibt (Schauenburg et. al., 2020). Das vorliegende Fallbuch dagegen enthält ausführliche Fallgeschichten, in denen anhand des umfangreichen Anamnesematerials ein deskriptiv belegbares OPD-3-Rating erfolgt und oftmals auch weitere Informationen, z.B. aus der nach der Diagnostik erfolgten Therapie, gegeben werden. Wir freuen uns sehr, dass wir dieses Buch jetzt vorlegen können und hoffen, dass es einen Anfang bildet für eine Kultur von anregenden und lebendigen Falldarstellungen, die vermitteln können, wie hilfreich und differenziert das scheinbar so festgelegte System der OPD-Diagnostik im klinischen Alltag und in der therapeutischen Arbeit mit Patient:innen sein kann.

Im Folgenden möchten wir noch einmal achsenbezogen ein paar Überlegungen äußern, die einerseits bei der Arbeit mit den Autoren und Autorinnen am Fallbuch, aber letztendlich auch über die vielen Jahre, in denen wir Trainingskurse gegeben haben, entstanden sind und die vielleicht hilfreich sind, den Kontext der OPD-Achsen etwas zu erweitern.

20.1 Achse I

Die Achse I zu Krankheitserleben und Behandlungsvoraussetzungen war unter psychodynamischen OPD-Anwender:innen immer ein wenig ein Stiefkind. Das lag gewiss u.a. daran, dass sie keine im eigentlichen Sinne psychodynamischen Inhalte hat. Allerdings sind die in der OPD-3 erarbeiteten Kategorien der Achse I von grundsätzlicher Bedeutung für jegliche Beurteilung von Patient:innen unter psychosomatischen, psychiatrischen und psychotherapeutischen Gesichtspunkten. Insofern hoffen wir, dass wir mit diesem Buch der Achse I vielleicht ein wenig mehr Gerechtigkeit zukommen lassen können.

Die Achse hilft uns, die vielen Kontextfaktoren in gedrängter und sinnvoller Weise zu reflektieren, die wir im Auge haben müssen, wenn wir den wichtigen und bedeutungsvollen Schritt der Indikationsstellung für eine psychotherapeutische Behandlung bei Betroffenen vornehmen. Sie weist uns sehr stark auf die Subjektivität unserer Patientinnen und Patienten hin, angefangen bei den entscheidenden subjektiven Krankheitstheorien, deren Bearbeitung von zentralem Interesse in der Psychotherapie ist. Sie ist aber natürlich auch wichtig in Hinblick auf Faktoren der Motivation und der Ziele für die Behandlung sowie die Ausprägung bestimmter relevanter Kontextfaktoren, wie soziale Eingebundenheit.

Die in diesem Buch vorgestellten Fallberichte zeigen sehr deutlich, dass in einem nicht unerheblichen Ausmaß andere Personen als der Patient oder die Patientin Interesse daran hatten, dass die Betreffenden in Therapie gehen: die Eltern, die Partner. Diese „geschickten“ Patient:innen müssen nicht zwangsläufig eine geringe Therapiemotivation haben. Auch der nicht unerhebliche Krankheitsgewinn durch die Symptomatik wird in einigen Fallgeschichten deutlich. Durch das Zusammenspiel von Dimensionen wie Behandlungskonzepte, persönliche Ressourcen, aber auch Behandlungshemmnisse wie Krankheitsgewinn lässt sich relativ gut eine differenzielle Indikation für verschiedene Behandlungsangebote stellen.

Wie in Kap. 1 bereits dargestellt, ist die Achse I verfahrensübergreifend formuliert und bietet eine Anschlussmöglichkeit für andere Psychotherapieverfahren. Wie die Fallbeispiele zeigen, lässt sie sich im stationären Alltag ebenso gut verwenden wie im ambulanten Setting. Im Rahmen der Richtlinientherapie wird sie besonders in der Sprechstunde bzw. der Probatorik eingesetzt. Die Fallbeispiele illustrieren dies, insbesondere auch die in einigen Fällen unterschiedlichen Vorstellungen von Patient:in und Therapeut:in, was Behandlungsziel und Behandlungskonzeption angeht. Gerade diese „Unstimmigkeiten“ können zur Klärung genutzt werden, um spätere Widerstände in laufenden Behandlungen (zumindest bzgl. dieser Aspekte) zu vermeiden.

20.2 Achse II

Die OPD-Beziehungsachse gilt vielen als kompliziert und aufwendig. Das liegt vor allem daran, dass keine klinischen Typen von Mustern vorgegeben werden, sondern die Bestandteile sehr genau durch Beobachtung und Selbstbeobachtung gefunden und zusammengestellt werden müssen. Es ist manchmal schwierig, diese aus der Vielzahl der Informationen herauszufiltern. Dennoch ist die Beziehungsachse für viele Anwender:innen und nicht zuletzt für die Arbeitsgruppe sehr zentral und bedeutsam – aus mehreren Gründen. Zunächst: Sie vermittelt eine psychodynamische Beobachtungs- und Wahrnehmungshaltung, erfordert diesbezüglich eine genaue Reflexion und lässt sich gut üben. Zum anderen wird dadurch das zentrale Konzept von Übertragung und Gegenübertragung operationalisiert und messbar.

Der Prozess zur Entwicklung der Matrix von Beziehungsmustern entsprechend der Achse II war ein längerer. Eine zentrale Annahme war von Beginn an, dass der in repetitiven Beziehungsmustern sichtbare Freudsche „Wiederholungszwang“ nicht allein ein innerpsychisches Geschehen ist. Die Arbeitsgruppe OPD geht davon aus, dass die gefundenen, primär ja „maladaptiven“ bzw. ungünstigen Muster auch durch die Reaktionen anderer Menschen interaktionell verstärkt werden. Daraus entstand ein innovatives Konzept: Neben den Mustern der Patient:in werden auch die Reaktionen und das Erleben der Untersucher:in oder Therapeut:in einbezogen. Aus beiden Ebenen wird eine beziehungsdynamische Formulierung erstellt. Diese beweist am Beispiel des Erlebens von Untersucher:innen/Therapeut:innen im gelingenden Fall, dass die soziale Umgebung ungünstige Muster verstärken kann.

Ein wesentlicher Teil des Trainings für Achse II besteht darin, die eigenen inneren Resonanzen zu spüren und das Verhalten sowie Erleben der Patient:innen genau zu beobachten. Abweichungen der Außenbeobachtung vom Selbsterleben der Patient:innen sind dabei besonders wichtig. Sie verweisen auf abgewehrte Inhalte und ungünstige Beziehungsangebote seitens der Patient:innen. Hilfreich sind die Item-Listen, die seit Entwicklung der OPD-3 auch eine eigene Dimensionalität besitzen. Verhaltensweisen können dabei in geringfügigeren und extremeren Ausprägungen beschrieben werden. Das erleichtert die Anwendung und auch statistische Auswertungen. Die OPD-3 hat eine Forschungs- und eine klinische Version entwickelt, und es ist interessant zu sehen, dass auch die Forschungsversion im klinischen Alltag bei einem Fallbeispiel verwendet wurde.

Die Falldarstellungen in diesem Buch zeigen eine große Vielfalt ungünstiger menschlicher

Beziehungsmuster, die für psychische Erkrankungen besonders relevant sind. Darüber hinaus erfolgt die Schilderung von Beziehungsdynamiken durch die Grundstruktur der Beziehungsachse aus der Sicht aller Interaktionspartner:innen. Dies wird der Tatsache gerecht, dass die Wahrnehmung der Muster sich bei Patient:innen und anderen sehr unterscheiden können. Typische Interaktionsmuster sind oft unspezifisch und treten unabhängig von den Diagnosen auf. Dennoch gibt es – und auch dies wird im Fallbuch deutlich – auch solche mit gewisser Spezifität, etwa Entwertungsdynamiken bei narzisstischer Vulnerabilität, Machtkämpfe bei Kontroll-Unterwerfungsthemen und enttäuschte Rückzugsreaktionen bei Versorgungskonflikten.

Die beziehungsdynamische Formulierung erlaubt vielfältige Anwendungen in der therapeutischen Arbeit. Sie hilft Patient:innen, ihre Erlebensweisen und Interaktionen mit anderen genauer zu differenzieren. Zudem unterstützt sie das Verständnis, warum andere so reagieren, wie sie reagieren, und zeigt Aspekte von selbsterfüllenden Prophezeiungen. Nicht zuletzt ermöglichen diese Formulierungen zu erkennen, in welcher Hinsicht Therapeut:innen auch in Bezug auf die Muster und die induzierten Reaktionen „getestet" werden. Die Therapeut:innen erleben zwar Impulse durch das Verhalten ihrer Patient:innen, agieren diese jedoch nicht aus. Vielmehr gelingt es ihnen, diese produktiv umwandeln, um mit den Betroffenen ein Verständnis der Interaktionen zu erarbeiten und alternative Wege finden.

20.3 Achse III

In gewisser Weise stellt die Konfliktachse das zentrale Element der OPD dar. In ihr spiegelt sich die psychoanalytische Tradition der Charakterdiagnostik am klarsten wider; zugleich ist hier das Kernmerkmal – das Beschreiben von unbewussten Vorgängen – am deutlichsten präsent. Dies führt naturgemäß zu Herausforderungen, insbesondere für Anwender:innen, die mit der psychoanalytischen Theorie weniger vertraut sind.

In der Konfliktachse finden sich die Traditionen der Triebtheorie, der Objektbeziehungstheorie sowie der Narzissmustheorie (bzw. der Selbstpsychologie) und der Bindungstheorie wieder. Damit wurde die ursprüngliche Engführung der Sexualität als auslösender Konflikt für psychische Störungen – das paradigmatische Krankheitsmodell der frühen Psychoanalyse – erweitert und weitere zentrale intrapsychische Konflikte aufgenommen und operationalisiert. Es wurde viel Mühe darauf verwendet, psychoanalytische Konzepte klinisch zu operationalisieren und so die Reliabilität ihrer Beurteilung zu verbessern.

Auch in den vorliegenden Kapiteln wird deutlich, dass es hierbei durchaus kontroverse Sichtweisen geben kann. Die dargestellten Patient:innen bieten ein breites Spektrum von intrapsychischen Konflikten im Sinne der OPD-3. *Selbstwertkonflikte, Versorgungs- und Schuldkonflikte* sind relativ häufig, während *ödipale Konflikte* selten und *Identitätskonflikte* gar nicht beschrieben wurden. Besonders häufig wurde der K1 *Abhängigkeit vs. Individuation* vergeben. Auch in den Trainings erwies sich die Beurteilung von K1 als am schwierigsten. Die Bezeichnung Abhängigkeit vs. Individuation verführt tatsächlich sehr dazu, dass vielen Patient:innen dieser Konflikt zugeschrieben wurde – das ist auch in unseremFallbuch deutlich.

Abhängigkeit und Individuation sind Grundmotive der Persönlichkeit, die jeden betreffen, sich über die Lebenspanne wandeln, aber unterschiedlichste psychodynamische Hintergründe haben können. Allerdings umfasst der K1 als unbewusster psychodynamischer Konflikt, der in einem aktiven oder passiven Modus „gelöst" wird, wesentlich mehr als ein distanziertes, reserviertes, zurückhaltendes Verhalten im therapeutischen Gespräch bzw. im Alltag der Patient:innen. Abbildung 20-1 mag dabei helfen, dieses Problem besser zu verstehen. Ziel ist es, die Beurteilung eines Abhängigkeit-vs.-Individuation-Konflikts existenzieller Art künftig

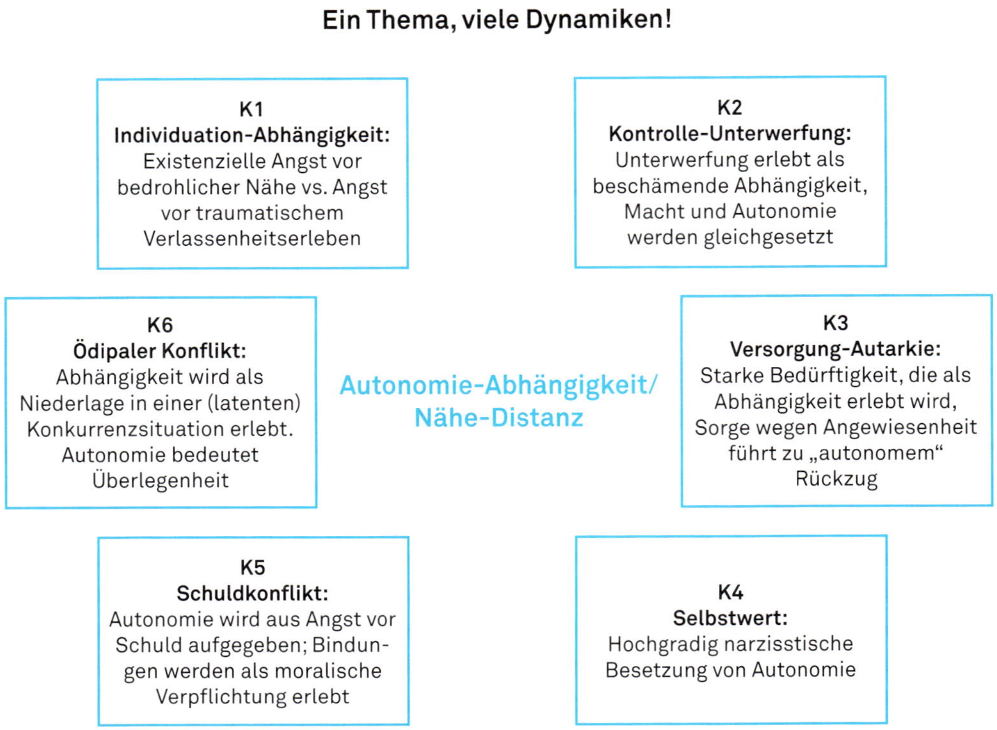
Ein Thema, viele Dynamiken!
K1
Individuation-Abhängigkeit:
Existenzielle Angst vor bedrohlicher Nähe vs. Angst vor traumatischem Verlassenheitserleben
K2
Kontrolle-Unterwerfung:
Unterwerfung erlebt als beschämende Abhängigkeit, Macht und Autonomie werden gleichgesetzt
K6
Ödipaler Konflikt:
Abhängigkeit wird als Niederlage in einer (latenten) Konkurrenzsituation erlebt. Autonomie bedeutet Überlegenheit
Autonomie-Abhängigkeit/ Nähe-Distanz
K3
Versorgung-Autarkie:
Starke Bedürftigkeit, die als Abhängigkeit erlebt wird, Sorge wegen Angewiesenheit führt zu „autonomem“ Rückzug
K5
Schuldkonflikt:
Autonomie wird aus Angst vor Schuld aufgegeben; Bindungen werden als moralische Verpflichtung erlebt
K4
Selbstwert:
Hochgradig narzisstische Besetzung von Autonomie

Abbildung 20-1: Autonomiethemen und ihre psychodynamischen Hintergründe.

auf jene Patient:innen zu beschränken, für deren Beziehungsleben extreme Angst vor Nähe bzw. extreme Angst vor Verlust konstitutiv ist. Zudem hilft es, genauer zu prüfen, was sich hinter einer vordergründigen und sehr häufigen Nähe-Distanz-Thematik in Beziehungen oder im Verhalten eines Menschen verbirgt.

Der Konflikt K1, Abhängigkeit vs. Individuation, berührt das Bindungsthema und ist insbesondere bei Patient:innen mit traumatischen Erfahrungen von Trennung und Verlust und der entsprechenden Verarbeitung eher zu erwarten. Er sollte nur vergeben werden, wenn klare Indikatoren für eine extreme Suche nach Nähe/Kontakt bei Angst vor Trennung auf der einen Seite und ein extremes Meiden von Nähe, eine übersteigerte emotionale Unabhängigkeit vorliegen.

In Bezug auf die Falldarstellungen in diesem Buch ist ferner hervorzuheben, dass die in der OPD-3 neu eingeführte Unterscheidung in Kernaffekte und Leitaffekte aufgegriffen wurde und die Einschätzung von intrapsychischen Konflikten im Sinne der OPD-3 auch bei Patient:innen mit niedrigem Strukturniveau erfolgte bzw. möglich war.

20.4 Achse IV

Die Strukturachse der OPD ist im klinischen Alltag von besonderer Bedeutung. Sie erlaubt die differenzierte und genaue Beschreibung psychischer Grundfunktionen, früher auch Ich-Funktionen genannt. Diese Dimension des Handelns und Erlebens war schon lange im Fokus psychodynamischer Therapien. Die Einführung der Strukturachse mit ihrer sehr genauen Operationalisierung und Beschreibung einzelner Fähigkeiten und der Dimensionalität ihrer zunehmenden Beeinträchtigung brachte jedoch noch einmal einen erheblichen Bedeutungsgewinn für die therapeutische Praxis.

Ein Grund liegt darin, dass so gezielte Interventionsstrategien zur Stärkung defizitärer Bereiche möglich wurden. Das gilt schulenübergreifend und ohne große Kontroversen innerhalb der psychodynamischen Therapien. Die präzise Konzeptualisierung der Strukturachse, die in der OPD als am besten testtheoretisch fundiert gilt, erlaubt zudem eine klare Abgrenzung zur Arbeit an intrapsychischen Konflikten. Diese Differenzierung zwischen Konflikt- und Strukturarbeit ist eine der zentralen Entwicklungen der psychoanalytisch und psychodynamisch orientierten Psychotherapie in Deutschland in den letzten Jahrzehnten.

Die Unterscheidung zwischen Ich-stärkenden (strukturbezogenen) und „aufdeckenden" (konfliktbezogenen) Interventionen als therapeutische Ansätze im Bereich der psychoanalytisch begründeten Therapien ist zwar schon lange bekannt, diese Interventionen können aber durch die OPD deutlich leichter voneinander abgegrenzt werden. In der OPD-3 fand nach einer Phase der Betonung der Unterschiede zwischen beiden Ansätzen eine stärkere Integration statt. So werden Konfliktthemen dort jetzt auf allen Strukturniveaus beschrieben; zugleich wird betont, dass Konfliktbearbeitung und Strukturarbeit keine scharfe Trennung erfordern. Dies wird auch an den Fallschilderungen in diesem Buch deutlich, wo Konflikte auf allen Strukturniveaus geratet werden. Konfliktbezogene Deutungen können die Struktur stärken, strukturbasierte Interventionen können die Konfliktbearbeitung fördern. Auch in den Fallgeschichten spiegelt sich diese Bandbreite wider. Insbesondere wurde die Bedeutung der Strukturachse für die differenzielle Indikation deutlich: Wenn strukturelle Beeinträchtigungen identifiziert werden, kann ein gut abgestimmtes Behandlungsangebot gemacht werden. Hilfreich ist – und auch dies illustrieren die Falldarstellungen – die Hinzunahme der Abwehr als vermittelnde Dimension in der Strukturachse. Die Ausformulierung bestimmter Abwehrformationen erweiterte also die Strukturarbeit und ist ein eindeutiger therapeutischer Gewinn. Sie gibt Hilfen bei der Behandlungsplanung; Veränderungen in der Abwehr im Laufe einer Psychotherapie weisen auf strukturelle Gewinne hin.

Für Aus- und Weiterbildung ist die Genauigkeit der Beschreibung und des Erkennens der Beeinträchtigungen in den einzelnen strukturellen Subdimensionen besonders wichtig: Die Strukturachse unterstützt also das Erlernen klinischer Beobachtung und Diagnostik. Entscheidend bleibt immer der OPD-Grundsatz, dass alle diagnostischen Festlegungen durch beschreibbare klinische Beobachtungen begründet sein müssen.

Wir hoffen abschließend, dass die bisherigen Ausführungen zu den Hintergründen der OPD-Achsen sowie zu den Entwicklungen der OPD-3 unsere Leserinnen und Leser dazu anregen, sich intensiv mit den hier vorgelegten Fällen zu beschäftigen und sie ggf. für die eigenen Falldarstellungen oder in Intervisionsgruppen zu nutzen. Es ist unser Wunsch, dass sie das klinische und konzeptionelle Denken stimulieren und die Tradition der Diskussion komplexer psychotherapeutischer Fallvignetten nicht nur fortführen, sondern vielleicht auch neu beleben.

Literatur

Arbeitskreis OPD – Abhängigkeitserkrankungen. (2013). *Modul Abhängigkeitserkrankungen. Das Diagnostik-Manual. Anwendungen der Operationalisierten Psychodynamischen Diagnostik.* Bern: Verlag Hans Huber.

Arbeitskreis OPD. (2023). *Operationalisierte Psychodynamische Diagnostik OPD-3. Das Manual für Diagnostik und Therapieplanung.* Bern: Hogrefe.

Benecke, C. (2024). 30 Jahre Operationalisierte Psychodynamische Diagnostik – Neuerungen in der OPD-3. *Psychotherapeutenjournal, 23*(1), 36–43.

Benecke, C. & Brauner, F. (2017). *Motivation und Emotion. Psychologische und psychoanalytische Perspektiven.* Stuttgart: Kohlhammer. https://doi.org/10.17433/978-3-17-029893-4

Benecke, C. & Henkel, M. (2022). Angstmodelle in der modernen Psychodynamik. *PiD – Psychotherapie im Dialog, 23,* 24–29. https://doi.org/10.1055/a-1686-2082

Benjamin, L. S. (1979). Use of structural analysis of social behavior (SASB) and Markov chains to study dyadic interactions. *Journal of Abnormal Psychology, 88,* 303–312. https://doi.org/10.1037/0021-843X.88.3.303

Burgmer, M., Ehrenthal, J. C., Heyng, M., Klauck-Steffens, G. & Wrenger, M. (2024). *OPD-3 Manual zur Ereignis- und Traumaverarbeitung. Psychodynamische Verarbeitung von belastenden Lebensereignissen.* Bern: Hogrefe. https://doi.org/10.1024/86330-000

Ehrenthal, J. C., Dinger, U., Schauenburg, H., Horsch, L., Dahlbender, R. W. & Gierk, B. (2015). Entwicklung einer 12-Item Version des OPD-Strukturfragebogens (OPD-SFK). *Zeitschrift für Psychosomatische Medizin und Psychotherapie, 61,* 262–274. https://doi.org/10.13109/zptm.2015.61.3.262

Flemming, E., Knorr, S., Lübke, L. & Spitzer, C. (2024). Das Forschungsprojekt „Bindung und seelische Gesundheit ehemaliger Wochenkrippenkinder“. In H. Liebsch, E. Flemming & C. Spitzer (Hrsg.), *Wochenkrippen und Säuglingsheime. Institutionalisierte Fremdbetreuung im frühen Kindesalter* (S. 157–170). Gießen: Psychosozial-Verlag. https://doi.org/10.30820/9783837962291-157

Flemming, E., Knorr, S., Lübke, L., Müller, S., Bergunde, L., Ludwig, M., Weidner, K., Spitzer, C. & Steudte-Schmiedgen, S. (2025). Die bleibenden Narben früher emotionaler Deprivation: Eine Untersuchung zur aktuellen psychischen Gesundheit ehemaliger Wochenkrippenkinder in der DDR. *Psychotherapie Psychosomatik Medizinische Psychologie, 75*(08), 351–359.

Fonagy, P., Target, M., Steele, H. & Steele, M. (1998). *Reflective-Functioning Manual, version 5.0 for application to adult attachment interviews.* London: University College London.

George, C., Kaplan, N. & Main, M. (1996). *Adult Attachment Interview protocol* (Unpublished manuscript). University of California at Berkeley.

Henkel, M., Zimmermann, J., Künecke, J., Remmers, C. & Benecke, C. (2018). Same same but different: Das Potential der Operationalisierten Psychodynamischen Diagnostik für ein differenziertes Verständnis von Persönlichkeitsstörungen. *Zeitschrift für Psychiatrie, Psychologie und Psychotherapie, 66,* 107–117. https://doi.org/10.1024/1661-4747/a000346

Hesse, E. (2016). The Adult Attachment Interview: Protocol, method of analysis, and selected empirical studies. In J. Cassidy & P. R. Shaver (Eds.), *Handbook of attachment: Theory, research, and clinical applications* (3rd ed., pp. 553–597). New York: Guilford Publications.

Hörz-Sagstetter, S. & Doering, S. (2020). *Strukturiertes Interview zur Persönlichkeitsorganisation – Revision STIPO-R. Deutsche Version* (Unveröffentlichtes Manual). Verfügbar unter https://istfp.org/wp-content/uploads/STIPO-R-DeutscheVersion-mit Manual-final.pdf

Huber, D., Klug, G. & Wallerstein, R.S. (2006). *Skalen psychischer Kompetenzen (SPK): ein Messinstrument für therapeutische Veränderung in der psychischen Struktur.* Stuttgart: Kohlhammer.

Jakobsen, T. (2014). Abhängigkeitsdynamik, Konflikt und Struktur in der Operationalisierten Psychodynamischen Diagnostik (OPD-2). *PTT – Persönlichkeitsstörungen: Theorie und Therapie, 18*(2), 75–87.

Lackmann, V., Sell, C., Henkel, M., Kozik, C. & Benecke, C. (2023). Interrater reliability of Operationalized psychodynamic diagnosis 3 (OPD-3). *Zeitschrift für Psychosomatische Medizin und Psychotherapie, 69*, 108–122. https://doi.org/10.13109/zptm.2023.69.oa2

Lempa, G., Haebler, D. von & Montag, C. (2017). *Psychodynamische Psychotherapie der Schizophrenien: Ein Manual.* Gießen: Psychosozial-Verlag. https://doi.org/10.30820/9783837972214

Liebsch, H. (2023). *Wochenkinder in der DDR.* Gießen: Psychosozial-Verlag. https://doi.org/10.30820/9783837961164

Linehan, M.M. (2015). *DBT® skills training manual* (2nd ed.). New York: Guilford Press.

Main, M., Goldwyn, R. & Hesse, E. (2003). *Adult attachment scoring and classification systems. Version 7.2* (Unpublished manuscript). University of California at Berkeley.

Margraf, J., Cwik, J.C., Pflug, V. & Schneider, S. (2017). Strukturierte klinische Interviews zur Erfassung psychischer Störungen über die Lebensspanne. *Zeitschrift für Klinische Psychologie und Psychotherapie, 23*, 45–59. https://doi.org/10.1026/1616-3443/a000430

Möller, H. & Benecke, C. (2023). *OPD-basierte Diagnostik und Intervention im Coaching.* Göttingen: Vandenhoeck & Ruprecht. https://doi.org/10.13109/9783666400094

Schauenburg, H., Jennissen, S. & Cierpka, M. (2020). *Heidelberger Standards zur psychodynamischen Diagnostik nach OPD-2. Handlungsanweisungen und videobasierte Fallbeispiele* (1. Aufl.). Heidelberg: HeiCuMed – Heidelberger Curriculum Medicinale.

Sell, C., Gröning, F. & Benecke, C. (2021). „Zur weiteren Forschung vorgesehen". Verstehen psychotischer Patient*innen mittels der Operationalisierten Psychodynamischen Diagnostik. *PTT – Persönlichkeitsstörungen: Theorie und Therapie, 25*, 139–152. https://doi.org/10.21706/ptt-25-2-141

Stasch, M., Ehrenthal, J.C., Grande, T., Janssen, P.L., Oberbracht, C., Rudolf, G. & von Haebler, D. (2026). *OPD-3 im Psychotherapie-Antrag: Psychodynamische Diagnostik und Fallformulierung.* Bern: Hogrefe.

Taubner, S., Hörz, S., Fischer-Kern, M., Doering, S., Buchheim, A. & Zimmermann, J. (2013). Internal structure of the Reflective Functioning Scale. *Psychological Assessment, 25*(1), 127–135. https://doi.org/10.1037/a0029138

Wallerstein, R.S., DeWitt, K.N., Hartley, D., Rosenberg, S.E. & Zilberg, N. (1989). *The Scales of Psychological Capacities: Version 1.* San Francisco: University of California.

Autorinnen und Autoren

Prof. Dr. phil. Dipl.-Psych. Cord Benecke†
Psychologischer Psychotherapeut und Psychoanalytiker; Lehrstuhlinhaber für Klinische Psychologie und Psychotherapie an der Universität Kassel

Sprecher des Arbeitskreises OPD und Sprecher der Arbeitsgruppe Achse III: Konflikt

Prof. Dr. Ulrike Dinger
Fachärztin für Psychosomatische Medizin und Psychotherapie, Diplompsychologin; Professorin für Psychosomatische Medizin und Psychotherapie an der Heinrich-Heine-Universität Düsseldorf, Direktorin des Klinischen Instituts für Psychosomatische Medizin und Psychotherapie am Universitätsklinikum Düsseldorf und Chefärztin der Abteilung Psychosomatische Medizin am LVR Klinikum Düsseldorf

Mitglied des Arbeitskreises OPD, OPD-Trainerin
E-Mail: ulrike.dinger-ehrenthal@lvr.de

Univ.-Prof. Dr. med. Stephan Doering
Facharzt für Psychosomatische Medizin und Psychotherapie, Facharzt für Psychiatrie und Psychotherapie, Psychoanalytiker; Leiter der Klinik für Psychoanalyse und Psychotherapie Medizinische Universität Wien, Österreich

1. Stellvertretender Sprecher der OPD, Mitglied des Koordinationsrats des Arbeitskreises OPD, Sprecher der Arbeitsgruppe Achse IV: Struktur, OPD-Trainer
E-Mail: stephan.doering@meduniwien.ac.at

Nanne Dominick, M.Sc.
Klinische Psychologin, Doktorandin, Psychotherapeutin in Ausbildung; Klinik und Poliklinik für Psychosomatische Medizin und Psychotherapie AG: Spielsucht Universitätsmedizin Mainz
E-Mail: Nanne.Dominick@unimedizin-mainz.de

Jun.-Prof. Dr. phil. Johannes C. Ehrenthal
Psychologischer Psychotherapeut; Professor für Klinische Psychologie und empirisch-quantitative Tiefenpsychologie am Department Psychologie der Universität zu Köln

Mitglied des OPD-Koordinationsrats und des Arbeitskreises OPD, OPD-Trainer
E-Mail: johannes.ehrenthal@uni-koeln.de

Dr. rer. hum., Diplom-Psychologin Eva Flemming
Psychotherapeutin in Ausbildung (TP) Wissenschaftliche Mitarbeiterin; Klinik für Psychosomatische Medizin und Psychotherapie Universitätsmedizin Rostock
E-Mail: eva.flemming@med.uni-rostock.de

Dr. phil. Miriam Henkel
Psychologische Psychotherapeutin (Fachkunden: TP, AP); Wissenschaftliche Mitarbeiterin und Psychotherapeutin am Institut für Psychologie, Universität Kassel

Mitglied des OPD-Koordinationsrats und des Arbeitskreises OPD, Schatzmeisterin des Arbeitskreises OPD, OPD-Trainerin
E-Mail: miriam.henkel@uni-kassel.de

Dr. med. Holger Himmighoffen
Facharzt FMH für Psychiatrie und Psychotherapie; Zentrum für Psychiatrie, Psychotherapie und Psychoanalyse (ZPPP) Zürich, Schweiz

Mitglied des Arbeitskreises OPD, OPD-Trainer
E-Mail: holger.himmighoffen@hin.ch

Prof. Dr. Dipl.-Psych.
Susanne Hörz-Sagstetter
Psychologische Psychotherapeutin und Psychoanalytikerin (DGPT); Professorin für Klinische Psychologie und Psychotherapie an der Psychologischen Hochschule Berlin (PHB)

Mitglied des Arbeitskreises OPD, OPD-Trainerin
E-Mail: s.hoerz@phb.de

Dipl. Psych. Thorsten Jakobsen
Fachpsychologe FSP, Psychoanalytiker (DPV/DGPT/IPA/ÄK-BW), Psychologischer Psychotherapeut (TP, AP); Private Praxis in Basel, Schweiz

Mitglied im OPD-Koordinationsrat und des Arbeitskreises OPD, Sprecher der Arbeitsgruppe Abhängigkeit, OPD-Trainer
E-Mail: jakobsen@gmx.de

Dr. Ole Karkov Østergård
Assoziierter Professor und Leiter des Instituts für Kultur und Kommunikation an der Universitätsklinik Aalborg, Dänemark, zertifizierter Gruppenanalytiker und Ausbildungsanalytiker am Institut für Gruppenanalyse (IGA), Aarhus

Koordinator der OPD in Dänemark, Mitglied der Arbeitsgruppe zur Gruppendiagnostik, OPD-Trainer
E-Mail: karkov@ikk.aau.dk

Dr. Martin Lüdemann
Psychologsicher Psychotherapeut und Supervisor; Private Praxis in Schlangenbad

Mitglied des Arbeitskreises OPD, Mitglied der Arbeitsgruppe zur Gruppendiagnostik
E-Mail: martin@martin-luedemann.de

Priv.-Doz. Dr. med. Alexander Niecke
Facharzt für Psychiatrie und Psychotherapie, Facharzt für Psychosomatische Medizin, Gruppenlehranalytiker (D3G); Stellv. Klinikdirektor und Oberarzt der Klinik für Psychosomatik und Psychotherapie Medizinische Fakultät und Uniklinik Universität zu Köln

Mitglied des Arbeitskreises OPD
E-Mail: alexander.niecke@uk-koeln.de

Dr. sc. hum. Dipl.-Psych.
Claudia Oberbracht
Psychologische Psychotherapeutin, Tiefenpsychologien und Psychoanalytikerin (DPV), Lehranalytikerin (AKJP), Gruppenanalytikerin (IAG); Private Praxis in Frankfurt am Main

Mitglied des Arbeitskreises OPD,
Mitglied der Arbeitsgruppe Gruppendiagnostik,
OPD-Trainerin
E-Mail: claudia.oberbracht@t-online.de

Dr. med. Silke Pless
Fachärztin für Psychosomatische Medizin und Psychotherapie, Psychoanalyse (DPV/IPA/DGPT), Fachärztin für Psychiatrie und Psychotherapie; Private Praxis in Gießen

Mitglied des Arbeitskreises OPD
E-Mail: praxis@dr.pless.com

Prof. Dr. med. Dipl.-Psych.
Isa Sammet
Fachärztin für Psychiatrie mit Zusatztitel Psychotherapie, Fachärztin für Psycho-somatische Medizin und Psychotherapie; Chefärztin Bereich Essstörungen und Ambulatorien Privatklinik Aadorf, Schweiz

Mitglied des Arbeitskreises OPD, OPD-Trainerin
E-Mail: i.sammet@klinik-aadorf.ch

Prof. Dr. med. Henning Schauenburg
Facharzt für Neurologie und Psychiatrie, Facharzt für Psychotherapeutische Medizin; Co-Leiter Heidelberger Institut für Psychotherapie, Heidelberg

Mitglied im OPD-Koordinationsrat und des Arbeitskreises OPD, Sprecher der Arbeitsgruppe Achse II: Beziehung, OPD-Trainer
E-Mail: henning.schauenburg@gmail.com

Prof. Dr. Inge Seiffge-Krenke
Psychotherapeutin (Fachkunden: TP, AP), Psychologische Psychotherapeutin; Em. Professorin für Entwicklungspsychologie an der Universität Mainz

Mitglied im OPD-Koordinationsrat und des Arbeitskreises OPD, 3. Stellvertretende Sprecherin der OPD, Leiterin der Konfliktachse der OPD-KJ, OPD-Trainerin
E-Mail: seiffge-krenke@uni-mainz.de

Jun.-Prof. Dr. Christian Sell
Psychologischer Psychotherapeut, Psychoanalytiker (DPV/DGPT); Juniorprofessor für Theoretische Psychoanalyse an der Internationalen Psychoanalytischen Universität Berlin

Mitglied des Arbeitskreises OPD, OPD-Trainer
E-Mail: christian.sell@ipu-berlin.de

Prof. Dr. med. Carsten Spitzer
Facharzt für Psychiatrie und Psychotherapie, Facharzt für Psychosomatische Medizin und Psychotherapie; Direktor der Klinik für Psychosomatische Medizin und Psychotherapie Universitätsmedizin Rostock

Mitglied im OPD-Koordinationsrat und des Arbeitskreises OPD, 2. Stellvertretender Sprecher der OPD, Sprecher der Arbeitsgruppe Achse I: Psychische Störungen, Krankheitserleben und Behandlungsvoraussetzungen, OPD-Trainer
E-Mail: carsten.spitzer@med.uni-rostock.de

Priv.-Doz. Dr. Dipl. Psych. Claudia Subic-Wrana
Psychologische Psychotherapeutin, Psychoanalytikerin (DPV/DGPT); Private Praxis in Köln

Mitglied des Arbeitskreises OPD
E-Mail: Praxiscsw@yahoo.com

Philipp Wülfing, M.Sc.
Psychologischer Psychotherapeut in Ausbildung, Wissenschaftlicher Mitarbeiter; Klinik für Psychosomatische Medizin und Psychotherapie Universitätsmedizin Rostock

Mitglied des Arbeitskreises OPD
E-Mail: philipp.wuelfing@med.uni-rostock.de

Sachwortverzeichnis

L

M

N

O